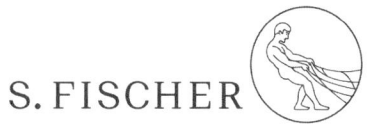
S. FISCHER

Prof. Dr. Dietrich Grönemeyer

NATURMEDIZIN UND SCHULMEDIZIN!

Mein gesammeltes Gesundheitswissen
wichtiger Volkskrankheiten

S. FISCHER

Aus Verantwortung für die Umwelt hat sich der S. Fischer Verlag
zu einer nachhaltigen Buchproduktion verpflichtet. Der bewusste Umgang
mit unseren Ressourcen, der Schutz unseres Klimas und der Natur
gehören zu unseren obersten Unternehmenszielen.

Gemeinsam mit unseren Partnern und Lieferanten setzen wir uns
für eine klimaneutrale Buchproduktion ein, die den Erwerb von
Klimazertifikaten zur Kompensation des CO_2-Ausstoßes einschließt.

Weitere Informationen finden Sie unter: www.klimaneutralerverlag.de
Erschienen bei S. FISCHER

https://dietrich-groenemeyer.com
https://heilpflanzenwelt.com
https://instagram.com.com/dietrich_groenemeyer
https://www.youtube.com/user/groenemeyertv
https://www.facebook.com/dietrichgroenemeyer

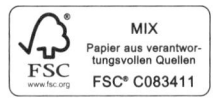

© 2020 S. Fischer Verlag GmbH,
Hedderichstr. 114, D-60596 Frankfurt am Main
Lektorat: Rüdiger Dammann, Berlin
Typografie: Farnschläder & Mahlstedt, Hamburg
Druck und Bindung: CPI books GmbH, Leck
Printed in Germany
ISBN 978-3-10-397072-2

Inhalt

»Denn nur in einer solchen Praxis,
in der die Helfer und die, denen geholfen wird,
sich gleichzeitig helfen,
verkehrt sich der Akt der Hilfe nicht
in die Herrschaft über den, dem geholfen wird!«

Paolo Freire, 1980

Auch wir Ärzte
sind nur Patienten

Ein persönliches Vorwort

Wir könnten zufrieden sein – Ärzte und Patienten. Der medizinische Fortschritt hat uns ungeahnte Behandlungsmöglichkeiten beschert. Krankheiten, die früher, noch vor wenigen Jahren, zu schwerem Leiden geführt hätten, wenn sie nicht gleich tödlich verlaufen wären, haben wir heute im Griff. Leber, Nieren, selbst das Herz können wir transplantieren. Fehlsichtigkeiten werden mit Laser korrigiert, Brillen müssen nicht mehr unbedingt getragen werden. Ein Bandscheibenvorfall lässt sich mikroinvasiv, also ohne großflächigen chirurgischen Eingriff beheben. Kinderlähmung, Tuberkulose und Lepra wurden heilbar. Seitenlang könnte man die Aufzählung von Beispielen für die segensreiche Entwicklung der Medizin fortschreiben.

Und dennoch, trotz dieser großartigen Erfolge herrscht eine eigentümlich getrübte, bisweilen gereizte Stimmung in unserem Gesundheitswesen, einem der besten weltweit. Fast will es mir vorkommen, als sei die Medizin selbst der kranke Mann. Für manche mag das übertrieben klingen, unvereinbar mit der Tatsache zahlloser Heilerfolge. Ich weiß! Ich kenne aber auch die Praxis eines zunehmend betriebswirtschaftlich optimierten »Behandlungssystems«. Keine Seite, die darüber nicht klagen würde. Patienten fühlen sich nicht verstanden, mehr und mehr zum »ökonomischen Faktor« reduziert, Ärzte fühlen sich überfordert und als »Funktionsmediziner am Fließband« missbraucht. Dabei hat es nicht an Gesundheitsreformen gefehlt, die Hoffnung machten. Was am Ende herauskam, war dann allerdings selten mehr als ein weiterer Reformbedarf. Haften blieb der Eindruck politischer Hilflosigkeit.

Ärzte und Patienten schüttelten den Kopf und übersahen zugleich, dass sie ihrerseits drauf und dran waren, einander aus den Augen zu verlieren, statt so zusammenzuwirken, wie es eine erfolgreich praktizierte Heilkunst verlangt. Verführt von den ungeahnten Möglichkeiten expandierender Apparatemedizin, sind wir gemeinschaftlich der Illusion erlegen, dass sich alles schon irgendwie technisch beheben ließe. Haben wir uns nicht geradezu an diesen »Aberglauben« geklammert, weil wir uns das andere, das ganzheitliche Verständnis des Menschen und seiner Leiden nicht mehr zutrauen? Der Mensch ist aber keine Maschine, kein Motor, den man, wenn er »stottert«, durch den Austausch von »Komponenten« wieder instand setzen könnte. Wer sich mit dieser Erwartung »behandeln« lässt, überfordert die Medizin von vornherein. Auf dem therapeutischen Holzweg ist, wer meint, den Stein aller ärztlichen Weisheit gefunden zu haben, wenn er die Heilkunst technologisch perfektioniert. Das sage ich nicht zuletzt als Radiologe, also als einer, der die Errungenschaften der Hightech-Medizin nutzt und selbst zu ihrer Weiterentwicklung forschend beiträgt.

Als Schulmediziner haben wir uns mehr und mehr auf die Seite der Naturwissenschaft geschlagen. Die Erfolge, der Sieg über Epidemien, die Fortschritte der Radiologie, die grandiosen Möglichkeiten der Hightech-Chirurgie, gaben uns recht. Alles, was wir der medizinischen Wissenschaft seit dem Ausgang des 19. Jahrhunderts verdanken, hat uns in der Überzeugung bestärkt, dass es ausreiche, die eigene Fachrichtung exzellent zu beherrschen, um den Menschen helfen zu können wie nie zuvor. Herzspezialisten, Augenärzte, Radiologen, Internisten, Operateure, Psychologen oder Psychiater: Die Fachärzte unserer Tage sind hochgradig qualifiziert, aber allzu oft auch ausschließlich auf die eigene Disziplin konzentriert. Was uns fehlt, ist ein stärkeres Bewusstsein für die Notwendigkeit des Zusammenwirkens – bis in den Bereich der Naturheilkunde. Tatsächlich behandeln wir die Patienten eher funktionell als ganzheitlich, vorrangig Organ-bezogen. Diese Spezialisierung hat manches für sich, da sie ein vertieftes Fachwissen auf dem jeweiligen Gebiet garantiert. Nur bleibt so kaum noch Zeit für das Gespräch mit dem Patienten, der doch so viel mehr ist als ein »Symptomträger«.

Sieben Minuten, die durchschnittlich zugemessene Dauer einer Konsultation, reichen ganz einfach nicht aus, um jemandem die Gefahren und Ursachen des Bluthochdrucks – einer der am meisten verbreiteten Volkskrankheiten – zu erklären. 50 Prozent der Patienten wissen zwei bis drei Minuten nach dem Arztbesuch nicht mehr, warum ihnen ein bestimmtes Medikament verordnet wurde und woran sie eigentlich erkrankt sind. Und kann man, frag ich mich, kann man wirklich noch davon ausgehen, dass sich der Arzt seiner Diagnose sicher ist, wenn die Patienten kaum zu Wort kommen, ihnen keine Zeit bleibt, über ihre Beschwerden zu sprechen, sie schon nach durchschnittlich 18 Sekunden von der Frau oder dem Mann, die ihnen helfen sollen, unterbrochen werden? Häufig werden die Menschen vom Arzt gar nicht mehr angefasst, nicht körperlich untersucht, sondern schnurstracks zur technischen Diagnostik geschickt. Das halte ich für den falschen Weg. Dass es auch deshalb so weit gekommen ist, weil die Wartezimmer immer voller geworden sind, die Termine immer dichter aufeinander folgen, ändert nichts an der Misere. Ergibt sich doch erst aus dem vertieften Gespräch ein tragfähiges Vertrauensverhältnis, die entscheidende Voraussetzung erfolgreicher Therapie.

Beide, Ärzte und Patienten, müssen bereit und imstande sein, einander auf Augenhöhe zu begegnen. Der »Doktor« ist kein Halbgott in Weiß. Weder darf er sich so gerieren, noch sollte er so betrachtet werden. Wer nicht als Objekt behandelt werden möchte – und wer will das schon –, darf sich selbst nicht zu einem Objekt machen, das er anderen zur Reparatur überlässt. Wer die vorhandenen und dank dem Internet ständig wachsenden Möglichkeiten zur Aufklärung nicht nutzt, handelt unvernünftig. Wer als Arzt gegenüber seinem Patienten sprachlos bleibt, sei es aus Zeitgründen oder weil er annimmt, ohnehin nicht verstanden zu werden, hat die Bedeutung des hippokratischen Eides vielleicht doch noch nicht begriffen. Immerhin verpflichtet er die Ärzte vor allem, diejenigen, die ihn aufsuchen, »zu achten«, »zu Ratschlag und Vorlesung und allen übrigen Belehrungen«, kurzum zur Empathie gegenüber den Hilfesuchenden.

Nein und nochmals nein, die Medizin ist keine Geheimlehre, über die nur Eingeweihte verfügen, sondern ein Kulturgut, das allen gehört, eines der ältesten überhaupt. Schon Paracelsus, der große Arzt der Renaissance, sagte dem Kranken: »Du bist der Arzt. Wir Ärzte sind nur deine Gehilfen.« Daran sollten wir uns beiderseits erinnern, mit Respekt voreinander. Auch der Arzt ist nur ein Mensch, gegebenenfalls ein Patient, nicht anders als jene, die vor ihm sitzen. Vertrauen muss wachsen; es braucht Nähe und Offenheit. Einer muss sich auf den anderen verlassen können, wissen, dass er seinen Teil der Verantwortung trägt. Diese Einsicht würde am Ende sehr viel mehr helfen als die modisch gewordene Mediziner-Schelte, sie würde freilich auch wieder einiges mehr von den Ärzten verlangen, sie als Gesundheitsaufklärer in die Pflicht nehmen. Anders aber, das hat mich die eigene Praxis über Jahrzehnte gelehrt, anders wird es uns nicht gelingen, die faszinierenden Fortschritte der medizinischen Wissenschaft bis zurück zu den traditionellen Heilweisen für alle nutzbar zu machen. Die Technik und die Apparate allein können es nicht richten, schon gar nicht in einem bezahlbaren Rahmen. Die sprechende und zuhörende Medizin gilt es zu rekultivieren. Verständliche Informationen gehören zur Vorsorge und Therapie. Das sind wir uns gegenseitig schuldig.

Da der Mensch ein individuell geprägtes Wesen ist, sollte er auch als solches behandelt werden. Sonst ist ihm allenfalls vorübergehend und in der akuten Not, nicht aber nachhaltig zu helfen. Schließlich gibt es kein Krankheitsbild, das haargenau dem eines anderen Patienten gleicht. Jeder erlebt sein Leiden unverwechselbar. Der eine bekommt gar nicht mit, dass er einen Bandscheibenvorfall hat; dem anderen kann der Rücken schmerzen, ohne dass körperliche Ursachen vorliegen. Sorgen, Stress, Ängste können ebenso Auslöser gewesen sein. Dass diese schlichte Tatsache unterdessen immer weniger ins Kalkül gezogen wird, nicht in der ärztlichen Praxis und nicht in den Berechnungen der Krankenkassen, zählt für mich zu den leichtsinnig ignorierten »Nebenwirkungen« unseres schulmedizinischen Fortschritts. Die fachärztliche Fixierung hat nicht bloß zu einer ökonomischen Aufwertung der Spezialisten geführt. Dagegen allein ist nichts einzuwenden, wäre dabei nicht zugleich in Vergessenheit geraten, dass sich das Wohlbefinden des Menschen erst aus dem Zusammenwirken von *Körper-Geist* – so nenne ich das System, da beide Elemente untrennbar sind – sowie dem sozialen Miteinander ergibt.

Auch chronischer Druck am Arbeitsplatz (Mobbing) kann Verspannungen im Nacken nach sich ziehen. Nicht selten machen Arbeitslosigkeit und Neid krank, ebenso Angst vor der Zukunft, der Verlust eines geliebten Menschen oder gesellschaftliche Isolation. Umgekehrt kann Zufriedenheit viel dazu beitragen, dass jemand keine Magengeschwüre oder Rückenschmerzen bekommt oder schneller gesundet. Stimmt sonst alles, kann ich noch fröhlich sein, wenn ich schon körperlich beeinträchtigt bin, zum Beispiel an der Arthrose eines Gelenks leide. Natürlich ist dann medizinische Beratung und Betreuung wichtig, nicht weniger aber das Getragenwerden von einem intakten sozialen Umfeld. Wo die Psyche den Körper stützt, ergeben sich noch in der Krise neue und oftmals überraschende Perspektiven. Dass dieses kausale Zusammenwirken bei der fachärztlichen Therapie meist nur nebenbei, wenn überhaupt erwogen wird, hinterlässt vielfach ein Gefühl von Ungenügen, Leere und Zweifel. Immer mehr Patienten veranlasst das inzwischen, ihr Heil bei den Heilpraktikern zu suchen, auch bei solchen, die nachher leider dazu verführen, schulmedizinische Behandlung auszuschlagen, wo sie dringend geboten wäre.

Das ist umso bedauerlicher, als beides zusammen, die ergänzende Kooperation von Schulmedizin und Naturheilkunde, ergeben könnte, wonach die Menschheit seit jeher strebt: die perfekte Heilkunst. Hightech bedeutet nicht zwangsläufig Kälte und distanzierte Routine am Krankenbett. Bestes Instrumentarium ist ebenso ein Gebot der Menschlichkeit wie intensive Zuwendung, Naturheilkunde ist kein Teufelswerk. Nur ist das mit dem Zusammengehen der lange verfeindeten Lager eben so eine Sache. Beide Seiten tun sich damit schwer. Keiner mag viel auf die Konzepte und die Kompetenz der »Konkurrenz« geben. Argwöhnisch wird beobachtet, wer den Brückenschlag versucht. Schnell gerät er in den eigenen Reihen unter den Verdacht der Abtrünnigkeit. Ich weiß, wovon ich spreche. Als ich vor Jahren begann, die medikamentöse Schmerzbehandlung von Fall zu Fall durch Akupunktur oder Pflanzenheilkunde zu ersetzen, fanden sich umgehend Kollegen, die mich aus der Gemeinschaft der Schulmediziner ausschließen wollten, weil ihnen das Ganze wie ein Verrat an den eigenen Prinzipien vorkam. Dabei hatte ich nur gewagt, das Übliche nicht länger als Dogma zu betrachten. Warum, fragte ich mich, sollten wir ausschließlich die zwar wirksamen, aber stets auch belastenden Schmerzmittel einsetzen, wenn es noch andere Verfahren gibt, mit denen ein ähnliches Ergebnis, die Linderung oder gar die Befreiung vom Schmerz, viel schonender zu erreichen ist, nicht in jedem Fall, doch immer öfter. Wieso das meinen Gegnern nicht einleuchten mochte, wollte mir nun wiederum nie einleuchten.

DIE HEILKRAFT DER NATUR

Naturheilkundliche Behandlungen erfreuen sich zunehmender Beliebtheit. Verglichen mit schulmedizinischen Therapien gelten sie als schonender, sind aber aufgrund mangelnder wissenschaftlicher Belegbarkeit vieler Verfahren durchaus umstritten.

Solchen Streit trägt der Arzt für Naturheilkunde gewissermaßen in der eigenen Person aus. Bevor er (oder sie) sich niederlassen kann, hat er ein mehrjähriges Medizinstudium und eine etwa ebenso lange Facharztausbildung absolviert, ist also ein »vollwertiger« Schulmediziner. Neben der Facharztbezeichnung können Ärzte durch spezielle Weiterbildungen sogenannte »Zusatzbezeichnungen«, wie beispielsweise die eines »Arztes für Naturheilverfahren«, erwerben und neben ihrer Facharztbezeichnung führen. Ihre Leistungen werden dann, mindestens teilweise, von den Krankenkassen erstattet. Neben den approbierten Ärzten gibt es nur noch eine weitere Berufsgruppe, die eigenständig Diagnosen stellen und Behandlungen ausführen darf: die *Heilpraktiker*, die dabei aber, im Unterschied zu den Ärzten, ausschließlich natürliche, »ganzheitliche« Verfahren anwenden, um die Selbstheilungskräfte des Patienten anzuregen und den Organismus ins Gleichgewicht zu bringen. Art und Dauer der Ausbildung zum Heilpraktiker sind nicht festgelegt, wohl aber die Überprüfung durch einen Amtsarzt im Rahmen einer einheitlich geregelten »Heilpraktikerprüfung« und die anschließende Zulassung durch die regionalen Gesundheitsämter. Die Kosten für die Heilpraktiker-Behandlung müssen in der Regel privat getragen werden. Die Frage, an wen man sich im Bedarfsfall wendet, an den Arzt für Naturheilkunde oder den Heilpraktiker, ist pauschal nicht zu beantworten. Wer eine konsequent ganzheitliche Behandlung wünscht, ist bei einem erfahrenen Heilpraktiker sicher gut aufgehoben; wem mehr an der Sicherheit wissenschaftlicher Diagnostik gelegen ist, wird sich eher an einen Arzt / eine Ärztin für Naturheilkunde wenden. Aber natürlich ist es in Absprache etwa mit dem Hausarzt auch möglich, die Schulmedizin mit der sogenannten Komplementärmedizin zu kombinieren. Dafür plädiere ich seit Jahren.

Ich bin Arzt in der 6. Generation und habe schon familiär mitbekommen, die Kraft der Natur beim Heilen zu nutzen und keine falsche Opposition aufzubauen. Warum sollte die Innovation von morgen nicht auf dem Hergebrachten fußen? Wieso sollten wir das überlieferte Wissen nicht nutzen, um es in neuen Verfahren »aufzuheben« – durchaus in dem dialektischen Sinn, in dem das Wort von dem großen deutschen Philosophen und Aufklärer Georg Wilhelm Friedrich Hegel verstanden wurde: also bewahren und überwinden durch die Aufhebung des Erprobten im Neuen.

Sicher, das alles, dieses eifersüchtige Beharren auf dem schulmedizinischen Ansatz, liegt nun schon etwas zurück. Wenige trauen sich heute noch, die Akupunktur von oben herab als faulen Zauber zu denunzieren. Wissenschaftliche Untersuchungen (initiiert übrigens von zwei deutschen Krankenkassen, nicht von den Ärzten) haben ihre Wirksamkeit bestätigt. Im Alltag der schulmedizinischen Praxis jedoch spielt sie nach wie vor eine untergeordnete Rolle, wenn sie nicht wie viele andere Verfahren alternativer Medizin von vornherein ausgeschlossen bleibt. Hier hat sich über die Jahre wenig bewegt, zu wenig. Immer noch stehen sich Schulmedizin und Naturheilkunde skeptisch, häufig unversöhnlich gegenüber.

Während die einen, getragen von den großartigen Erfolgen naturwissenschaftlicher Forschung, dazu neigen, die überlieferten Heilverfahren hochmütig zu belächeln, versteifen sich die anderen, die Verfechter der Erfahrungsheilkunde, oftmals auf einen Fortschrittszweifel, der ebenso bedenklich ist. Denn am Ende hilft uns der Glaube, jedes Leiden ließe sich mit Kräutern, Bädern oder Massagen behandeln, so wenig wie die Verheißung einer Apparatemedizin, die schon alles irgendwie schaffen wird. Natürlich brauchen wir die Hochtechnologie, High-Tech-Verfahren zur Diagnostik oder zu minimalinvasiven Eingriffen, etwa zu Bandscheibenoperationen, bei denen der Rücken nicht mehr chirurgisch geöffnet werden muss. Auch kann niemand die Notwendigkeit pharmazeutischer Forschung ernsthaft in Abrede stellen.

Ihre Ergebnisse haben geholfen, viele Krankheiten zu besiegen. Wir alle hoffen, dass bald etwas gefunden wird, womit Aids oder Covid-19-Infektionen geheilt und verhindert werden können.

Ebenso brauchen wir aber das Wissen der Naturheilkunde. Der Fortschritt hat es nicht überflüssig gemacht. Im Gegenteil, vieles, was er uns gebracht hat, wäre ohne naturheilkundliche Erfahrung und Beobachtung nicht denkbar. Aspirin zum Beispiel wurde ursprünglich aus dem Extrakt der Weidenrinde gewonnen. Und wer wollte schließlich bestreiten, dass wir Schulmediziner hinsichtlich der menschlichen Zuwendung manches von den Vertretern der alternativen Medizin lernen können. Weil sie sich die Zeit nehmen, die wir immer weniger zu haben glauben, gehen die Patienten zu ihnen. Diese Bereitschaft, »sich einzulassen«, ist das Entscheidende. Sie heilt oft mehr als die verschriebenen Pillen. Sogar Placebos zeigen danach erstaunliche Wirkung. Mit Zuwendung verordnet, machen sie aus einem chemischen Nichts einen biologischen Vorgang. Spontanheilungen bei Krebs und anderen Erkrankungen sind keine Ammenmärchen, sondern Tatsachen, die man ernst nehmen muss, so selten sie vorkommen mögen. Wer dies als behandelnder Arzt nicht glauben kann, wäre besser Pathologe geworden.

Damit soll nun keineswegs dem Handauflegen oder irgendwelcher Geisterbeschwörung das Wort geredet werden, obwohl auch das in manchen Kulturen seine Bedeutung hat. Darum geht es nicht. Für die Naturheilkunde gilt selbstverständlich das Gleiche wie für die Schulmedizin: Das heilende Ergebnis der Verfahren muss nachweisbar und wiederholbar sein, selbst wenn der Wirkungsmechanismus nicht immer oder noch nicht erklärbar sein mag. Wo sie aber helfen können, sind die Verfahren der jeweils anderen Seite allemal anzuerkennen. Niemand hat das Recht, irgendeine Möglichkeit der Behandlung a priori auszuschließen. Zu überwinden ist nicht die kritische Prüfung, sondern der generelle Vorbehalt. Wo es die ärztliche Verantwortung verlangt, sollten wir bereit sein, über den eigenen Schatten zu springen, fachlichen Hochmut und Kränkung zu überwinden. Was wir brauchen, sind fließende Grenzen. Der Eid, den wir geschworen haben, verpflichtet uns, den Menschen zu helfen, nicht einem Lager zu dienen. In diesem Sinn gilt am Ende nur eines:»Wer heilt, hat recht.«Das ist das Ethos einer gleichermaßen modernen wie traditionsbewussten, einer ganzheitlichen Medizin. Wer ihm folgt, wird keine Mühe haben, High-Tech, modernste Diagnostik und Apparatemedizin mit der Naturheilkunde zu verbinden.

PILLEN, SALBEN UND TINKTUREN

Der Gesundheitsmarkt hat sich in den vergangenen Jahrzehnten zu einem Wirtschaftsbereich entwickelt, dessen innere Konturen – insbesondere durch das Aufkommen des Online-Handels – immer stärker verwischt wurden. Bis weit ins letzte Jahrhundert hinein waren die Dinge einigermaßen klar: Neben den *Apotheken*, die fester Bestandteil des Gesundheitssystems sind und den gesetzlichen Auftrag erfüllen, die Arzneimittelversorgung der Bevölkerung sicherzustellen, gab es *Reformhäuser* und *Drogerien* mit ihren je spezifischen Zusatzangeboten. Während sich die Apotheker auf die Beratung, Bereitstellung und – immer weniger – auch auf die Herstellung von Medikamenten und Medizinprodukten konzentrierten und bis heute ausschließlich berechtigt sind,»rezeptpflichtige«Arzneien abzugeben, boten und bieten die Reformhäuser und Drogerien ergänzende Gesundheitsprodukte an: Kräuter und Nahrungsergänzungsmittel, Pflanzenextrakte und Tees, Biolebensmittel und Naturkosmetik sowie Pflegeprodukte für Haushalt und Garten. Reformhäuser und Drogerien waren praktisch die ersten Bioläden. Inzwischen sind solche Grenzen längst fließend geworden. Ausgenommen rezeptpflichtige Medikamente, die weiterhin nur in Apotheken erhältlich sind, bieten Kaufhäuser und Supermärkte heute alle möglichen Gesundheits- und Bio-produkte en masse und in unterschiedlicher Qualität an, die früher nur im Fachhandel und mit kompetenter Beratung zu kaufen waren. Apotheken führen Wellness-Artikel und Hygiene-produkte, Drogeriemärkte haben auch Lebensmittel, Süß-waren und Getränke im Angebot. Online-Apotheken, Internet-bzw. Versandapotheken, die mit Apotheken vor Ort verbunden sind, nehmen zu. Auch bedingt durch die weltweite Corona-Pandemie. Apotheker, Ärzte und Patienten sind Partner auf Augenhöhe.

Nie zuvor konnte die Menschheit schneller und umfangreicher als in unseren Tagen, im Zeitalter der vernetzten Wissensgesellschaft, auf neueste Erkenntnisse sowie auf überliefertes Wissen zurückgreifen. Niemandem ist es verwehrt, auf diesen Fundus zuzugreifen, im Gegenteil. Das eigene Bemühen um medizinische Aufklärung steht auf der To-do-Liste zur Gesundheitsvorsorge an oberster Stelle. Schließlich ist uns der eigene Körper der »Nächste« im wahrsten Sinne des Wortes. Keinem sonst stehen wir näher. Wo es ihn »zwickt«, welche Last auf seinen Schultern liegt, wer oder was ihm »das Kreuz bricht« oder »auf den Magen schlägt«, weiß jeder selbst am besten. Die Kenntnis des eigenen Körpers, das Wissen um die Funktion des Herzens, der Muskeln, der Lunge, der Sehnen, der Organe und der Psyche sollte zum Basiswissen eines jeden gehören und schon in der Schule vermittelt werden. Die Einführung eines speziellen Gesundheitsunterrichts ist längst überfällig. Seit Jahren fordere ich das unermüdlich.

Junge wie Ältere haben allen Grund, ihren Körper als einen Freund anzunehmen, so wie er ist, nicht wie ihn die Mode will. Es ist, von medizinisch angezeigten Ausnahmefällen abgesehen, wahrlich kein Freundschaftsbeweis, wenn man den eigenen Körper chirurgisch traktiert, um ihn in die gerade angesagte Form zu bringen. Vielmehr dürfen wir uns darüber freuen, dass jeder Mensch einzigartig ist. Glücklich und mit sich im Einklang kann nur leben, wer das Leben in seiner Vergänglichkeit annimmt. Wir können das Alter nicht einfach wegoperieren. Es lässt sich mit keiner Organspende dauerhaft überlisten. Wozu auch? »Jugend ist kein Lebensabschnitt, sondern ein Geisteszustand«, um einmal mit dem Theologen und Arzt Albert Schweitzer (1875-1965) zu sprechen. Es gibt alte Zwanzigjährige und viele, die bis in die Siebziger oder gar in die Achtziger jung bleiben. Es kommt nicht darauf an, wie alt man ist oder wird, sondern wie man alt ist oder wird. Nicht dem Leben Jahre geben, sondern den Jahren Leben geben, sollte die Maxime sein. Statt über das Alter zu klagen, in Würde altern, selbstbewusst und nicht verschämt.

Diese Achtung unseres Soseins setzt jedoch Wissen voraus. Wer seinen Körper zum Freund gewinnen will, muss sich bemühen, ihn kennenzulernen, ihn nicht als ein Buch mit sieben Siegeln zu betrachten, um dessen Entschlüsselung sich gefälligst die Ärzte kümmern mögen. Die immer noch vorherrschende Einstellung, dass es allein ihre Sache ist, uns gesund zu machen, hat keine Zukunft. Unsere älteren Vorfahren wussten das besser, als wir es heute, in der medizinischen Dienstleistungsgesellschaft, akzeptieren mögen. Das Wissen um die Wirksamkeit der hilfreichen Hausmittel wurde von Generation zu Generation weitergereicht, seinerzeit.

Der Dichter Jean Paul (1763–1825) hat einmal gesagt, Krankheit nutze nicht nur dem Arzt, sondern auch der Seele. Dieser Nutzen kann darin liegen, dass wir lernen, bewusster zu leben. Bei mir hat eine Krankheit, eine Herzmuskelentzündung vor etwa 20 Jahren dazu geführt, wieder Ruhe zu finden und Kraft zu tanken, indem ich mich weniger antrieb und aufhörte, meinen Körper zu überfordern. Als Patient habe ich gelernt, worauf ich zuvor als Arzt kaum achten mochte: Ich doch nicht, nicht bei meiner Konstitution!

Natürlich gibt es auch Schicksalsschläge, die einen nicht nur unverhofft, sondern ohne jedes eigene Zutun treffen. Man denke nur an die

Epidemien in früheren Jahrhunderten, an Pest und Cholera oder an die Corona-Pandemie jetzt eben. Nicht zu reden von Krebsleiden oder Unfällen, die wie der Blitz aus heiterem Himmel einschlagen. Wenn jedoch weiter Theorien aufgestellt werden, die in der Krankheit eine Strafe des Himmels erkennen, dann ist das als blanke Scharlatanerie abzulehnen. Die Krankheit an sich ist nicht böse. Sie wird nicht aus moralischen Gründen über uns verhängt. Dass etwa Brustkrebs von mangelnder Liebe herrühre oder sich gar dem unerfüllten Bedürfnis nach Liebe verdanke, ist gefährlicher Unsinn. Wohl aber sollten wir Krankheit als eine Warnung verstehen. Sagt sie uns doch in vielen Fällen: Pass auf, was du mit dir machst, ob du deine Grenzen nicht überschreitest. Denn wenn man erschöpft ist, weil man geglaubt hat, der Körper müsse dem Befehl des Willens gehorchen, dann wird man schnell anfälliger, man bekommt eher eine Grippe, vielleicht sogar einen Bandscheibenvorfall.

Leider sehen wir das meist erst ein, nachdem uns die Krankheit dazu gezwungen hat. Wir werden stabiler, weil wir die Gesundheit wieder zu schätzen wissen. »Mit dem Brustkrebs«, sagte mir einmal eine Patientin, »wurde mir klar, wie kostbar jeder Atemzug, jeder Gedanke ist.« Aus der Krankheit schöpfte sie einen Lebensmut, der sie nachher vor vielem bewahrt haben mag. Aber der Körper kann uns nur warnen, die Erkenntnisse aus dem Leiden müssen wir selbst ziehen. Und das mag nun umso leichter fallen, je mehr wir wissen. Deshalb habe ich dieses Buch geschrieben. Es befasst sich mit den für mich wichtigsten Volkskrankheiten, mit ihrer Entstehung sowie mit ihrer schulmedizinischen als auch naturheilkundlichen und psychosomatische Behandlung.

Dies ist kein Kompendium und beschränkt sich auch nur auf Symptome oder Erkrankungen und Teilaspekte, mit denen ich als Chefarzt für Radiologie, als strahlentherapeutischer Oberarzt in der Lungenklinik in Hemer sowie als Schmerz- und Mikrotherapeut an der Universität Witten-Herdecke und vorher auch in der Radiologie der Universität Kiel in meiner fast vierzigjährigen Berufspraxis zu tun hatte, sowohl präventiv, diagnostisch und therapeutisch wie auch als Lehrstuhlinhaber wissenschaftlich.

Es ist der Versuch eines Brückenschlages, zu dem ich uns allen Mut machen möchte.

Mit einem herzlichen Glück auf!
Ihr
Dietrich Grönemeyer

Wenn die Lunge pfeift und die Nase läuft

Sobald wir Luft holen, sind wir auf Erden angekommen. Schon in der Schöpfungsgeschichte der Bibel heißt es, nachdem ihm Gott den Odem eingeblasen hat, »ward der Mensch ein lebendiges Wesen«. Lange bevor sich die Wissenschaft erklären konnte, was es damit auf sich hat, wurde die wesentlichste unserer Körperfunktionen mythisch umschrieben. Sie ist der seidene Faden, an dem wir hängen von der Wiege bis zur Bahre. Mit dem ersten Atemzug beginnt unser irdisches Leben; mit dem letzten hauchen wir es aus. Ohne Essen kann der Mensch drei Wochen, in seltenen Fällen zwei Monate auskommen, ohne Wasser kaum drei Tage. Wird ihm die Luft abgeschnürt, stirbt er nach wenigen Minuten.

Eine Ausnahme, die die Regel bestätigt, ist die Leistung des Schweizers Peter Colat. Acht Minuten und sechs Sekunden konnte der Freitaucher unter Wasser die Luft anhalten. Auf 21 Minuten und 33 Sekunden brachte er es, nachdem er zuvor größere Mengen Sauerstoff inhaliert hatte. Ohne ihn können die Zellen nicht überleben. Der Sauerstoff ernährt sie vom Gehirn bis in die Zehenspitzen. Da diese Versorgung aber unbewusst geschieht, verschwendet kaum jemand je einen Gedanken daran.

Während uns die Ernährung tagtäglich beschäftigt, sei es, dass wir Hunger oder Durst verspüren, uns mit leiblichen Genüssen etwas Gutes tun wollen oder Diät halten, um abzunehmen, atmen wir im wahrsten Sinne des Wortes bedenkenlos. Erst wenn uns die Luft auszugehen droht, wenn der Husten quält oder die Lunge pfeift, wird uns bewusst, was wir zu befürchten haben. Plötzlich erkennen wir, dass alles nichts ist, wenn wir erst einmal nach Luft schnappen müssen. Todesängste werden geweckt.

Dabei müssten wir nur einmal über den Tellerrand des eigenen Kulturkreises hinaus in die Weiten der Weltmedizin schauen, um zu sehen, dass es auch anders geht. In der ayurvedischen Heilkunst Indiens beispielsweise gehörte die bewusste Atmung seit jeher zu den bewährten Methoden einer prophylaktisch orientierten Behandlung. In der Traditionellen Chinesischen Medizin (TCM) ist das kontrollierte Atmen ein tragender Bestandteil des Qigong, der Meditations- und Konzentrationstherapie zur Stärkung von Körper und Geist.

Doch auch beim Singen kann jeder erfahren, welch heilsame Kraft der geschulten Atmung innewohnt, wie sie das Zwerchfell entspannt und welche Bedeutung das wiederum für unser allgemeines Wohlbefinden hat, wie es hilft, Energie zu tanken, wie es den Brustkorb und die Lunge weitet. Gleich dem Herzen ist die Lunge ein Organ, das uns überhaupt erst zu leben erlaubt. Doch anders als die Pumpe des Kreislaufs hört man die Lungenflügel nicht schlagen, noch spürt man, wie sie im Inneren für den Luftaustausch sorgen. Wird diese Körperfunktion gestört, ist schnelle Hilfe gefordert. In Westeuropa sind Lungenentzündungen, Pneumonien, nach wie vor die häufigste Todesursache unter allen Infektionskrankheiten. In Deutschland werden jährlich fast 400 000 Menschen und mehr wegen einer Lungenentzündung stationär eingewiesen. Man geht davon aus, dass jährlich 40 000 bis 50 000 weltweit daran sterben (https://www.lungenaerzte-im-netz.de/krankheiten/lungenentzuendung/prognose/). Weltweit sterben über eine Million Kinder unter fünf Jahren und insgesamt drei bis vier Millionen Menschen laut WHO an einer Pneumokokken-Pneumonie.

Am 26. Juli 2020 waren an Covid 19 weltweit 644 661 Menschen gestorben (in Deutschland 9124). Von bisher insgesamt 16 055 909 (Deutschland: 206 335) infizierten Menschen waren noch 6 143 647 (Deutschland 7192) aktive Fälle bekannt. 9 267 601 waren genesen. Die Dunkelziffer war ungewiss, ebenso wie es weitergehen würde.. Die meisten »Corona-Toten« sind an Lungenentzündungen gestorben, wobei Superinfektionen im Krankenhaus mit Pneumokokken und anderen Erregern bzw. Krankenhauskeimen nicht ausgeschlossen werden können.

Doch es soll hier nicht gleich um das Schlimmste gehen. Ich will nicht den Teufel an die Wand malen, vielmehr über vieles informieren, von dem wir betroffen sein können, über Husten und Schnupfen, über verschiedene Formen der Grippe, über Mandel- und Rachenentzündungen, über Bronchitis, auch über Asthma: über Krankheiten und Beschwerden, die sich so oder so behandeln lassen, naturheilkundlich wie schulmedizinisch.

Husten, Schnupfen, Heiserkeit

Erkältungen gehören zum Leben wie niedrige Temperaturen zum Winter, obwohl sie meist nicht darauf zurückzuführen sind, dass wir uns zu leicht anziehen, wenn wir vor die Tür gehen, den Schal oder die Mütze vergessen oder, in nassen Schuhen durch den Matsch stapfen. Vielmehr handelt es sich um eine Infektionskrankheit, verursacht von Viren, die sich in der Kälte wohler fühlen als in der Hitze des Sommers. Daher auch das gehäufte Auftreten während der Wintermonate, der Saison der Erkältungen, die nicht zu verwechseln sind mit der Influenza, einer »echten« Grippe, mit SARS oder Corona. Davon und von den bisweilen tödlichen Folgen wird später ausführlicher zu reden sein.

Bei dem einfachen, sozusagen »gewöhnlichen« grippalen Infekt haben wir es in der Regel mit leichteren, beherrschbaren Erkrankungen der oberen Luftwege zu tun, fast ausnahmslos durch Tröpfcheninfektion übertragen von Mensch zu Mensch. Niesend und hustend gibt der Infizierte die Viren in die Umluft ab. Wer ihm zu nahe kommt, atmet sie ein. Schnupfen ist oft das erste, mitunter einzige Anzeichen der Ansteckung. Rhino-Viren breiten sich in der Nasenschleimhaut aus. Schnupfensekret wird vermehrt gebildet. Die Nase entzündet sich, verstopft, bevor sie zu laufen beginnt, zunächst wässrig und klar, später durch bakterielle Zusatzinfektion zunehmend gelb oder grünlich und dickflüssig. Zusätzlich auftretende Halsschmerzen zeigen, dass die Erkältungsviren von der Nasen- auf die Rachenschleimhaut übergegriffen haben. Der Rachen rötet sich. Er schmerzt beim Schlucken. Kommt dann noch Heiserkeit hinzu, haben die Viren Kehlkopf und Stimmbänder befallen.

Trockener Husten ist schließlich das Symptom ihrer expansiven Ausbreitung auf die Bronchien, die Luftwege zur Lunge. Der schmerzhafte Hustenreiz lässt die Erkrankten nicht zur Ruhe kommen. Erst quält er trocken, später kommt es zu schleimigem Auswurf. Der Körper will absondern, was seine Funktion behindert. Weil sich das Immunsystem zur Wehr setzt, kann die Temperatur steigen. Es kommt zu Schweißausbrüchen. Fieber wird gemessen. Mit jedem Grad, um den es steigt, erhöht sich die Leistung der Abwehrzellen um das Zehnfache. Das hilft dem Körper, strengt ihn aber auch übermäßig an. Die Nervenzellen sind gereizt, die Gelenke schmerzen. Wer sich den Infekt eingefangen hat, fühlt sich abgeschlagen und schlapp.

Man darf das nicht auf die leichte Schulter nehmen, muss aber auch nicht in Panik verfallen. Das nahe Ende der Erkrankung ist in den allermeisten Fällen absehbar. Drei Tage komm, drei Tage steh, drei geh, sagt eine alte Volksweisheit über den Verlauf der landläufigen »Erkältung«. Mit ihrem gelegentlichen Auftreten müssen wir lebenslang auskommen. Weil das Immunsystem die Abwehr von Krankheitserregern erst nach und nach lernt, »erwischt« es Kinder häufiger als ihre Eltern. Säuglinge erkranken im Durchschnitt sechs- bis achtmal im Jahr; Neunjährige immerhin noch drei- bis fünfmal; Ältere sind dann nur noch ein- bis zweimal jährlich betroffen. Erst wenn das Immunsystem im fortgeschrittenen Alter schwächelt, steigt die Infektionsgefahr auch bei den Erwachsenen wieder an.

Immer aber ist dieser grippale Infekt eine Erkrankung, bei der man nicht gleich mit Kanonen auf Spatzen schießen muss. Viel zu häufig und überwiegend wirkungslos werden seit Jahren Antibiotika verschrieben, kaum dass jemand anfängt zu niesen. Erstens vermögen sie ohnehin nichts gegen die Erkältungsviren auszurichten; und zweitens hat der Körper meist genügend Kraft, um gegen die Bakterien auch ohne Antibiotika etwas auszurichten. Vor allem aber gibt es bewährte Hausmittel, die das Fieber senken, den Husten lösen und die Nase wieder freimachen.

Ich erinnere mich gut, wie uns meine Mutter als Kinder heilte, wenn wir wieder einmal erkältet waren. Bevor sie, was schon manchmal vorkam, den Hausarzt anrief, steckte sie uns ins Bett. Wadenwickel wurden angelegt, heißen Tee, am liebsten Linden- oder Holunderblütentee, gab es mehrmals am Tag. Wir sollten, wie es damals hieß, »die Krankheit ausschwitzen«, damit das Fieber fällt. Dazu schluckten wir Honig löffelweise. Er sei, wurde uns erklärt, heilsam, da er Antibiotika enthält. Auch kiloweise Zwiebeln mit Kandis wurden vorsorglich eingekocht. Das sollte bei Bedarf wirksam gegen die »Tierchen« sein, wie meine Mutter die Keime uns Kindern gegenüber nannte. Es roch dann oft tagelang fürchterlich im ganzen Hause. Wir hielten uns die Nase zu. Der Sud musste dennoch getrunken werden. Ob meine Mutter darauf bestand, weil sie über sehr viel medizinische Kenntnisse verfügte, kann ich heute nicht mehr sagen. Wichtig war ohnehin nur, dass sie sich mit der Anwendung wirksamer Hausmittel bestens auskannte. Kaum eine Familie, in der sich die Frauen seinerzeit nicht darauf verstanden hätten. Das naturheilkundliche Wissen wurde von Generation zu Generation weitergereicht. Die Mütter übernahmen es von ihren Müttern, die es wiederum von den Großmüttern hatten. Das medizinische Wissen einer Hildegard von Bingen (1098–1179) zum Beispiel war im Volkswissen aufgehoben, selbst wenn gewiss nicht alle sagen konnten, dass es auf die kräuterkundige Äbtissin des Klosters Rupertsberg hoch über dem Rhein zurückging.

Vieles davon geriet dann mit dem Aufschwung der wissenschaftlich begründeten Schulmedizin in Vergessenheit. Angesichts der Erfolge neuer Heilverfahren schien sich die Anwendung der überlieferten erübrigt zu haben. Erst langsam – für viele geradezu überraschend – erkennen Ärzte und Patienten jetzt wieder, dass nicht jeder Schnupfen mit synthetisch erzeugten Tabletten und Nasenspray behandelt werden muss. Viel öfter als angenommen ist uns schonender mit dem geholfen, worauf sich bereits die Vorfahren verließen, in der Not der Erkrankung oder vorbeugend, damit es gar nicht erst so weit kommt. Um sich davon ein Bild zu machen, muss man nur einmal in den Wissensfundus der Weltmedizin schauen.

VON WINNETOU LERNEN

Lange vor der europäischen Eroberung ihres Kontinents bauten sich die Indianer Nordamerikas Schwitzhütten, in denen sie um einen glühend heißen Stein hockten. Das Ritual der Sauna kräftigte ihr Immunsystem. Sie waren danach weniger anfällig für Infektionen. Das hatte sie die Erfahrung gelehrt. Heute wissen wir, der Wechsel von warm und kalt trainiert die Blutgefäße der Haut und der Schleimhäute. Gestärkt werden die Abwehrkräfte gegen Krankheitserreger. Zudem führt die Hitze zu einer besseren Durchblutung des Nasen-Rachen-Raums. Es kommt zu einer Anhäufung von Immunzellen. Die Viren müssen kapitulieren. Sollten sie dennoch obsiegen, sollte sich eine Erkältung mit Schnupfen, Husten, Hals-, Glieder- oder Kopfschmerzen, mit dem Gefühl körperlicher Abgeschlagenheit einstellen, dann ist zwar mit einer strengen Sauna nicht mehr viel auszurichten. Sie würde den angeschlagenen Organismus nur zusätzlich belasten. Angeraten bleibt gleichwohl eine Schwitzkur am Abend. Sie erschwert es den Viren, sich in der Nasenschleimhaut festzusetzen. Dazu ein zwanzigminütiges Bad, beginnend bei ca. 37 °C Wassertemperatur und langsam ansteigend auf 40 °C. Danach ins Bett gehen und mindestens 30 Minuten gut zugedeckt schwitzen. Heiße Tees aus Linden- oder Holunderblüten unterstützen die Kur. Auch eine heiße Zitrone kann helfen, das Wohlbefinden zu steigern. Dafür den Saft einer Frucht auspressen und mit etwa vierzig Grad warmem Wasser übergießen. Ob das Vitamin C der Zitrusfrüchte die Abwehrkräfte des Körpers tatsächlich stärkt, ist entgegen der landläufigen Annahme bisher wissenschaftlich nicht sicher nachgewiesen.

Nasennebenhöhlen-
entzündung

An erprobten Hausmitteln, die die Heilung befördern, indem sie nachweislich zur Linderung der verschiedenen Erkältungsbeschwerden beitragen, fehlt es nicht. Eine Nasenspülung mit Kochsalzlösung hält die angegriffenen Schleimhäute feucht. Schleimlösende Mittel auf pflanzlicher Basis können verhindern, dass sich der Schnupfen zu einer Nasennebenhöhlenentzündung auswächst, einer Sinusitis, wie der medizinische Fachausdruck lautet. Betroffen sind dabei die luftgefüllten Schleimhautaussackungen der Nasenhöhle, vor allem im Kiefer- und Stirnbereich. Jeder siebte Deutsche leidet einmal pro Jahr an dieser vielfach sehr schmerzhaften Krankheit. Nach einer Studie der Ärztekammer Baden-Württemberg gab es im Winter 2001/02 rund 14,5 Millionen Fälle von Sinusitis in Deutschland. Dies entspricht einem Fünftel der Bevölkerung über 16 Jahren. Die Symptome reichen von Schnupfen bis zu starken Kopfschmerzen.

Verursacht wird das Krankheitsgeschehen überwiegend durch eine Virusinfektion. Weitere Auslöser können Bakterien oder allergische Reaktionen sein. Die Schleimhäute schwellen an, oftmals bis zum Verschluss der anatomisch verengten Ausgänge der Nebenhöhlen in die Nase. Der Druck in den dann mehr oder weniger verschlossenen Kammern steigt zusehends, da die Schleimhäute ständig neues Sekret absondern. Es kommt zur Entzündung. Kopf- und Gesichtsschmerzen sowie Schnupfen mit bakterieller gelbgrüner Absonderung sind typische Symptome einer Nasennebenhöhlenentzündung.

Erschwert wird das Geschehen zuweilen durch gutartige Wucherungen in der Nasenschleimhaut. Diese Nasenpolypen wachsen bevorzugt an den Ausführungsgängen der Nasennebenhöhlen. Die Nasenatmung wird behindert. Deshalb atmen Betroffene unbewusst durch den Mund. Die Filterfunktion der Nase ist damit umgangen, Bronchien und Lunge werden durch die starke Mundatmung zusätzlich belastet. Häufig ist ein Polyp der Nährboden für wiederkehrende Entzündungen des Rachens, der Nebenhöhlen oder der Mittelohren. Auch Schnarchen, Kopfschmerzen sowie eine nasale Sprache, der Verlust des Geruchsvermögens können sich einstellen. Kleinere Nasenpolypen indes müssen nicht unbedingt entfernt werden, nicht, wenn sie keine Beschwerden hervorrufen. Kortisonhaltige Nasensprays können ihr weiteres Wachstum mitunter verhindern, vorübergehend helfen auch Spülungen oder Nasenduschen mit oder ohne Salz. Sind die Nasenatmung und die Belüftung der Nebenhöhlen allerdings dauerhaft behindert, kann es zu häufig wiederkehrenden oder andauernden Entzündungen kommen. Dann ist ein operativer Eingriff – heute meist minimalinvasiv durch das Nasenloch – angezeigt.

Mit bildgebenden Verfahren, besonders mit der Kernspintomographie, aber auch als Suchtest mit einer Ultraschall- oder Röntgenuntersuchung, ist jede Nasennebenhöhlenentzündung mittlerweile sehr genau zu diagnostizieren. Zur Behandlung werden Medikamente eingesetzt, die das Abschwellen der Schleimhäute bewirken. Die Ausführungsgänge zur Nase werden wieder frei, die gestaute Flüssigkeit kann aus den Nebenhöhlen abfließen. Schleimlösende Medikamente, Nasensprays, Nasenspülungen oder Salzwasserinhalationen befördern den weiteren Heilungsprozess, indem sie zur Verflüssigung des Sekrets beitragen. Bei stark ausgeprägten Beschwerden infolge einer eitrigen Sinusitis ist eine längerfristige Einnahme von pflanzlichen Komplexmitteln und, wenn das nicht hilft, in Kombination mit Antibiotika das probate Mittel der Therapie. Entzündungshemmende Medikamente aus der Kräuterapotheke wie Pflanzenpräparate mit Holunderblüten, Enzianwurzel, Schlüsselblume und Zistrose haben sich bewährt.

Bestrahlungen mit Rotlicht können lindern. Nasentropfen oder -sprays bitte nur bei ärztlicher Verordnung länger als eine Woche nehmen. Nasenspülungen lassen die Schleimhäute abschwellen. Dafür genügt es, leicht angewärmtes Wasser aus der hohlen Hand durch die Nase einzusaugen, um es dann wieder durch den Mund abzugeben. In Indien etwa gehört das zur täglichen Körperpflege wie bei uns das Zähneputzen. Wer will, kann dazu auch eine leichte Salzlösung aus der Apotheke verwenden, auch als Nasentropfen..

Oft liegt die Hilfe näher als gedacht. Manches muss man einfach nur beachten, damit es einem besser geht, die Krankheit schneller abklingt. So sollte, wer eine Nasennebenhöhlenentzündung hat, immer mit höher gelegtem Kopf schlafen, damit der Schleim, dem Gesetz der Schwerkraft folgend, besser abfließen kann. Zu vermeiden ist dagegen nach Möglichkeit das intensive Naseschnäuzen. Es würde nur wieder neue Erreger in die Nebenhöhlen pressen.

Vor allem aber gilt bei der Sinusitis wie bei jeder Erkältung: trinken, trinken und nochmals trinken, bis zu drei Liter täglich. Die reichliche Flüssigkeitszufuhr hilft nicht bloß, den Schleim zu verflüssigen. Sie stärkt zugleich die Abwehrkräfte des Körpers, indem sie die Durchblutung der Schleimhäute von Nase, Rachen und Bronchien anregt. Schon lauwarmes Wasser und Tee mit Honig können da wahre Wunder bewirken. Auch ein warmer Halswickel oder das Gurgeln mit Salbei vermögen viel. Ebenso die leichte Massage von Stirn und Nasenausgängen mit Minz- oder Eukalyptusöl bzw. naturheilkundlichem Nasenbalsam. Genauso bedarf es nicht immer einer Tablette, um das Fieber zu senken. Solange die Temperatur nicht lebensbedrohlich auf 40 und mehr Grad ansteigt, ist bereits mit einem kühlenden Wadenwickel viel gewonnen. Öfter als wir es heute für möglich halten, wäre uns in vielen Fällen mit der Rückbesinnung auf das geholfen, was schon unsere Vorfahren wieder auf die Beine brachte.

DIE SCHUTZTRUPPE DES KÖRPERS:
DAS IMMUNSYSTEM

Das Immunsystem bewahrt unseren Körper vor bedrohlichen Einflüssen. Die Abwehr funktioniert flächendeckend vom Scheitel bis zur Sohle, in jedem Organ bis hin zur Haut. Drei Verteidigungslinien stehen dafür zur Verfügung:

1. Anatomische Barrieren inklusive der Bakterien- und Pilzbesiedlung unserer Haut sowie der Schleimhäute in Mund, Magen-Darm- und Nieren-/Blasen-Trakt, Uterus und Lunge. Nicht zu vergessen die Flimmerhaare auf den Bronchien

2. Fresszellen, weiße Blutkörperchen, die stammesgeschichtlich ältesten Zellen der Immunabwehr. Sie erkennen schädliche Bakterien und Viren, um sie zu »fressen«.

3. B- und T-*Lymphozyten*, die sogenannten »Killerzellen«, etwa 20 bis 25 Prozent des weißen Blutbildes. Auch sie dienen der Erkennung und Abwehr artfremder Stoffe, indem sie die Bildung von Antikörpern, die sogenannten *Immunglobuline*, anregen. Weiter aktivieren sie die Produktion körpereigener Gewebshormone, der *Interferone*: immunstimulierender Eiweiße mit antiviraler und antitumoraler Wirkung.

So unangenehm die »Erkältung«, der einfache grippale Infekt, immer sein mag, er ist auch eine Herausforderung, selbst mit ihm fertigzuwerden. Wer sich wegen jedem Husten und Schnupfen in das überfüllte Wartezimmer eines Arztes flüchtet, könnte am Ende sogar Gefahr laufen, sich noch Schlimmeres einzufangen. Manchmal muss man dem eigenen Körper einfach ein bisschen Zeit geben, sich wieder zu erholen. Auch wenn das bei der Anwendung der alten Hausmittel etwas länger dauern sollte. Ein Schnupfen, um nochmals an eine alte Volksweisheit zu erinnern, ein Schnupfen dauert eine Woche oder sieben Tage.

Grippe

Der Begriff »Influenza« scheint jedem geläufig. Umgangssprachlich wurde er früher mehr noch als heute zur Bezeichnung einer Erkältung verwendet. Oft sagt man das eine, obwohl das andere gemeint sein sollte. Zwar bezeichnen beide Wörter eine grippale Infektion der Atemwege, gleichbedeutend sind die Erkrankungen aber nicht. Bei Influenza, der echten Grippe – unterschieden nach A, B und C-Viren – führt die Ansteckung zu einem wesentlich schwereren Krankheitsverlauf als im Fall der Erkältung. Man muss nur an Covid 19 denken, das mit seiner erhöhten Übertragungsgefahr eine Pandemie auslöste. Es handelt sich dabei um eine Erkrankung aus der Familie »Schwerer akuter Atemwegssyndrome«, besser bekannt unter dem Kürzel SARS (Severe Acute Respiratory Syndrome).

Erstmals aufgetreten ist SARS im Winter 2002/03. Ausgehend von China, erfasste die Infektion Australien, Indien, Kanada und die USA, Südamerika zur guten Hälfte, Russland und Teile Europas. Insgesamt waren 25 Länder davon betroffen, auch Deutschland. Innerhalb weniger Monate starben 774 Menschen, so die offizielle Statistik der Weltgesundheitsorganisation WHO. Unterdessen wissen wir, dass das nur ein Vorspiel war. Schon bei der Influenza-Epidemie der Jahre 2017 bis 2018 kamen allein in Deutschland etwa 25 000 Menschen um, weltweit über 600 000. Ganz so überraschend, wie es uns jetzt vorkommen mag, ist das gegenwärtige Geschehen also nicht. Wie bedrohlich die massenhafte Ausbreitung einer Influenza sein kann, wissen die Mediziner seit dem frühen 20. Jahrhundert. Unmittelbar nach dem Ersten Weltkrieg, 1918/19, forderte die »Spanische Grippe« geschätzt 20 bis 50 Millionen Todesopfer, bis zu dreimal so viel wie der eben überstandene Krieg (etwa 17 Millionen Tote).

UNSICHTBARE GEFAHREN

Vogelgrippe, Staphylokokken (MRSA), Coli-Bakterien, Corona-Viren – scheinbar immer öfter und zunehmend dramatischer wird uns vor Augen geführt, wie verletzlich unsere Gesundheit durch die unsichtbaren, geruch- und geschmacklosen Kleinstorganismen ist. Ein Großteil davon verrichtet ausschließlich gute Dienste, beispielsweise in unserem Darm und auf der Haut, aber einige Bakterien- oder Virenstämme können sich auch schnell als lebensbedrohlich erweisen, nicht nur für einzelne, sondern potenziell, durch Mensch-zu-Mensch-Übertragung, für alle. Mit dieser Gefahr beschäftigen sich inzwischen viele Spezialisten, etwa Virologen, Epidemiologen und Immunologen. Die Gebiete sind eng miteinander verwandt und überschneiden sich in manchem, haben jedoch unterschiedliche Schwerpunkte. *Epidemiologen* befassen sich mit den Ursachen, der Verbreitung, dem Verlauf und den Folgen von Krankheiten, darunter auch nicht übertragbare Erkrankungen wie Diabetes oder Osteoporose. *Virologen* erforschen Viren und Virusinfektionen, sie untersuchen, wie sich die Viren vermehren und wie ihrer Verbreitung begegnet werden kann. Die *Immunologie* wiederum befasst sich mit den biochemischen Grundlagen der körpereigenen Abwehr von Krankheitserregern und Umweltgiften. Mit Patienten kommen die Vertreter dieser Fachrichtungen eher selten in Kontakt, sie arbeiten überwiegend in der Forschung, meist im abgeschirmten Labor.

An wirksamen Impfstoffen fehlte es den Ärzten nicht bloß wegen der Not. Etwas vereinfacht ließe sich sagen, dass es ihnen schon damals ging wie ihren Nachkommen heute. Da die Viren ständig mutieren – zuletzt eben zu Covid 19 –, können erfolgversprechende Mittel gegen die Epidemie kaum vorausschauend, sondern in der Regel erst nach dem Auftreten der Krankheit entwickelt werden. Daran hat sich über die Zeiten wenig geändert. Wann es ein wirksames Mittel gegen Corona geben wird, ist bisher nicht abzusehen. Bei allen Vorhersagen, die uns auf ein halbes, ein oder zwei Jahre vertrösten, handelt es sich um mehr oder weniger seriöse Spekulationen, so gut sie gemeint sein mögen.

Mit neuartigen Viren leben
wir seit Menschengedenken –
und werden wir weiterhin
leben müssen!

Notgedrungen werden wir lernen müssen, mit dieser verschärften Influenza- und Grippe-Bedrohung durch neuartige Erreger wie mit der alljährlich wiederkehrenden Erkältungswelle zu leben, ihr nach Möglichkeit mit hygienischen Maßnahmen vorzubeugen. Und das umso mehr, als die Influenza-, anders als die Erkältungsviren, Herz, Lunge und Gehirn befallen können. Wie sich das bei Covid 19 verhält, muss sich noch zeigen, erste Hinweise auf ähnliche Mechanismen gibt es bereits. Fest steht nur, dass das Virus schlimmstenfalls schwere Atemnot verursacht, Patienten in der Not künstlich beatmet werden müssen. »Abseits der behandelten Symptome weiß man noch zu wenig darüber, was das Virus tatsächlich im Körper anrichtet«, räumte Andreas Rosenwald, Chef des Pathologischen Instituts der Uni Würzburg im dritten Monat der Corona-Krise, Mitte April 2020, ein.

Zu hoffen bleibt, was man schon länger weiß: Wer eine Influenza mit einem bestimmten Virentyp wie A, B oder H1N1 überstanden hat, ist gegen eine erneute Erkrankung mit demselben Virus immun. Da die Typen sich aber verändern, sollten zumindest gefährdete Menschen jährlich geimpft werden. Wie lange dieser Schutz nach einer ausgeheilten Corona-Erkrankung anhält, auch das kann uns aber erst die

Erfahrung lehren. Vorsicht ist nach wie vor geboten. Wie bei jeder Ansteckung durch einen neuen, unbekannten Erreger müssen die Ärzte darauf setzen, dass der Verlauf dem bereits bekannter Formen der Influenza entspricht. Die Viren an sich bleiben unberechenbar. Kommen neue hinzu, ist auf die erworbene Immunität kein Verlass. Unser Abwehrsystem vermag sie nicht immer zu erkennen, was aber auch den Zufall einer Wirkung nicht von vornherein ausschließt. Schon allein deshalb ist – vor allem für gefährdete Personengruppen – eine regelmäßige vorsorgliche Impfung dringend geboten. Wenn sie auch keine absolute Sicherheit garantiert, hilft sie doch, das Risiko einzuschränken.

GRIPPESCHUTZIMPFUNG

Der beste Zeitpunkt für eine Impfung liegt in der Zeit von September bis November. Der Impfschutz hält danach etwa drei bis sechs Monate und sollte jedes Jahr erneuert werden. Die Ständige Impfkommission (STIKO) in Berlin empfiehlt eine Impfung insbesondere für Menschen über 60 sowie bei chronischen oder wiederkehrenden Lungen-, Herz-Kreislauf-, Leber- und Nierenerkrankungen, außerdem für Diabetiker, bei einer Immunabwehrschwäche und für Personen, die häufig mit anderen Menschen zu tun haben, wie Lehrer, Erzieher oder Mitarbeiter in Kliniken. Darüber hinaus kann jeder selbst einer Ansteckung mit Grippe vorbeugen und eine Menge tun, um die körpereigenen Abwehrkräfte zu stärken. Sollte man dennoch, womöglich sogar fiebrig erkranken, sind Bettruhe und Krankschreibung das Gebot der Stunde. Jede sportliche Betätigung bleibt bis zur Genesung untersagt. Sie würde dem Körper die Kräfte rauben, die er braucht, um den Infekt zu besiegen. Eine lebensgefährliche Entzündung des Herzmuskels könnte drohen.

Corona und mehr

Wie aber erkennt man nun überhaupt die Gefahr, an einer Influenza erkrankt zu sein, was unterscheidet sie von der landläufigen Erkältung? Während diese meist schleichend verläuft, beginnt jene rund drei Tage nach der Ansteckung schlagartig mit Kopf-, Rücken- und Gliederschmerzen, hohem Fieber, Schüttelfrost, Husten, Niesen, Heiserkeit und Halsbeschwerden. Hinzu können Schmerzen hinter dem Brustbein kommen, Abgeschlagenheit, Kreislaufschwäche, Appetitlosigkeit, in manchen Fällen eine Bindehautentzündung oder Nasenbluten. Siedeln sich dann noch Bakterien auf der geschädigten Atemschleimhaut an, kann eine lebensbedrohliche Lungenentzündung entstehen. Auch Herzmuskel- oder Hirnhautentzündungen können den Krankheitsverlauf bei ohnehin geschwächten Menschen dramatisch verschlimmern. Die Älteren vor allem sind bedroht, ebenso wie jene, deren Immunsystem bereits durch eine andere Erkrankung angegriffen ist. Bei Jüngeren dagegen nimmt insbesondere Covid 19 bisher deutlich seltener einen schwereren oder gar tödlichen Verlauf. Sie scheinen die Krankheit leichter zu überstehen. Nicht alle sind gleichermaßen gefährdet. Corona mag viele in Angst und Schrecken versetzen, ist aber bisher noch lange nicht mit der Pandemie des vorigen Jahrhunderts, der Spanischen Grippe, vergleichbar. Das heißt nicht, dass die aktuelle Pandemie deshalb weniger ernst zu nehmen wäre, mitnichten. Nur gehört zu einer glaubhaften Einschätzung der Lage die Zusammenarbeit der Disziplinen, der Praktiker und Theoretiker in Abstimmung mit den Gesundheitsämtern.

Laut einer Mitteilung des hessischen Gesundheitsministeriums war bis zum Rückgang der Todesfälle im April 2020 »keine Übersterblichkeit im Zusammenhang mit dem Coronavirus festzustellen«. Auch in Berlin wurden nicht »mehr Tote als gewöhnlich« registriert. »Primär«

sei ihr Sterben »auf Influenza, nicht auf Covid 19« zurückzuführen, meldete die Gesundheitsverwaltung. Für die Schweiz konstatierte das Uni-Spital in Basel, einem Hotspot der Epidemie: »Alle Untersuchten hatten Bluthochdruck, ein Großteil der Patienten war auch schwer adipös, also deutlich übergewichtig. (...) Mehr als zwei Drittel wiesen vorgeschädigte Herzkranzgefäße auf, ein Drittel war an Diabetes erkrankt.«

In Deutschland jedoch wollte man es zunächst so genau gar nicht wissen. Das Robert Koch-Institut (RKI), die »Bundesoberbehörde« für Infektionskrankheiten, hatte anfangs sogar eine – später zurückgenommene – Empfehlung herausgegeben, keine medizinisch aufklärenden Obduktionen durchzuführen, weil die Pathologen dabei Gefahr laufen würden, sich selbst anzustecken. Einen Unsinn nannte das der Hamburger Rechtsmediziner Klaus Büschel und ließ sich nicht davon abhalten, 65 verstorbene Corona-Patienten zu obduzieren. Heraus kam, dass die Opfer an Bluthochdruck, Arteriosklerose oder Herzschwäche gelitten hatten. Manche von ihnen hatten schon vorher einen Herzinfarkt, Lungen- oder andere Organschäden. Einige lebten mit transplantierten Organen. Alle waren sie wohl nicht *an*, aber *mit* Corona gestorben, obwohl offizielle Verlautbarungen stets so klangen, als sei jeder Tod eines Infizierten ursächlich auf Covid 19 zurückzuführen. Nein, es geht mir nicht darum, die Exzellenz der Wissenschaftler in Frage zu stellen. Sie ist unbestritten. Nur werden mit der Fixierung auf die fraglos drastische Ausbreitung der Pandemie vorcilig Dogmen verbreitet.

Sicher verbreiten sich die Corona-Viren exzeptionell. Schneller und ausgreifender als andere zuvor grassieren sie rund um den Globus. Dem ist Einhalt zu gebieten, indem wir öfter als gewohnt die Hände waschen und desinfizieren – ebenso Gebrauchsgegenstände wie Tische –, Abstand voneinander halten und einen Mundschutz tragen, wenn wir uns in der Öffentlichkeit bewegen. Diese hygienischen Maßnahmen sind im Grunde das einzige, womit wir der Bedrohung begegnen können, solange es keinen wirksamen Impfstoff gibt. Mit der Befeuerung einer kollektiven Hysterie wäre dagegen niemandem geholfen. Ist doch inzwischen davon auszugehen, dass die Krankheit in vielen Fällen zwar belastend ist, aber nicht so lebensbedrohlich verläuft wie prognostiziert. Im Ganzen betrachtet, sind es in Deutschland Ausnahmefälle, die einer stationären Behandlung, der Einweisung auf eine Intensivstation oder gar einer künstlichen Beatmung bedürfen. Den vielfach befürchteten Mangel an Intensivbetten hat es bisher nicht gegeben, in anderen Ländern leider schon. Klare, transparente und verbindliche Regeln mit konsequenten Speicheltestverfahren und Antikörpertests (Antikörperbestimmungen) – auch von Influenza, H1N1 usw. –, Desinfektion sowie gezielte Abstands- und Quarantänemaßnahmen sind wesentlich. Vermehrte Tests werden auch mehr positive Fälle identifizieren, auch falsch positive. Was Impfungen und immunstärkende Mittel bewirken können, lässt aber hoffen.

Aus eigener Erfahrung, nach über vierzig Jahren ärztlicher Praxis, weiß ich durchaus, dass wir über ein gut ausgebautes Gesundheitswesen verfügen. Auch waren die Deutschen noch nie so gesund wie heute. Die meisten Menschen bis sechzig verfügen über Abwehrkräfte, die es ihnen sehr wohl erlauben, im Fall der Ansteckung auch mit Corona selbst fertig zu werden. Dessen sollten wir uns alle, jeder für sich, wieder bewusst werden, damit die medizinische Versorgung vor allem jenen zur Verfügung steht, die tatsächlich darauf angewiesen sind. Seit jeher waren und sind es überwiegend die höher Betagten, die sich in der Folge der Influenza eine Lungenentzündung zuziehen.

Keuchhusten

Um eine Infektion, die dagegen in erster Linie Kinder erfasst, handelt es sich bei *Pertussis*, dem Keuchhusten. Für Säuglinge kann er lebensbedrohlich verlaufen. Die Ansteckung erfolgt entweder direkt durch Anhusten oder indirekt durch verunreinigte Gegenstände. Nach einem überstandenen Keuchhusten besteht eine mehrere Jahre andauernde, aber nicht lebenslange Immunität. Auch ältere Menschen können erkranken. Auffrischimpfungen besonders für Erwachsene, die viel mit Säuglingen oder kleinen Kindern in Kontakt kommen, sind deshalb zu empfehlen.

Die Zeit zwischen Ansteckung und den ersten Erkrankungszeichen beträgt eine bis drei Wochen. Die Erkrankung selbst kann mehrere Wochen bis Monate dauern. Nach einer Inkubationszeit von 7 bis 14 Tagen beginnt ein etwa zehn Tage andauerndes Stadium. Es ist durch Schnupfen und einen (meist nächtlichen) Husten gekennzeichnet, der allmählich in einen Krampfhusten übergeht. Während dieser Zeit ist Keuchhusten am ansteckendsten. Schwere, oft stotternd, bellend und krampfartig auftretende Hustenanfälle folgen zwei Wochen später, einhergehend mit würgendem Erbrechen und Atemnot. Ein Hustenanfall kann mehrere Minuten andauern. Er beginnt oft mit einem ziehenden Einatmen und endet mit einem nach Atem ringenden keuchenden Pfeifen. Die Anfälle nehmen zum Abend und zur Nacht hin zu. Insgesamt kommen bis zu 50 Anfälle am Tag zusammen. Dabei schwellen häufig das Gesicht und die Lider an.

In der dritten Phase, die einen bis zwei weitere Monate anhält, nehmen Anzahl und Dramatik der Hustenanfälle wieder ab. Bei Säuglingen kann es jetzt jedoch zu lebensbedrohlichen Atempausen kommen. Auch Lungen- oder Gehirnentzündungen mit Krämpfen oder Lähmungen sind möglich. Um eine Verbreitung der Erreger, des Bakterium *Bordetella pertussis*, zu verhindern, können Antibiotika eingesetzt werden. Auch wenn sie nicht gegen die Gifte der Keuchhustenerreger wirken und der Hustenreiz deshalb noch weiter bestehen kann, wird doch die Ansteckungsgefahr deutlich verringert.

Deshalb gilt es – und das betrifft nun wieder alle –, weiterhin auf erste Anzeichen einer derartigen Ausdehnung der Infektion insbesondere auf die Lungen zu achten. Nicht erst wenn wir nach Luft ringen, sondern wenn ein hartnäckiger Husten auf eine Entzündung der Bronchien, unserer lebenserhaltenden Atemwege, hindeutet.

Bronchitis

B ronchitis nennt man ganz allgemein die Entzündung der Bronchien, jener Luftwege also, die sich in den Lungenflügeln verästeln. Schon die Ableitung des Begriffs vom altgriechischen »brónche«, dem Wort für »Kehle«, deutet daraufhin, dass die Krankheit im Zusammenhang mit einer akuten Entzündung der größeren Atemwege auftritt. Häufiger sind davon Kinder und Ältere betroffen, auch Menschen mit einer bereits vorhandenen Immunschwäche, etwa Diabetiker oder Herz-Kreislauf-Patienten. Vielfach handelt es sich bei der Bronchitis um die Folgeerscheinung einer Erkältung, zumal in der frostigen Jahreszeit. Zu den auslösenden Faktoren zählen weiterhin – und nicht zuletzt – das Rauchen und starke Luftverschmutzung. Als im Ruhrgebiet, wo ich aufwuchs, noch die Schlote qualmten, war die Bronchitis dort sehr viel verbreiteter als in anderen Gegenden, etwa in Bayern oder am Meer. Wir Kinder hatten uns daran gewöhnt, dass ringsum gehustet wurde. Später habe ich das wieder in den Smog-belasteten Metropolen Chinas sowie in Bangkok oder Delhi erlebt.

Die Atemwege verbinden unser empfindliches Inneres mit der Außenwelt, deren Umluft unser Immunsystem in dauernde Alarmbereitschaft versetzt. Mit jedem Atemzug inhalieren wir Feinstaub, chemische Gifte, Viren, Pilze und Bakterien. In der typischen Erkältungszeit, im Herbst und im Winter, gelangen stündlich zehntausende Bakterien und Viren in die Lungenflügel. Gelingt es nur einem Teil davon, die Flimmerhärchenbarriere auf den Schleimhäuten zu überwinden, tritt das Abwehrsystem in Aktion.

Der Husten, das anfallartige Ausstoßen von Luft aus der Lunge, zählt zu den ersten Symptomen jeder entzündlichen Reizung des Bronchialsystems. Um wieder freier atmen zu können, versucht der Organismus Fremdkörper oder Schleim, der sich infolge einer Entzündung gebildet hat, abzustoßen. Ein Akt der Befreiung, bei dem die Lunge loswerden will, was den Austausch der Atemgase, des Kohlendioxids als Abfallprodukt des Zellstoffwechsels gegen den frischen Sauerstoff, behindert. So erlösend dieser Husten einerseits wirkt, so anstrengend und erschöpfend bis schmerzhaft ist er andererseits. Fieber, Müdigkeit, ein deprimierendes Unwohlsein, Schmerzen in der Brust nach längeren Hustenanfällen und Luftnot gehören zu den typischen Begleiterscheinungen der Bronchitis.

Ist diese Funktionsstörung durch Viren verursacht, die sich im Zuge einer Erkältung aus dem Nasen-Rachen-Raum auf die tieferen Abschnitte der Luftwege ausgebreitet haben, diagnostizieren die Ärzte eine »akute Bronchitis«. Überwiegend verläuft sie harmlos und heilt meist ohne Therapie in kurzer Zeit aus. Ist das Krankheitsgeschehen dagegen auf eine bakterielle Ansteckung zurückzuführen – oftmals zusätzlich zu oder nach einer viralen Infektion –, kann die Genesung zwei bis drei Wochen – manchmal auch länger – dauern, ohne dass sich der Hustenreiz danach gleich wieder verliert. Noch für einen längeren Zeitraum reagieren die angegriffenen Bronchien empfindlich auf eingeatmeten Staub, Rauch und andere Dämpfe.

Kommt es in zwei aufeinanderfolgenden Jahren drei Monate hintereinander zu Husten und Auswurf, dann ist davon auszugehen, dass sich die akute zu einer »chronischen Bronchitis« ausgewachsen hat. Wer nun weiterhin annehmen würde, alles käme schon irgendwie von selbst wieder in Ordnung, brächte sich leichtsinnig in Gefahr. Es besteht ein erhöhtes Risiko, sich über kurz oder lang eine Lungenentzündung einzuhandeln. Anzeichen, die dringend auf die Notwendigkeit ärztlicher Konsultation hindeuten, sind: hohes Fieber, blutiger Husten, Atembeschwerden bis hin zur Atemnot, anhaltende Brustschmerzen, starker gelblicher oder grüner Auswurf, überhaupt alles, worunter man länger als sieben Tage leidet. Erst recht gilt das für Patienten, bei denen bereits Grundschädigungen vorliegen: eine chronisch obstruktive Lungenerkrankung (COPD), zu Deutsch »eine dauerhafte Verengung der Atemwege«, Asthma, eine Tumorerkrankung, eine Herz- oder Immunschwäche zum Beispiel infolge einer HIV-Infektion.

Der Arzt muss dann zunächst abklären, ob der Patient tatsächlich an einer chronischen oder doch nur an einer akuten Bronchitis leidet. Er wird den Brustkorb abklopfen und abhören, um den Herd der Krankheit und seine Ausbreitung zu lokalisieren. Mund und Rachen werden auf Entzündungsanzeichen untersucht. Bei einem schweren Krankheitsverlauf gibt die Blutuntersuchung weiteren Aufschluss. Um dem Verdacht auf eine bereits eingetretene Lungenentzündung nachzugehen, wird der Patient geröntgt, besser noch ein CT, eine Computertomographie, durchgeführt. Wichtig ist überdies die medizinisch fachkundige Beurteilung des Sputums. Bei einer virusbedingten Bronchitis ist der Auswurf oft weißlich-schleimig. Eitriges Sekret weist indes auf eine bakterielle Zusatzinfektion hin, auf das erhöhte Risiko einer chronischen Bronchitis. Die von ihr Betroffenen sind, so schätzt man, zu 90 Prozent Raucher, oft ehemalige, und Bergleute mit Staublungen. Mit jedem Lungenzug werden um die 4000 verschiedene Chemikalien eingesogen. Weil er die Flimmerhärchen auf der Schleimhaut angreift, reizt der Qualm zu einer verstärkten Schleimbildung in den Atemwegen.

Doch gerade deshalb, weil das Leiden großenteils selbst verursacht ist, kann ihm – und einer schlimmstenfalls drohenden Invalidität – auch jeder für sich in Maßen entgegenwirken, am einfachsten, indem er erstens aufhört zu rauchen, und zweitens alle Situationen meidet, in denen er dem Nikotinrauch anderer ausgesetzt wäre.

Da es sich bei der akuten wie der chronischen Bronchitis um Infektionskrankheiten handelt, lässt sich die Ansteckung allerdings niemals mit hundertprozentiger Sicherheit vermeiden. Wohl aber lässt sich vieles tun, um die körpereigenen Abwehrkräfte zu stärken. Regelmäßige Bewegung, Sport, ausreichend Schlaf sowie eine ausgewogene und vitaminreiche Ernährung helfen, einer akuten Bronchitis durch die Stärkung des Immunsystems vorzubeugen. Außerdem sollte man stets auf ein Raumklima achten, in dem die relative Luftfeuchtigkeit nie unter 50 Prozent absinkt. Ansonsten, wenn sie beim Luftholen austrocknen, werden die Schleimhäute generell sehr schnell anfällig für Atemwegserkrankungen. Besonders hoch ist dieses Risiko in den modernen Wohnungen mit ihren hermetisch abgedichteten Fenstern. Deshalb empfiehlt es sich beispielsweise, feuchte Tücher über die Heizkörper zu hängen. Wenn das wie bei einer Fußbodenheizung nicht möglich ist oder als unschöne Verschandelung des Raumes empfunden wird, tun es auch Wasserschalen. Ansprechend gestaltete Keramik ist dafür besonders geeignet. Ich bringe von meinen Reisen immer mal wieder das eine oder andere Stück mit: ein Souvenir, das praktischen Zwecken dient.

WAS TUN BEI LEICHTER BRONCHITIS?

Öfter als wir glauben, lässt sich das Hilfreiche mit dem Angenehmen verbinden. Nicht jede Medizin muss bitter schmecken. Heißer Holundersaft und Lindenblütentee mit Honig sind schmackhaft und lindern zugleich die Beschwerden der Bronchien. Ist die Krankheit erst einmal eingetreten, kann man gar nicht genug trinken, wenigstens zwei Liter täglich, um die Verflüssigung des Schleims zu befördern, den Hals und den Rachen wieder freizubekommen. Hustentees mit Thymian- oder Spitzwegerichkraut wirken krampflösend und fördern den Auswurf. Ebenso wie ansteigende Fußbäder können Voll- oder Dampfbäder mit den verschiedenen Extrakten eine wahre Wohltat für den angegriffenen Körper sein, beruhigend und entspannend. Kalte Abreibungen indes aktivieren den Kreislauf wieder. Kühlende Waden- und Brustwickel, erinnern wir uns, können zur Senkung des Fiebers beitragen, vorübergehend von quälender Hitze befreien. Halswickel mit Quark lindern die Rachenschmerzen. Ein Klassiker der Hausmittel zur Behandlung angegriffener Atemwege ist das Inhalieren mit Emser Salz oder diversen Pflanzenextrakten, etwa Salbei und Thymian, außer bei Kindern auch mit Eukalyptus. Zu beachten ist dabei aber, dass verschiedene Zusätze, etwa Kamille oder ätherische Öle, mitunter allergische Reaktionen auslösen – bei Kindern sogar Atembeschwerden. Bei einer besonderen Sensibilität der Schleimhäute, erwiesen oder vermutet, sollte deshalb nur purer Wasserdampf inhaliert werden. Lindernd, befreiend für die Atemwege, wirkt auch das schon. Die Temperatur sollte 60 bis 70 Grad betragen, die Dauer der Einatmung rund zehn Minuten. Dazu genügt es, den Kopf unter einem Handtuch über die dampfende Wasserschüssel zu beugen. Bei einem Inhalationsapparat, wie ihn Apotheken und Drogerien anbieten, ist darauf zu achten, dass ihn nicht mehrere Personen benutzen. Zu groß wäre die Gefahr einer Übertragung der Krankheitserreger.

Weil sie noch nicht über Pillen gegen alles und jedes verfügten, haben sich unsere Vorfahren stets auf die alten Hausmittel verlassen. Sie waren erprobt. Zahllose Heilerfolge bestätigten ihre Wirkung immer aufs

Neue. Höchste Zeit daher, diesen Wissensschatz schonender Behandlungsmethoden wieder zu heben. Die Pflanzenapotheke der Weltmedizin ist bis unter die Decke mit Heilmitteln gefüllt, deren Wirkung unterdessen auch wissenschaftlich nachgewiesen wurde. So bestätigten Studien in den USA schon 2007, dass sich aus dem in Nordamerika beheimateten Sonnenhut (Echinacea) ein Extrakt zur wirksamen Vorbeugung und beschleunigten Heilung entzündeter Atemwege gewinnen lässt. Oder denken wir an den Efeu. In verschiedenen Arten rund um die Welt verbreitet, wird er in Deutschland erst seit dem 16. Jahrhundert als Gartenschmuck kultiviert. Als Heilpflanze indessen war er schon zuvor bekannt und geschätzt. Heute ist die Behandlung von Bronchialerkrankungen mit Efeu auch von der naturwissenschaftlich fundierten Schulmedizin anerkannt. Umfassend werden die aus ihm gewonnen Präparate zur Therapie von Reizungen der oberen Luftwege (Nase, Rachen, Luftröhre) eingesetzt. Mir hat die krampflösende Wirkung schon als Kind geholfen. Später habe ich meinen Sohn und die Enkel damit behandelt.

Doch bei aller Wertschätzung dessen, was die Naturheilkunde vermag, ist auch zu sehen, dass nicht gegen jede Bronchitis ein Kraut gewachsen ist. Wann darüber hinaus eine Behandlung mit synthetisch erzeugten Medikamenten nötig wird, muss der Arzt von Fall zu Fall entscheiden. Ihn sollte unbedingt aufsuchen, wer länger als sieben Tage unter den Symptomen einer Bronchitis, unter Husten, rauem Hals, Fieber und Schnupfen leidet. Nach einer eingehenden Diagnose werden ihm dann beispielsweise Hustenstiller verschrieben, die den Hustenreiz dämpfen, indem sie direkt im Hustenzentrum des Gehirns wirken. Häufig dienen dazu Codein-Präparate, betäubend wirkende Opiate, die anfangs aus den Kapseln des Mohns gewonnen wurden. Damit, dass sie den Husten unterdrücken, verhindern sie freilich auch das Abhusten des Schleims. Mit anderen Worten: Heilend wirken sie nur scheinbar. Mitunter empfehlen die Ärzte deshalb eine abwechselnde Therapie. Für den Tag Medikamente, die das Abhusten erleichtern; für die

Nacht solche, die den Hustenreiz ausschalten, um dem Patienten einen erholsamen Schlaf zu ermöglichen.

So oder so, mit naturheilkundlichen oder schulmedizinischen Mitteln lassen sich die akute und die chronische Bronchitis gut bis sehr gut behandeln. Mit einer gesunden Lebensweise kann man der Erkrankung vorbeugen. Ernstzunehmen ist sie unbedingt, Vorsicht und Vorsorge allemal geboten. Kann sie doch unversehens zu einer schwereren, durchaus lebensbedrohlichen Belastung der Lunge führen.

Lungenentzündung

Wer diese Diagnose erhält, den packt die Angst. Zwar verfügt die Schulmedizin inzwischen über Pharmaka, mit denen sich das Schlimmste abwenden lässt. Die Pneumonie, so der medizinische Fachausdruck, zählt mittlerweile zu den besser heilbaren, nach wie vor aber auch zu den schwereren Erkrankungen der Atemwege. Immer noch sterben in Deutschland etwa 30 000 Menschen jährlich mit dieser Diagnose. Sehr viel mehr waren es zur Zeit meiner Großeltern. Damals, vor rund 100 Jahren, erlagen der Krankheit mehr Menschen, als sie überstanden. Die Genesung galt als Glücksfall. Üblicherweise wurde mit einem tödlichen Verlauf gerechnet. Gab es doch noch keine Medikamente, keine Antibiotika, die der meist bakteriell verursachten Entzündung hätten entgegenwirken können. In der Regel war es nur eine Frage der Zeit, bis die Lunge versagte. Die Patienten starben, weil das Organ den Austausch von Sauerstoff und Kohlendioxid nicht länger gewährleisten konnte.

Daran aber hängt, wie wir bereits erfahren haben, alles: das Leben schlechthin. Die Lunge zählt zu den schwerwiegenden Organen unseres Körpers, im wörtlichen wie im übertragenen Sinn des Wortes. Etwa

15 mal 26 Zentimeter groß, bringt sie durchschnittlich 1,3 Kilo auf die Waage, das Vierfache des Herzens. Gesteuert wird das Organ von dem sogenannten »Atemzentrum«, einer Gruppe zentraler Nervenzellen (Neuronen), überwiegend angesiedelt am oberen Ende des verlängerten Rückenmarks. Die Muskeln erhalten von daher die nötigen Signale für ein koordiniertes Zusammenwirken. Wenn wir einatmen, dehnen sie den Brustkorb, um die Lunge zu weiten. Es entsteht ein Unterdruck, der frische Luft in die Atemwege zieht. Beim anschließenden Ausatmen entspannt sich die Muskulatur dann wieder. Die Lunge schrumpft auf ihre normale Größe, während der Sauerstoff aus der Atemluft zugleich in die Blutbahn gelangt. Als Schleusen fungieren rund 300 Millionen winziger Lungenbläschen an den Enden der Bronchien, ihren feinsten Verästelungen. Etwa 100 Quadratmeter beträgt die gesamte Atemoberfläche.

Medizinisch bezeichnet wird dieser Prozess als »äußere Atmung« im Unterschied zur »inneren«. Sie bezeichnet den nachfolgenden Sauerstoffaustausch zwischen dem Blut und den Körperzellen. Denn allein mit dem über die Arterien angelieferten Sauerstoff als Katalysator können sie Kohlenhydrate und Fette in Energie umwandeln, Bewegung und Denken ermöglichen, nicht zu vergessen die Kontraktion des unentwegt schlagenden Herzens. Das bei diesem Prozess entstehende Abfallprodukt Kohlendioxid muss dann wieder durch die Venen zur Lunge transportiert und ausgeatmet werden.

Schneller, als es beschrieben ist, geschieht das alles mit jedem Atemzug, 15 000 bis 20 000 Mal tagtäglich: langsamer, wenn wir entspannen oder schlafen; schneller, wenn wir uns anstrengen oder gestresst sind. Das Volumen der eingeatmeten Luft liegt bei 10 000 bis 20 000 Litern pro Tag. Doch nur ein Fünftel davon ist Sauerstoff. Schon allein diese Zahlen mögen verdeutlichen, wie abhängig wir von einem reibungslosen Funktionieren der Atemwege sind. Von Nase und Mund verlaufen sie über den Rachen, den Kehlkopf und die Luftröhre bis hinab in die Bronchien, die sich schließlich wie die Äste eines Baums in den Lungenflügeln verzweigen, insgesamt auf einer Strecke von 1600 Kilometern. Ausgekleidet sind diese sensiblen Luftbahnen mit einer Schleimhaut mit Millionen von Flimmerhärchen, die nun wiederum gebraucht werden, um Staub, Bakterien und andere Erreger abzufangen – durchweg Fremdkörper, die der Organismus kraftvoll auszuwerfen versucht, wenn wir husten oder niesen. Messungen haben ergeben, dass die Luft beim Niesen mit einer extremen Geschwindigkeit von etwa 165 km/h aus der Nase schießt. Keime werden bis zu fünf Meter weit geschleudert.

STREPTOKOKKEN & PNEUMOKOKKEN

Streptokokken sind eine weitverbreitete Bakterienart, mit vielen unterschiedlichen Stämmen. Die meisten davon sind nicht nur harmlos, sondern hilfreich. Sie gehören zur Haut- und Schleimhautflora, besiedeln den Mund-, Rachen- und Genitalbereich und sind im Darm unverzichtbare Helfer bei der Verdauung. Einige Stämme können jedoch gefährliche Erkrankungen wie Angina, Scharlach, Herz- oder Hirninfektionen auslösen. Eine dieser gefürchteten Unterarten sind die Pneumokokken, die eine schwere Lungenentzündung, aber auch eine Ohrenerkrankung oder eine Sepsis verursachen können. An einer Pneumonie sterben jedes Jahr allein in Deutschland 30 000 Menschen. Das sollte man jetzt zu Corona-Zeiten mit ins Kalkül ziehen. Für die meisten Menschen sind die Pneumokokken allerdings ungefährlich, wir tragen sie mit uns. 23 Stämme lösen bekannterweise 90 Prozent der Pneumokokkenerkrankungen aus. Man kann sich wie ich dagegen impfen lassen. Pneumokokken finden sich bei nahezu der Hälfte der gesunden Bevölkerung im Nasen-Rachenraum, werden jedoch für gewöhnlich durch ein intaktes Immunsystem abgewehrt. Ist diese Immunabwehr geschwächt, etwa bei Säuglingen, älteren Menschen oder chronisch Kranken, können die Erreger eine schwere Form der Lungenentzündung auslösen oder andere Erkrankungen – wie Hirnhautentzündung, Sepsis oder Endokarditis – verursachen. Eine Impfung gegen Pneumokokken mit sogenanntem »Totimpfstoff«, also mit nicht vermehrungsfähigen Bestandteilen des Erregers, kann helfen, solche lebensbedrohlichen Infektionen zu verhindern. Das empfiehlt die STIKO, die Ständige Impfkommission für alle Übersechzigjährigen.

Der menschliche Körper ist sich selbst der Nächste. An der nötigen Vorsorge für seine Gesunderhaltung hat es die Natur nicht fehlen lassen. Auch die Lungenentzündung ist ihrem Wesen nach keine Niederlage, sondern ein Aufbäumen des Immunsystems in der Not, ein dramatischer Rettungsversuch, bei dem es um Sein oder Nichtsein geht, in unseren Tagen glücklicherweise weniger oft als in früheren. Zuerst ist die Krankheit Ausdruck einer Abwehrreaktion mit entzündlichen Folgen. In den meisten Fällen wird die Infektion durch das Einatmen krankmachender Erreger ausgelöst, überwiegend von Bakterien, aber auch von Viren, seltener von Schimmelpilzen und Parasiten. In Erwägung zu ziehen ist außerdem das Einatmen von Reizgasen sowie das Eindringen erbrochenen Mageninhalts in die Atemwege nach einem Unfall oder einer Ohnmacht. Der ätzende Magensaft führt zu einer Entzündung in der Lunge. Nicht auszuschließen ist überdies, dass Erreger, die bereits eine andere Entzündung im Körper ausgelöst haben, über das Blut in die Lunge geraten.

Immer äußert sich eine Lungenentzündung zunächst mit grippeartigen Symptomen wie Hals-, Rachen-, Kopf- und Gliederschmerzen, einer Kreislaufschwäche mitunter. Weitere typische Symptome sind Fieber und Schüttelfrost (das Thermometer steigt auf über 40 °C), anhaltender Husten und erste Anzeichen von Atemnot, oftmals verbunden mit einem Beben der Nasenflügel – ein Symptom, das besonders bei kleineren Kindern auf den Beginn einer Lungenentzündung hindeutet. Ist die Krankheit weiter fortgeschritten, können sich Lippen, Zunge und Finger bläulich verfärben. Da die Entzündung den Gastausch über Lungenbläschen und Bronchien beeinträchtigt, werden die Zellen nicht mehr ausreichend mit Sauerstoff versorgt. Zudem erfolgt die Abfuhr des Kohlendioxids als Abbauprodukt des Zellstoffwechsels nur eingeschränkt, was nun eben zu den bläulichen Verfärbungen als äußeren Anzeichen einer Pneumonie im fortgeschrittenen Stadium führt.

In schweren Fällen folgt dieser Unterversorgung eine fatale Kettenreaktion. Kreislauf- und Durchblutungsstörungen können das Versagen verschiedener Organe und Körperfunktionen nach sich ziehen, etwa der Leber, der Nieren oder der Blutgerinnung. Weil die körpereigenen Abwehrsysteme nicht mehr in der Lage sind, die Lungenentzündung lokal zu begrenzen, kommt es zu einer Überreaktion, die eigenes Gewebe und Organe schädigt. Die Ärzte sprechen von einer Sepsis. Der Zustand wird lebensbedrohlich.

Nein, die Lungenentzündung ist nach wie vor keine Erkrankung, die man so nebenher überwinden könnte. Mehr noch als für jeden gilt das für Kinder, für Herz- und Zuckerkranke, für Suchtgefährdete sowie für Menschen, die ohnehin bereits unter einer chronischen Bronchitis oder COPD, der bereits erwähnten dauerhaften Atemwegsverengung, leiden. Wann immer eine Immunschwäche wie etwa bei den Aidskranken vorliegt, ist besondere Vorsicht geboten. Vorsorglich empfiehlt sich für alle, die dieser oder jener Risikogruppe zugehören, eine regelmäßige Impfung gegen Pneumokokken, einen der bekanntesten Erreger der Lungenentzündung.

Tritt die Krankheit dennoch ein, müssen die Patienten zunächst körperliche Belastungen nach Möglichkeit vermeiden, sollten sich aber auch rechtzeitig wieder bewegen, um einem Absacken des Kreislaufs vorzubeugen. Anfangs reicht es schon, 20 Minuten pro Tag außerhalb des Betts zu verbringen. Der Patient muss zudem ausreichend viel Flüssigkeit in Form von Wasser, Fruchtschorlen oder Kräutertees zu sich nehmen. Um das Fieber zu senken, kann man auf die bekannten Hausmittel zurückgreifen, auf kalte Wadenwickel zum Beispiel, ebenso auf frei verkäufliche Pharmaka wie Paracetamol, Acetyl-Salicylsäure-Präparate oder Ibuprofen. Bevor sich das eigentliche Krankheitsbild vollständig ausgeprägt hat, im sogenannten Prodromalstadium, können Senfwickel helfen, bronchitische Beschwerden zu lindern. Dazu Senfmehl aus der Apotheke in lauwarmem Wasser als Brei anrühren, auf ein Leintuch ausstreichen und vorsichtig um den Brustkorb wickeln. Das Ganze dann, abgedeckt mit einem Woll- oder Badehandtuch, zehn Minuten einwirken lassen.

Das alles ist möglich und hilfreich in Maßen, aber keineswegs ausreichend für die wirkungsvolle Therapie einer massiven Lungenentzündung. Dazu bedarf es allemal der ärztlich kontrollierten Behandlung mit Antibiotika. Weil die akuten Erreger anfangs schwer nachweisbar sind, wird zunächst ein auf mehrere wirkendes Breitband-Antibiotikum eingesetzt. Ist der aktuelle Erreger gefunden, erfolgt eine gezielte Umstellung der Therapie, bei schweren Verläufen die stationäre Behandlung im Krankenhaus. Denn nur dort besteht die Möglichkeit, dem Patienten bei bedrohlicher Atemnot Sauerstoff zuzuführen, ihn bei akutem Lungenversagen künstlich zu beatmen. Glücklicherweise erlaubt der schulmedizinische Fortschritt bei der Bekämpfung der Pneumonie, woran in der Naturheilkunde nie zu denken war.

TUBERKULOSE

Noch Mitte des 19. Jahrhunderts starb jeder vierte Mann in Deutschland an der damals sogenannten »weißen Pest« oder »Schwindsucht« – ja, vor allem Männer wurden davon heimgesucht. Und nach wie vor gehört die Tuberkulose neben Aids/

HIV und Malaria zu den weltweit häufigsten Infektionskrankheiten. Nach Schätzungen der Weltgesundheitsorganisation (WHO) ist ein Drittel der Menschheit – das sind mehr als zwei Milliarden Betroffene – mit dem Erreger infiziert, wovon allerdings »nur« fünf bis zehn Prozent – das sind immer noch mehr als 100 Millionen – an aktiver Tuberkulose erkranken, die überwiegende Mehrheit vor allem in China, Indien, Afrika, den Philippinen und Bangladesch. Über zehn Millionen Neuerkrankungen und 1,8 Millionen Tote wurden beispielsweise im Jahr 2015 gezählt (WHO).

Ausgelöst wird die Krankheit durch das Bakterium *Mycobacterium tuberculosis*, das wie die Corona-Viren durch Tröpfcheninfektion – Husten, Niesen, Sprechen – übertragen wird. Die Tuberkulose betrifft vor allem die Lunge, kann aber auch in allen anderen Organen wie Darm, Knochen oder Haut auftreten. Zumeist gelingt es der Immunabwehr unseres Körpers, den Erreger erfolgreich einzudämmen, die Erreger werden vom Immunsystem abgekapselt, aber nicht getötet. Man spricht dann von einer latenten tuberkulösen Infektion. Sorgfältige Hygiene ist notwendig.

Jeder länger als drei Wochen bestehende Husten sollte auch auf Tuberkulose untersucht werden. Gerade durch die globalen Bewegungen der Menschen ist eine Infektion heutzutage wahrscheinlicher als früher. Um einen TBC-Verdacht zu untersuchen, gibt es bestimmte Testverfahren wie den Tuberkulin Hauttest, die vom Robert Koch-Institut empfohlen werden, außerdem ist eine Röntgendiagnostik der Lunge und unter Umständen auch eine Computertomographie sinnvoll. Einen verlässlichen Impfschutz gibt es bisher nicht. Menschen mit geschwächtem Immunsystem wie HIV-Patienten können chemoprophylaktisch mit bestimmten Medikamenten behandelt werden.

Kommt es zu einer aktiven Infektion, kann sie unter anderem Husten, Fieber, auch Nachtschweiß und im weiteren Verlauf Gewichtsverlust (»Schwindsucht«) auslösen. Die Behandlung besteht aus antibiotischer Therapie mit Antituberkulotika über sechs bis neun Monate. Eine Tuberkulose-Impfung mit einer abgeschwächten Form des Erregers ist möglich, wird aber heute, auch aufgrund unzuverlässiger Wirksamkeit, seitens des Robert Koch-Instituts nicht mehr empfohlen.

Asthma

Das Wort kommt aus dem Griechischen, »Keuchen« lautet die Übersetzung. Von *Asthma bronchiale* sprechen die Mediziner, was schon anzeigt, dass es sich um eine Erkrankung der Atemwege und der Lunge handelt. Die verbrauchte Luft kann dabei nicht mehr ungehindert ausströmen. Der Zustand ist mit einem aufgeblasenen Ballon vergleichbar. Wenn man seine Öffnung mit den Fingern zusammendrückt, entweicht die gepresste Luft pfeifend. Was Kindern beim Spiel einen Riesenspaß macht, wird für Asthmatiker zur Qual. Das Atmen fällt schwer, oft verbunden mit Hustenreiz und dem unerträglichen Gefühl, um Luft ringen zu müssen. Die Zahl der Asthmatiker in Deutschland wächst zusehends. Schon heute entspricht sie der Einwohnerzahl der Schweiz: Etwa acht Millionen Menschen, rund 100 Millionen weltweit, leben inzwischen mit dieser Atemwegserkrankung. Besonders groß ist der Anteil bei Kindern unter zehn Jahren (jedes achte Kind). Keine andere chronische Krankheit tritt in jungen Jahren häufiger auf. Erwachsene erkranken seltener, Männer etwas öfter als Frauen.

Das Problem ist immer das gleiche: Weil sich die Bronchien, die kleinen Verästelungen der Atemwege in der Lunge, beim Ausatmen verkrampfen, kann die verbrauchte, mit Kohlendioxid angereicherte Atemluft nicht mehr frei entweichen. Die Schleimhäute schwellen an, so dass die Atemwege sich weiter verengen. Darüber hinaus sondern die Bronchien mehr Schleim ab als sonst. Die Luft muss sich durch die verstopften, engen, sich verkrampfenden Verzweigungen einen Weg nach außen bahnen. Das gelingt mehr schlecht als recht, weshalb das Ausatmen außerordentlich anstrengend ist. Ein Teil der Luft bleibt in der Lunge zurück. Das Organ entleert sich nie ganz, weshalb es auch nie vollständig mit frischer Luft gefüllt werden kann. Der Körper erhält weniger Sauerstoff als nötig. Um diesen Mangel auszugleichen, geht der Atem zunehmend schneller. Im wahrsten Sinne des Wortes fangen die Asthmatiker an, Zug für Zug um Luft zu ringen.

Unterschieden werden zwei Formen des Asthmas, das allergische und das nicht allergische. Im ersten Fall sind Atemnot und Asthmaanfall Folgen einer Allergie, häufig ausgelöst durch den Pollenflug von Roggen, Birken, Haselnussbäumen, Erlen, Gräsern und Wegerich. Auch die Fellhaare von Katzen, Hunden, Pferden, Kaninchen, Hamstern oder Hasen können den Asthmatikern zu schaffen machen, ebenso wie der Hausstaub und der darin enthaltene Milbenkot, nicht zu vergessen bestimmte Lebensmittel und der Schimmel, sei es an den Wänden der Wohnung oder auf verdorbener Nahrung. Die Anfälligkeit wechselt von Person zu Person. Der eine reagiert auf diese, der andere auf jene Reizung. Die Diagnose eines allergischen Asthmas wird dadurch erschwert, dass die allergische Reaktion nicht unmittelbar eintreten muss, sofort nach dem Einatmen der Pollen oder dem Streicheln eines Tieres. Manchmal verengen sich die Atemwege erst Stunden später, so dass der Auslöser nicht offensichtlich ist. Anders verhält es sich, wenn Menschen Berufe ausüben, die per se mit einer besonderen Gefährdung verbunden sind. Bei den Bäckern ist es der Mehl-, bei den Tischlern der Holzstaub, der im Laufe des Arbeitslebens häufiger zu einer Asthmaerkrankung führt. Dass es heute seltener als früher dazu kommt, ist dem Einsatz von Atemschutzmasken zu verdanken.

Ursachen der zweiten Form des Asthmas sind meist Viren, die Lunge und Bronchien befallen, insbesondere bei Kleinkindern und Babys. Ebenso können starke körperliche Belastungen beim Sport oder dem Tragen schwerer Lasten einen Asthmaanfall nach sich ziehen. Der Arzt spricht dann von Anstrengungsasthma: Um die Muskeln mit ausreichend Sauerstoff zu versorgen, geht der Atem schneller. Die Luft strömt rascher ein und aus. Die Bronchien kühlen sich ab und trocknen aus. Es kommt zum reflexartigen Verkrampfen der Atemwege. Unerwartet folgt dem Langlauf ein Asthmaanfall.

Und damit nicht genug. Selbst psychische Belastungen, Aufregungen, panische Angst sowie überwältigende Freude können einen Asthmaanfall auslösen.

Wissenschaftlich widerlegt ist dagegen die Annahme, dass ängstliche und unsichere Menschen häufiger als andere an Asthma erkranken würden. Wohl aber kann psychischer Druck bei bestehendem Asthma einen akuten Anfall auslösen. So haben Kinder nach traumatischen oder anderen einschneidenden Erlebnissen ein mehr als viermal so hohes Risiko, Asthmaanfälle zu bekommen. Bei Schülern und Studenten steigt die Gefahr in Prüfungszeiten.

Generell gilt jedoch, Draufgänger und Frohnaturen werden von der Atemnot genauso oft gepeinigt wie schüchterne und vorsichtige Charaktere. Immer können Zigarettenrauch oder Ozon, beispielsweise in der Nähe von Kopiergeräten, die Ausdünstungen von Klebstoffen und Parfüm einer Atemnot Vorschub leisten. Bei sensiblen Atemwegen genügen schon Kälte, Nebel oder feuchte Luft, um größere Beschwerden zu verursachen. Überdies können sogenannte Betablocker, häufig eingesetzt zur Behandlung von Herz-Kreislauf-Beschwerden, einen Krampf der Bronchien auslösen und bestehendes Asthma verschlimmern. Gleiches gilt für ASS, Acetylsalicylsäure, den Grundstoff des Aspirins und anderer Schmerzmittel. Mitunter vermag schon eine einzige Tablette einen Anfall zu provozieren.

Das Ursachenspektrum des Asthmas ist so breit, dass sich die

Krankheit nur selten auf eine bestimmte Ursache zurückführen lässt. Dieses kommt zu jenem, zu einer Mischform, die sich meist schon in der Kindheit ausbildet. Aus einer Allergie der oberen Atemwege, Stichwort Heuschnupfen, entsteht zunächst ein allergisches Asthma. Die Atemwege sind permanent gereizt. Die Atemnot fängt an, sich zu verselbständigen. Am Ende stellt sie sich ein, obwohl der Allergieauslöser fehlt, die Bronchien bloß anderweitig überbeansprucht werden. Kälte, Feuchtigkeit oder sportliche Anstrengung, sogar der Duft eines Parfüms reichen dann für einen Asthmaanfall aus.

Allerdings steht auch nicht immer gleich das Schlimmste zu befürchten. Wenn einem vor Schreck der Atem stockt oder man kaum noch Luft bekommt, weil man zu schnell gelaufen ist, ist das kein Grund zur Sorge. Solche Funktionsstörungen gehören zum Alltag und haben meist nichts mit Asthma zu tun. Trockener Reizhusten mit wenig zähem Auswurf, Kurzatmigkeit und Pfeifen oder Zischen beim Ausatmen sollte dagegen unbedingt ernst genommen werden, zumal wenn diese Symptome wiederholt auftreten. Kommt es zu starkem Husten, verbunden mit extrem erschwertem Luftholen, innerer Unruhe, Herzklopfen und einer Erschöpfung, die es kaum noch erlaubt zu sprechen, dann ist von einem lebensbedrohlichen Asthmaanfall auszugehen und der Notarzt zu rufen. Jede Minute zählt. Wer weiß, dass er als Asthmatiker in dieser Gefahr schwebt, sollte immer einen Notfall-Plan bei sich tragen, damit Begleitpersonen oder zufällig Anwesende wissen, was im Fall des Falles zu tun ist.

Grundpfeiler der Therapie sind Sprays zur Inhalation. Sie erweitern die Bronchien, indem sie entkrampfend auf die Muskulatur einwirken. Weil das Medikament bis zu 15 Minuten braucht, ehe es anschlägt, ist es für die Asthmatiker lebenswichtig, das Asthmaspray für die Erstversorgung stets bei sich zu haben. Kortisonhaltige Sprays, deren Wirkung erst nach Stunden einsetzt, lassen im Weiteren eine mögliche Entzündung der Bronchien abklingen und sorgen längerfristig dafür, dass sie auf den jeweiligen Auslöser des Anfalls weniger heftig reagieren. Auf lange Sicht schonen sie die gesamten Atemwege. Die Kombination beider Präparate, des kurzfristig und des nachhaltiger wirkenden, wird bei schwerem Asthma eingesetzt. Sie ermöglicht in der Mehrzahl der Fälle eine wirksame Asthmakontrolle. Vorausgesetzt, die Inhalation erfolgt regelmäßig auch über längere beschwerdefreie Zeiten.

Ergänzende Therapien wie die Atemübungen der ayurvedischen und der Traditionellen Chinesischen Medizin (TCM) können vorbeugend helfen, mit der Erkrankung zurechtzukommen. Erstens kräftigen sie die für die Atmung wichtigen Muskeln. Und zweitens wächst das Bewusstsein für die eigene Atmung. Die Patienten lernen, statt in Panik zu verfallen, ruhig und gleichmäßig weiter zu atmen, wenn sich ein Asthmaanfall anbahnt. Das mag leichter gesagt als getan sein, wird aber immer öfter von den Betroffenen bestätigt. Viele berichten sogar, dass sie unter ärztlicher Kontrolle damit ihren Bedarf an Tabletten und Sprays gesenkt haben. Sicher ist *Asthma bronchiale* kein Leiden, dem allein mit alternativem Heilwesen beizukommen wäre. Andererseits aber lehrt die ärztliche Praxis bei dieser, wie bei so vielen Krankheiten, dass das Geheimnis der Heilkunst heute mehr denn je im vorbehaltlosen Zusammenwirken von Schulmedizin und Naturheilkunde begründet liegt.

Entspannungstechniken helfen, belastenden Stress abzubauen, und erleichtern so den Umgang mit dem Asthma. Die Palette der Möglichkeiten reicht von Yoga über progressive Muskelentspannung und autogenes Training bis hin zur Hypnose. Die Klimatherapie, also ein Wechsel des Aufenthaltsortes, bietet sich an, wenn Pollen oder der Smog industrieller Ballungszentren das Asthma verursachen. In den Alpen und am Meer ist die Luft frischer. Kuren in diesen Regionen lindern die Beschwerden merklich. Wohltuend wirken Solebäder sowie das Ruhen in Salzgrotten. Die Phytotherapie, die Behandlung mit Heilpflanzen wie Thymian, Salbei, Efeu, Huflattich und Hanf beruhigt die Schleimhäute. Da bei all dem aber immer auch die Gefahr einer allergischen Reaktion besteht, sollte jede Therapie mit dem Arzt abgesprochen werden.

Gerade bei einer meist lebensbegleitenden Krankheit wie dem Asthma kommt es auf das Zusammenwirken an, auf das der Therapeuten sowie auf das zwischen ihnen und den Patienten. Mit anderen Worten, wir können gar nicht genug auf uns achten, zusammen und jeder für sich.

Rachen, Mandeln, Kehlkopf

Alles, was die Atemluft passiert, kann sich entzünden. Die auffälligsten Symptome eines solchen Krankheitsgeschehens sind Heiserkeit und Halsschmerzen, nicht zuletzt unangenehme bis schmerzhafte Beschwerden beim Schlucken. Denn durch den unmittelbar an den Mundraum anschließenden Rachen, auch Schlund genannt, gelangen sowohl die Speisen als auch die Atemluft ins Innere des Körpers. Der *Pharynx*, wie wir Ärzte sagen, ist beides zugleich: Teil des Verdauungstrakts sowie des Atmungsapparates. Während seine akute Entzündung meist durch Erkältungsviren, seltener durch Bakterien ausgelöst wird, liegt der chronischen, also andauernden oder wiederkehrenden Rachenentzündung in der Regel eine bereits manifestierte Schädigung der Schleimhaut zugrunde. Und dazu wiederum kann es durch den intensiven Kontakt mit schädlichen Stoffen wie Stickoxiden in der Luft von Metropolen, mit Tabakrauch, Alkohol, Chemikalien oder Reizgasen kommen.

Bei der akuten Entzündung ist die Schleimhaut im hinteren Rachenbereich deutlich gerötet und angeschwollen. Weil er austrocknet, beginnt der Hals zu brennen. Er schmerzt – insbesondere beim Schlucken. Schnell folgen Fieber, Kopfschmerzen und andere Erkältungssymptome. Die Lymphknoten im Kieferbereich sind meist geschwollen. Trockener Reizhusten und das Gefühl, einen Fremdkörper im Hals zu haben, sind dann schon Anzeichen, die auf eine chronische Rachenentzündung hindeuten. Auch eine Behinderung der Atmung durch die Nase kann sich von Fall zu Fall einstellen. Das Rauchen und der Genuss von Alkohol sollten dringend vermieden werden.

Bei einer akuten Rachenentzündung genügt gemeinhin die Behandlung der aktuellen Symptome, um Abhilfe zu schaffen. Klingen Rötung und Schwellung ab, verlieren sich die Schmerzen unversehens. Zur Therapie sind die vertrauten Hausmittel bestens geeignet, etwa viel Gurgeln und das Lutschen von Salbei- und Honigbonbons. Hilfreich sind überdies Präparate mit Isländisch Moos, Eibisch oder Zistrose. Auch das Lutschen schmerzhemmender und desinfizierender Tabletten kann helfen. Der Speichelfluss wird angeregt und ein Austrocknen der Rachenschleimhäute verhindert. Zudem sollte viel warme Flüssigkeit getrunken werden, am besten Salbeitee. Ein Arztbesuch ist meist erst notwendig, wenn die Beschwerden nach zwei bis drei Tagen nicht deutlich nachlassen und womöglich der Verdacht auf eine Mandelentzündung besteht.

Bei ihr, der fachsprachlich als *Tonsillitis* bezeichneten Krankheit, handelt es sich in der Regel um virale, auch um bakterielle Tröpfcheninfektionen wie durch Streptokokken, übertragen von Mensch zu Mensch. Besonders im Winter und im Frühjahr steigt die Zahl der Erkrankungen. Beschwerden treten bei einer Mandelentzündung plötzlich, binnen weniger Tage auf: Es kommt zu starken Halsschmerzen und Schluckbeschwerden. Die Betroffenen fühlen sich abgeschlagen und matt. Fieber und Kopfschmerzen, in schweren Fällen eine undeutliche Sprache oder abstoßender Mundgeruch können folgen. An der seitlichen Rachenwand sind die geröteten und angeschwollenen Gaumenmandeln (*Tonsilla paltina*) gut zu erkennen. Bei bakteriellen Infektionen zeigen sich kleine weiße bis gelbliche punktförmige oder schmierige Beläge. Um den Erreger der Mandelentzündung genau zu diagnostizieren, macht der Arzt einen Abstrich. Sind Bakterien die Auslöser, erfolgt meist eine gezielte Behandlung mit Penicillin oder anderen Antibiotika. Die wirksame Medikamentengruppe kann im Labor genau anhand eines Antibiogramms definiert werden. Schmerzstillende und fiebersenkende Medikamente (etwa Paracetamol) können gegen allgemeine Krankheitsanzeichen helfen, sollten aber zurückhaltend genommen werden, um die körpereigenen Kräfte zu fördern. Lutschtabletten wirken schmerzlindernd. Bettruhe und eine ausreichende Flüssigkeitszufuhr beschleunigen die Genesung.

MANDEL-OP ODER ABWARTEN?

Insbesondere bei Kindern wurde früher, sobald sie über Schluckbeschwerden oder Halsschmerzen klagten, schnell eine Mandelentzündung diagnostiziert. Allzu häufig wurden daraufhin leichtfertig die Gaumenmandeln (Tonsillen) und/oder die Rachenmandeln im Nasenrachen entfernt. In den meisten Fällen dürfte dies mehr geschadet als genutzt haben. Denn bei beiden Strukturen handelt es sich, vereinfacht gesagt, um Lymphgewebe, das bei der körpereigenen Infektabwehr eine wichtige Rolle spielt. Hier werden Viren und Bakterien aufgehalten und Antikörper produziert. Gerade bei Kindern ist dieses Lymphgewebe häufig vergrößert, was im Volksmund als »Polypen« bezeichnet wird. Aber die sind in Nebenhöhlen oder Darm zu finden. Rachenmandeln können aber in Einzelfällen zu einer verstopften Nase, Hörstörungen, zu Nebenhöhlen- oder Mittelohrentzündungen führen. Da besonders die Gaumenmandeln ständig Krankheitserreger abwehren müssen, ist eine gewisse Entzündungsaktivität vor allem bei Kindern ganz normal. Ihre Entfernung oder Verkleinerung sollte deshalb nur in Erwägung gezogen werden, wenn fiebrige, eitrige Mandelentzündungen (Tonsillitis), die hochansteckend sind und mit starken Halsschmerzen und Schluckbeschwerden, Abgeschlagenheit und Fieber einhergehen, mehrfach im Jahr auftreten. Auch weil dadurch die

Gefahr besteht, dass sich das Entzündungsgeschehen auf andere Körperregionen ausbreitet.

Zur operativen Entfernung der Gaumenmandeln sollte der Arzt erst raten, wenn die Mandeln besonders groß sind oder ständig wiederkehrende, also chronische Mandelentzündungen auftreten. In diesem Fall handelt es sich nicht nur um ein lokales Problem. Weil die Mandeln der erste Punkt des Körpers sind, auf den eingeatmete Erreger treffen, und sie somit deren Erkennung dienen, können sie selbst einen Entzündungsherd darstellen, der wiederum andere Organe wie das Herz oder die Nieren zu schädigen vermag. Hat sich in den entzündeten Mandeln ein Eiterherd (Abszess) gebildet, sollten die Mandeln ebenfalls operativ entfernt werden. Üblicherweise werden beide Mandeln zugleich operiert. Bei Kindern unter vier Jahren, während der immunologischen »Lernphase« des Körpers, sollte die OP nur bei schwerwiegenden Symptomen erfolgen. Im späteren Leben ist durch die Entfernung der Mandeln keine Immunschwäche mehr zu erwarten. Die Mandeloperation ist an Hals-Nasen-Ohren-Kliniken ein häufiger Eingriff, der üblicherweise unter Narkose durchgeführt wird. Auf Grund des relativ hohen Risikos einer Nachblutung folgt ein mehrtägiger Krankenhausaufenthalt zur Nachbeobachtung.

Während die Mandelentzündung ein Leiden ist, das eher schmerzhaft als hörbar wahrgenommen wird, so gibt sich die Kehlkopfentzündung meist durch eine auffällige Heiserkeit zu erkennen. Die fachsprachlich als *Laryngitis* bezeichnete Krankheit tritt oftmals im Zusammenhang mit einer viral verursachten Erkältung auf. Überdies können chronische Luftverschmutzung durch Staub, trockene Räume in Büro oder Haushalt, Rauchen, Allergien oder Speiseröhrenerkrankungen eine chronische Kehlkopfentzündung nach sich ziehen. Bakterien spielen dagegen seltener die Rolle des Auslösers. Sind hauptsächlich die Stimmbänder betroffen, kann auch eine Überanstrengung durch langes und lautes Sprechen oder Singen die Ursache sein. Doch gleichviel, worauf sie zurückzuführen ist, starke Heiserkeit und Schmerzen beim Sprechen sind neben Halsschmerzen und Schluckbeschwerden immer die charakteristischsten Anzeichen für eine Entzündung des Kehlkopfes sowie der Stimmbänder. Starke Raucher sind besonders oft heiser, ebenso Sänger, die ihre Stimme überstrapazieren.

PSEUDOKRUPP

Der Name ist begrifflich abgeleitet vom schottischen »croup«, zu Deutsch »Heiserkeit«. Dabei handelt es sich um eine Entzündung im Bereich des Kehlkopfes und der Stimmbänder, die vorwiegend Kinder im Alter von sechs Monaten bis zu drei Jahren trifft. Ihr Kehlkopf ist wachstumsbedingt noch klein, sehr weich die Luftröhre dahinter. Dadurch kann bei einer starken Schwellung der Schleimhäute die Atemluft diesen Rachenbereich nicht mehr ungehindert passieren. Wird die Atmung zusätzlich von zähem Schleim behindert, entsteht das für die Krankheit typische pfeifende oder fauchende Geräusch beim Atmen. Ein Pseudokrupp-Anfall äußert sich durch bellenden Husten, der vorwiegend nachts, meist ohne vorhergehende Begleitsymptome, oder im Rahmen einer Erkältung auftritt. Akute Atemnot und Erstickungsangst kommen dazu. Häufiger sind Viren, seltener Bakterien die Auslöser. Luftschadstoffe und Zigarettenrauch erhöhen das Erkrankungsrisiko deutlich. Jungen sind eher betroffen als Mädchen.

Bei Verdacht auf einen Pseudokrupp-Anfall sollte sehr frühzeitig der Arzt gerufen werden. Er wird kortisonhaltige Medikamente (meist als Zäpfchen) verordnen, die die Schleimhäute nach etwa einer halben bis ganzen Stunde abschwellen lassen. Erhöhte Luftfeuchtigkeit erleichtert das Atmen. Schlimmstenfalls hilft es, sich mit dem Kind bei laufender Dusche im Bad aufzuhalten. Bessert sich die Atemnot trotz sofortiger Behandlung mit Kortison nicht, oder bekommt das Kind eine blassgraue Hautfarbe, bedarf es notärztlicher Behandlung, der Einweisung ins Krankenhaus.

Doch zum Glück geht das bei entsprechendem Verhalten in den meisten Fällen schnell wieder vorüber. Sofern nicht etwa ein Kehlkopftumor die Ursache ist, hilft schon ein wenig Schonung, um wieder zu Stimme zu kommen. Also möglichst wenig sprechen, auch nicht flüstern, so schwer es einem mitunter fallen mag, einmal nichts zu sagen. Aber auch keine Abschottung in überheizten, staubtrockenen Räumen! Stattdessen das Bekannte: Gurgeln mit Salbeitee, Myrte oder Pastillen mit Isländisch Moos oder Honig. Das wirkt nicht bloß schmerzlindernd, sondern zugleich desinfizierend. Gegen Schluckbeschwerden helfen Lutschtabletten aus der Apotheke, ebenfalls mit Salbei als Inhaltsstoff. Bei starken Schmerzen können leichte Schmerzmittel genommen werden. Antibiotika kommen erst zum Einsatz, wenn eine bakterielle Infektion diagnostiziert wurde. Bei Kehlkopfschwellungen können Kortisonpräparate nach ärztlicher Verordnung angebracht sein.

Doch auch ohne bedrohliche Zuspitzungen kann es auf dem Weg, den die Atemluft in und aus unserem Körper nimmt, immer wieder zu Entzündungen kommen, im Rachen, an den Mandeln, im Bereich des Kehlkopfes.

SEITENSTRANGANGINA

Als Seitenstränge werden die vertikal, also von oben nach unten verlaufenden Lymphbahnen im Rachen bezeichnet. Meistens infolge einer Viruserkrankung wie einer Erkältung oder Grippe können sich darauf Bakterien wie Streptokokken, Staphylokokken oder Pneumokokken ansiedeln und die Angina verschlimmern, was zu Abgeschlagenheit, Schluckbeschwerden und Halsschmerzen führt, nicht selten verbunden mit leichtem Fieber und trockenem Reizhusten. Besonders anfällig dafür sind Menschen, deren Rachenmandeln entfernt wurden. In der Regel klingen die Symptome nach wenigen Tagen wieder ab. Warme Halswickel, Dampfinhalationen und das Gurgeln beispielsweise mit einer desinfizierenden Salbei-Lösung können den Heilungsprozess beschleunigen. Da die Seitenstrangangina in vielen Fällen ansteckend ist, sollte man im Falle einer Erkrankung im Kontakt mit anderen Menschen Umsicht walten lassen. Antiobiotika sind Mittel der letzten Wahl. Das wird der HNO-Arzt letztendlich entscheiden.

Neuartige Viren und die erhöhte Umweltverschmutzung stellen für die Schleimhäute eine bisher nicht gekannte Belastung dar. Damit müssen wir wohl oder übel zu leben lernen. Das heißt aber auch, dass wir unsere Schleimhäute nicht sich selbst überlassen sollten. Um ihre Abwehrfunktion wahrnehmen zu können, müssen sie über genügend Feuchtigkeit verfügen. Ihrem bedrohlichen Austrocknen vorzubeugen, indem wir genügend trinken und für ein gesundes Raumklima sorgen, ist das Mindeste, was wir für die Gesundheit unserer Atemwege tun können. Dazu bedarf es keines Arztes und keiner Pillen, nur ein bisschen Respekt dem eigenen Körper gegenüber.

Wenn die Pumpe stottert

Kein anderes Organ beschäftigt die Phantasie so sehr wie das Herz. Alles, was uns bewegt, wird mit ihm verbunden. Denen, die wir lieben, möchten wir es »schenken«, so wie wir in der Not fürchten, dass es uns »brechen« könnte. Ohne das Herz wären wir nichts. Als »Pumpe« hält es den Blutkreislauf in Gang, unbewusst, ohne unser Zutun. Als Muskel reagiert es ebenso unbewusst auf das, was uns seelisch widerfährt. Wie ihn die Freude stärkt, so schwächt ihn das Leid. Gefühlt haben das die Menschen zu allen Zeiten. Gedichte und Lieder, Romane, auch Bilder befassen sich seit Jahrtausenden mit dem fühlenden Herzen. »Man sieht nur mit dem Herzen gut. Das Wesentliche ist für das Auge unsichtbar«, schreibt einer der großen Herzens-Versteher, der französische Dichter Antoine de Saint-Exupery (1900-1944), in seiner wunderbaren Erzählung *Der kleine Prinz*. Wie andere vor ihm, wie Goethe, Heine oder Hölderlin, wusste er, dass unser Herz mehr sein muss als eine mechanische Pumpe, die sich technisch reparieren lässt.

Wenn wir ein anderes Herz schlagen hören, es gar Haut an Haut spüren, schafft das ein beruhigendes Gefühl der Nähe. Als Fötus lagen wir unter dem Herzen der Mutter, geschützt und in Sicherheit; nach der Geburt drückte sie uns liebevoll an die Brust. Die emotionale Erinnerung daran begleitet uns ein Leben lang. Immer, wenn wir jemandem so nahekommen, dass wir seinen Herzschlag empfinden, fühlen wir uns eigentümlich geborgen. Überschäumende Fröhlichkeit erfasst uns in den Momenten glücklicher Verliebtheit, wenn die Herzen synchron zu schlagen beginnen, zwei Menschen »ein Herz und eine Seele« sind. Nur das eigene Herz kann man nie schlagen hören, auch wenn man manchmal meint, es klopfe einem »bis zum Hals«.

Seit sich die Kardiologie, die Herzmedizin, als fachärztliche Disziplin etablierte, vor allem in den letzten 100 Jahren, wurden Diagnose- und Behandlungsmöglichkeiten erschlossen, die alles übertreffen, was sich die Menschheit je erträumt hatte – bis hin zu den Hightech-Verfahren unserer Tage. Erfindungen wie der Bypass, die Gefäßerweiterung mit einem Ballon oder der Herzkatheter haben Millionen das Leben gerettet. Herzinfarkt und Schlaganfall verloren einen Teil ihres Schreckens. Zwar sind sie nach wie vor eine lebensbedrohliche Gefahr, doch führen sie heute in sehr viel weniger Fällen als noch vor 50 oder 100 Jahren zum Tod. Nicht zu reden von der Herztransplantation, der Herzverpflanzung von einem Menschen in einen anderen, einem wahren Jahrtausend-Schritt in der Medizin.

Über so vieles können wir mittlerweile ganz selbstverständlich verfügen. Denken Sie nur an das EKG, das Elektrokardiogramm, längst Bestandteil des Diagnose-Standards. Elektroden, die an mehreren Stellen des Körpers aufgesetzt werden, messen die elektrischen Erregungen des Herzmuskels: Herztöne, die sich als Herzstromkurve darstellen lassen, früher ausgedruckt, heute im Computer abgebildet. Kurvenausschläge informieren über die Ausbreitung und Rückbildung der elektrischen Spannungsänderungen in den Vorhöfen und den Kammern des Herzens. Verläuft die Kurve gleichmäßig, spricht das für eine gesunde Funktion. Zeigen sich dagegen unregelmäßig Abweichungen, Herzrhythmusstörungen, lässt das unter anderem einen Herzinfarkt erkennen, auch ein Vorhofflimmern und damit die Gefahr eines Schlaganfalls, einer Herzinsuffizienz oder eines Kammerflimmerns.

DAS STETHOSKOP

Was es mit den Herztönen auf sich hat, muss der Arzt mit dem geräuschverstärkenden Stethoskop heraushören. Bei keiner Untersuchung sonst lässt sich unmittelbarer erfassen, was uns erweckt und am Leben erhält. Dabei hatte sich der Anstoß zur Entwicklung dieses nützlichen Geräts eher zufällig ergeben, aus der Prüderie des 19. Jahrhunderts. Damals war es noch keineswegs üblich, dass man Patienten, geschweige denn Frauen, unbekleidet untersuchte. So geriet auch der französische Arzt René Théophile Hyacinthe Laënnec 1816 in peinliche Verlegenheit, als er eine junge Dame auf Herz und Lunge untersuchen musste. Ihre stattliche Oberweite machte eine Klopfschalluntersuchung (Perkussion) des Herzens, wie sie seit dem 18. Jahrhundert üblich war, unmöglich. Laënnec umschrieb die Situation später diplomatisch: »Da sie [die Patientin] recht beleibt war, ließen sich mit dem Abklopfen des Brustraumes mit der Hand keine Erkenntnisse gewinnen. (…) Doch fiel mir in dieser Situation ein bekanntes akustisches Phänomen ein: dass man nämlich, wenn man das Ohr an das Ende eines Holzbalkens legt, noch das leise Kratzen einer Nadel am anderen Ende hören kann. So verfiel ich darauf, dass dieses physikalische Phänomen mir im vorliegenden Falle von Nutzen sein konnte.« Der Arzt rollte ein Papierheft zum Trichter, den er mit dem einen Ende an sein Ohr und dem anderen an den Körper der Frau hielt. Das Stethoskop, wörtlich übersetzt der »Brustspion«, war erfunden. Schnell wurde dann das Papier durch einen Glaszylinder ersetzt, später mit einer Scheibe, einer Membran, und zwei Schläuchen zum Weiterleiten des Schalls ausgestattet. Heute gehört das Stethoskop zu den Statussymbolen der Ärzte. Es ist zum Zeichen ihres Berufs geworden.

Zahllose Menschen verdanken ihr Leben der Erfindung dieser Diagnosemöglichkeit. Der niederländische Arzt und Nobelpreisträger Willem Einthoven schuf dafür die Grundlage und entwickelte um 1900 die ersten Geräte zur Erstellung eines EKGs. Inzwischen können wir uns kaum noch vorstellen, mit welchem Aufwand das anfangs verbunden war und welche Mühe es kostete, die Zacken des EKG-Signals zu interpretieren. Noch 1920 waren die Maschinen so groß, dass man Nebenräume brauchte, um sie aufzustellen. Und es kostete Zeit, die Patienten für die Untersuchung herzurichten. In einem Buch des Kardiologen Arthur Weber aus dem Jahre 1926 findet sich folgende Darstellung: »Die Extremitäten werden mit breiten Handtüchern, die mit recht warmer Kochsalzlosung getränkt und die die ganze linke Wade bzw. die beiden Unterarme und noch z. T. die Oberarme bedecken, in einfacher Lage umhüllt, mit ein oder zwei weiteren Touren wickelt man das Leinensäckchen von ungefähren Massen 5–20 cm ein (…). Dazu kommt noch ein amalgamierter Zinkstab, dessen oberes Ende die zugebundene Öffnung des $ZnSO_4$ (Zinksulfat)-Tonsäckchens überragt.« Und so weiter und so fort.

Wer könnte sich ein solches Procedere heute noch vorstellen? Sind doch modernste Geräte bereits im Taschenformat zu haben, so klein, dass sie für ein Langzeit-EKG bei ambulanter Behandlung 24 Stunden am Gürtel getragen oder in Uhren integriert werden können. Selbst telemedizinische Datenübermittlungen sind möglich: Medizintechnik zum Wohle des Menschen! Und zudem ein Beweis für die humanistische Bedeutung der naturwissenschaftlich basierten Schulmedizin. Vor ihren Pionieren ziehe ich den Hut, wann immer ich selbst praktizierend auf ihren Schultern stehe. Zugleich weiß ich aber auch: Moderne Diagnostik allein gibt keine absolute Sicherheit und sollte stets eingebunden sein in die ganzheitliche Bewertung der Beschwerden, heute mehr denn je. Zählen doch die Herzkrankheiten nach wie vor zu den häufigsten Todesursachen. Und das, obwohl allein in Deutschland über eine Million Herzkatheter-Eingriffe jährlich vorgenommen werden.

PSYCHOKARDIOLOGIE

Ein *Kardiologe* ist bekanntlich ein Herzspezialist, der immer dann zu Rate gezogen wird, wenn Herz-Kreislauf-Probleme, wie etwa Bluthochdruck oder Herzrhythmusstörungen, vorliegen oder vermutet werden. Was aber ist ein »*Psychokardiologe*«? Zunächst einmal der Vertreter einer fachärztlichen Disziplin, die es noch gar nicht lange gibt. Sie beruht auf der »ganzheitlichen« Erkenntnis, dass Herz-Kreislauf-Erkrankungen nicht nur organischen Ursprungs sein und durch die bekannten Risikofaktoren, wie etwa Rauchen oder Diabetes, verursacht sein können, sondern dass auch unsere Psyche dabei eine Rolle spielt. Studien belegen, dass etwa Depressionen und Angststörungen das Herzinfarktrisiko erheblich erhöhen und dass es sich bei der koronaren Herzkrankheit in vielen Fällen nicht nur um eine körperliche, sondern um eine psychosomatische Erkrankung handelt. Der Psychokardiologe wird also auch einen psychischen Befund erheben und dessen Ergebnisse in der Therapie berücksichtigen – beispielsweise durch Stressbewältigungs- oder Entspannungsmaßnahmen. Nähere Informationen finden sich unter www.psychokardiologie.org.

Eine stolze, aber auch kritisch zu betrachtende Zahl, bedenkt man, wie viele therapeutische Gespräche, wie viele weiterführende Behandlungen dafür womöglich unterblieben sind. Gerade angesichts der Zunahme von Herzbeschwerden in breiteren Gesellschaftsschichten muss eine Praxis alarmieren, in der die Vielzahl der Patienten sozusagen technologisch abgefertigt wird. Da das Herz aber nicht bloß pumpt, sondern auch fühlt, ist damit allein nie genug auszurichten. Was das empfindsame Organ immer und zuerst braucht, ist menschliche Hilfe, eine sprechende Medizin, die sich auf den ganzen Menschen einlässt. Kein technischer Fortschritt sollte uns verführen, das zu vergessen, weder als Ärzte noch als Patienten. Wer nur den Geräten vertraut, übersieht, dass gerade den Herzleidenden mit einem verständnisvollen Gespräch, mit Empathie und Aufklärung oftmals mehr gedient ist als mit dem Einsatz modernster Maschinen. Denn nicht immer sind die bedrohlich empfundenen Herzschmerzen physiologisch verursacht, durch krankhafte Veränderungen des Körpers. Nicht bei jedem Patienten, der mit Herzstechen und Panikattacken ins Krankenhaus eingeliefert wird, muss die Katheter-Untersuchung auffällige Ergebnisse zeigen. Auch psychischer Druck, Stress und seelische Erregung können ursächlich sein. Auch wenn es intakt ist, kann das Herz als Schmerzorgan reagieren – bis hin zum Herzinfarkt. Einer neuesten Studie zufolge sind Männer in unglücklichen Beziehungen doppelt so gefährdet, einen Herzinfarkt zu erleiden, wie glücklich gebundene.

Geradezu sprichwörtlich geworden ist in dem Zusammenhang der »Heldentod der Führungskräfte«, will sagen der Herzinfarkt stressgeplagter Manager. Unterdessen wissen wir allerdings, dass es gar nicht die Manager sind, die diese traurige Statistik anführen. Die Zahlen belegen vielmehr: Das tödliche Herzinfarktrisiko eines Arbeiters am Fließband ist dreimal so hoch wie das seines gleichaltrigen Direktors. Überhaupt sind es mittlerweile die sozial benachteiligten Menschen aus unteren Schichten, die Gefahr laufen, einen Infarkt zu bekommen, weil sie sich weniger bewusst ernähren, seltener Sport treiben, häufiger übergewichtig sind, öfter rauchen und viel weniger selbstbestimmt leben. Chronischer *Job Strain*, also der emotional belastende Stress, am Arbeitsplatz nicht das in Selbstverantwortung realisieren zu können, was den eigenen Fähigkeiten und Wünschen entspricht, steigert das Risiko, eine Herzerkrankung oder einen Burn-out zu erleiden, um ein Vielfaches. Ganz anders dagegen das Bild bei den Spitzenmanagern, die über die Jahre immer gesundheitsbewusster geworden sind. Manche von ihnen leisten sich inzwischen ihren eigenen Fitnesstrainer. Andere schaffen es auch so, trotz vollem Zeitplan und Wirtschaftskrise noch regelmäßig Sport zu treiben und sich gesund zu ernähren, ihr Herz mit Vernunft zu schonen.

Dieser Vergleich soll nun aber keineswegs darauf hinauslaufen, die eine gegen die andere Gesellschaftsschicht auszuspielen, womöglich eine Neiddebatte zu entfachen. Darum geht es nicht. Zu verdeutlichen ist nur eine Entwicklung, die zeigt, dass unsere Herzprobleme vielfältige, nicht immer organisch bedingte und datenmäßig erfassbare Ursachen haben. Kommt die Beklemmung der Herzen in vielen Fällen doch allein von dem, was auf den Seelen lastet, basiert auf Angst, innerer Unruhe und anderem psychischen Druck, auf Irritationen, die kein Gerät darstellen kann. Jeder oder fast jeder weiß das; neuere Studien haben es vielfach bewiesen. Die Ärzte allemal kennen den Zusammenhang. Das Wissen darum gehört in den Bereich fachlicher Selbstverständlichkeiten, einerseits. Aber, so muss man andererseits fragen, wird dem in der alltäglichen Praxis auch immer Rechnung getragen, handeln wir danach? Oder sind wir – Hand aufs Herz – nicht allzu oft verführt, uns die vermeintlich sicheren Befunde vom Einsatz modernster Gerätemedizin zu versprechen? Setzen wir nicht lieber auf die Technik, als dass wir uns auf das langwierigere Gespräch einlassen, uns auf den wankenden Boden einer sehr persönlichen oder gar psychosozialen Untersuchung begeben, von der anscheinend keine messbaren Ergebnisse, keine eindeutigen »Daten«, keine harten Fakten zu erwarten sind? Und wird das nicht sogar von vielen Patienten genauso erwartet? Ist es nicht so, dass ihr Vertrauen in die ärztliche Betreuung in dem Maße steigt, in dem sich der technische Aufwand der Behandlung erhöht? Und gilt das nicht umso mehr, wenn es um das zentrale Organ unseres Lebens geht, um das immerfort schlagende Herz?

Jeder Stich, jedes Rasen, jede Beklemmung, die wir da fühlen, weckt die Furcht in uns. Unversehens geraten wir in Panik. Wir sind alarmiert. Wir wollen die bestmögliche Hilfe und denken dabei zuerst an die Apparate-Medizin. Geradezu mythische Erwartungen scheinen sich daran zu knüpfen. Das ist die logische Konsequenz unseres Denkens in einer Epoche, die wie keine zuvor dominiert wird von den großartigen Erfolgen technischer Entwicklung. Was sie der Medizin gebracht hat, steht – noch einmal – außer Frage. Und dennoch birgt diese unbewusst wachsende Präferenz des technisch Machbaren in der ärztlichen Praxis auch Gefahren in sich. Wo sie zur Fixierung wird, kann sie Irrtümern Vorschub leisten, dazu führen, dass sensiblere, seelische Ursachen übersehen werden.

Nun ist es ein Leichtes, den Ärzten den Schwarzen Peter zuzuschieben, sie der Raffgier zu verdächtigen, wenn sie mehr als nötig operieren. Das mag von Fall zu Fall vorkommen. Wo gäbe es keine Schwarzen Schafe? Nur ist es nicht auch so, dass sich jeder Patient heute, im Zeitalter der vernetzten Informationsgesellschaft, auf eigene Faust kundig machen kann, um bis zu einem gewissen Grad selbst Herr seiner Herzprobleme zu werden, wenigstens bei der Festlegung der Therapie mitzureden, statt seinen Körper beim Arzt abzuliefern wie das Auto in der Werkstatt? Was vor allem Not tut, ist eine weitreichende Aufklärung erstens über unser Herz als komplex reagierendes Organ und zweitens über die Krankheiten, die ihm unter Umständen drohen, direkt oder indirekt.

Herzrhythmusstörungen

Wenn das Herz zu »stottern« beginnt, muss das einen noch nicht in Angst und Schrecken versetzen, so beunruhigend die Unregelmäßigkeiten im Augenblick auch wirken mögen. Das Gefühl, dass das Herz einen Moment lang stillsteht, um danach mit einem Stolpern wieder in Gang zu kommen, oder das Empfinden eines temporär holprigen Herzschlags erlebt fast jeder im Laufe seines Lebens irgendwann. In den meisten Fällen handelt es sich um harmlose Phänomene. Im EKG ist keine fortdauernde Abweichung vom gesunden Verlauf zu erkennen. Die Kardiologen sprechen von »Extrasystolen«, spontanen Herzschlägen außerhalb des normalen Rhythmus. Empfunden werden sie als besonders heftig, unregelmäßig, zu schnell oder zu langsam. Verursacht sind diese Irritationen überwiegend durch eine spontane Überbelastung. Psychischer Druck oder eine ungewohnte körperliche Anstrengung stören den Funktionsmechanismus unverhofft.

Anatomisch betrachtet ist das Herz ein Hohlmuskel, bestehend aus zwei Hälften, die sich jeweils in einen Vorhof und eine Kammer unterteilen. Im rechten Vorhof sitzt der sogenannte Sinusknoten, eben jener Taktgeber, der in regelmäßigen Abständen elektrische Impulse an den Herzmuskel sendet, damit sich seine Zellen zusammenziehen und wieder entspannen. Ohne diese rhythmischen Kontraktionen stünde die »Pumpe« still. Die »Software«, die das verhindert, ist zeitlich genauestens abgestimmt. Vorhöfe und Kammern ziehen sich nicht synchron zusammen, sondern mit einer geringen temporären Verzögerung, zusätzlich gesteuert vom atrioventrikulären Knoten (AV-Knoten) zwischen Vorhof und Kammer. Mit einer winzigen Verzögerung wird die elektrische Information weitergeleitet. Das verhindert zum einen eine zu hohe Herzfrequenz; zum anderen kann der AV-Knoten für den Moment auch einen fehlenden Impuls des Sinusknotens ersetzen.

Immer sind Herzrhythmusstörungen auf die Impulsbildung, die Impulsleitung oder auf beides zusammen zurückzuführen. Generell unterscheiden die Ärzte dabei zwischen der Bradykardie, einer »Langsamherzigkeit« mit weniger als 60 Schlägen pro Minute, und der Tachykardie, einer »Schnellherzigkeit«, dem »Herzrasen«, mit mehr als 100 Schlägen pro Minute. Verursacht werden krankhafte Herzrhythmusstörungen durch die Koronare Herzkrankheit (KHK), eine Beschädigung der Blut-versorgenden Herzkranzgefäße, durch eine Herzschwäche oder -insuffizienz, durch Bluthochdruck, Herzklappenfehler, eine Herzmuskelentzündung, einen Herzinfarkt, Schilddrüsenerkrankungen und fiebrige Infekte. Nicht weniger ernst zu nehmen sind scheinbar harmlosere Auslöser wie die Nebenwirkungen von Medikamenten, psychische Faktoren, Missbrauch von Genussmitteln (Koffein, Nikotin, Alkohol) oder ein Mineralstoffmangel (Kalium, Magnesium). In den letzten 20 Jahren konnte die Genetik außerdem erblich bedingten Herzrhythmusstörungen auf die Spur kommen.

Typische Symptome einer tachykarden Rhythmusstörung sind Leistungsschwäche, Angst und Unruhe, Herzstolpern, Brust- und Herzschmerzen, Schwindel, Unwohlsein und Sehstörungen sowie Synkopen, wiederkehrende Phasen von Bewusstlosigkeit. Auch bei der Bradykardie kommt es zu Schwindel, Sehstörungen und Leistungsschwäche. Synkopen können auftreten, dazu ein Gefühl der Leere im Kopf, Benommenheit und das Aussetzen des Pulses für kurze Zeit. Steht Unregelmäßigkeit und nicht das zu schnelle oder zu langsame Schlagen des Herzens im Vordergrund, drohen schnell lebensgefährliche Zustände wie das Kammerflimmern. Die Pumpe setzt zeitweise aus. Der Kreislauf kollabiert. Der Körper wird nicht länger mit Sauerstoff versorgt. Schwerste Hirnschäden können schon nach wenigen Minuten der Unterversorgung auftreten. Bei fehlender ärztlicher Hilfe droht der Tod infolge des Kammerflimmerns.

Nicht zu verwechseln ist die von ihm ausgehende Gefahr mit der des Vorhofflimmerns, das nicht unmittelbar lebensbedrohlich sein muss. Oftmals verläuft dieses Geschehen sogar asymptomatisch, also unbemerkt: Die Vorhöfe kontrahieren bloß noch eingeschränkt, das Blut wird nicht mehr vollständig gepumpt; es fließt vermehrt passiv in die Kammern. Die Herzleistung sinkt manchmal bis auf 20 Prozent der Norm. Dennoch ist das Vorhofflimmern zunächst keine ernste Funktionsstörung, kann aber langfristig zu einer Herzschwäche infolge des unregelmäßigen und zu schnellen Herzschlags führen. Überdies besteht die Gefahr, dass durch den verlangsamten Blutfluss in den Vorhöfen Blutgerinnsel entstehen. Lösen sie sich ab und gelangen über die Blutbahn ins Gehirn, führt das nicht immer, doch öfter zu einer Verstopfung der Gefäße. Die Sauerstoffversorgung der Zellen wird unterbrochen. Ein Schlaganfall ist die Folge. Regionale Körperfunktionen sind, wie es der Name schon sagt, schlagartig abgeschaltet, die Betroffenen nicht mehr in der Lage zu sprechen, Arme oder Beine zu bewegen, ihre Gesichtsmuskeln zu beherrschen.

Bei dem Verdacht auf eine Herzrhythmusstörung beginnt die Diagnostik zunächst mit der ausführlichen Anamnese. Im therapeutischen Vorgespräch werden die Art der Beschwerden, Lebensgewohnheiten, die familiäre Situation sowie Vorerkrankungen erfragt und besprochen. Der Puls wird gemessen und das Herz abgehört. Sind die Abstände zwischen den Herztönen unregelmäßig, so ist das Organ nicht gleichmäßig mit Blut gefüllt. Nicht jeder Herzschlag führt zu einem tastbaren Puls. Die Differenz zwischen ihm und dem abhörbaren Herzschlag bezeichnen die Ärzte als Pulsdefizit. Im Zentrum der weiteren Diagnose steht dann das EKG, insbesondere wenn eine akute Symptomatik vorliegt. Doch auch asymptomatische Rhythmusstörungen können sich im EKG nachweisen lassen. Gilt es eine Minderdurchblutung im Zustand der Anstrengung aufzudecken, wird ein Belastungs-EKG durchgeführt. Die Magnetresonanztomographie erkennt narbige Veränderungen des Herzmuskels sowie dessen Durchblutung und Vitalität.

Haben die Untersuchungen schließlich zur Diagnose einer Herzrhythmusstörung geführt, die der Behandlung bedarf, so sind es die jeweiligen Ursachen, nach denen sich Art und Umfang der Therapie richten. In leichten Fällen, zum Beispiel während eines Infektes oder danach, kann die Einnahme von Mineralstoffen wie Magnesium oder Kalium hilfreich sein. Wird dagegen ein organischer Defekt diagnostiziert, etwa eine Durchblutungsstörung der Herzkranzgefäße oder ein Herzklappenfehler, ist ein operativer Eingriff meist unumgänglich, minimalinvasiv oder chirurgisch. Eine Verengung der Herzkranzgefäße wird dann in der Regel mit einer Ballon-Dilatation behoben. Durch einen Katheter wird ein »Ballon« bis an die verengte Stelle vorgeschoben und entfaltet. Das Gefäß weitet sich, das Blut kann wieder frei fließen. Auch ein Klappenersatz kann minimalinvasiv interventionell meist von Kardiologen über einen Katheter eingeführt werden. Wo das nicht möglich ist, erfolgt die »Reparatur« durch den chirurgischen Eingriff von außen.

Erhält das Herz falsche oder unregelmäßige Impulse, können Teile des Gewebes, von dem sie ausgehen, ausgeschaltet werden. Ein zu langsamer Herzschlag wiederum lässt sich durch die Implantation eines Herzschrittmachers stimulieren. Bei zu schnellem Herzschlag indes wird dem Patienten ein Kardioverter-Defibrillator unter der Haut implantiert. Ähnlich dem Herzschrittmacher überwacht das Gerät den Herzrhythmus und führt im Fall einer lebensbedrohlichen Störung automatisch die notwendige Therapie in Form von elektrischen Signalen durch. Eine zu stark beschleunigte Herzfrequenz wird hiermit normalisiert, die Herzrhythmusstörung beendet. Man nennt diesen Vorgang auch Kardioversion. Weniger aufwändig ist die Therapie eines Vorhofflimmerns. Hier kann die Stabilisierung eines regulären Rhythmus schon mit medikamentöser Behandlung erreicht werden, während bei der schwersten Form einer Herzrhythmusstörung, dem Kammerflimmern, eine sofortige Defibrillation, ein Elektroschock, und weitere Reanimationsmaßnahmen erfolgen müssen, um Leben zu retten. Bei allem aber, bei leichteren wie bei schwereren Rhythmusstörungen, ist es von entscheidender Bedeutung, dass das Herz nicht isoliert, sondern eingebunden in den Blutkreislauf betrachtet wird, als die Pumpe, die das sauerstoff- und nährstoffreiche Blut mit einem gewissen Druck über die Arterien in den Körper pumpt und zugleich das mit den Abbauprodukten des Stoffwechsels angereicherte Blut durch die Venen wieder abtransportiert.

Hypertonie und Hypotonie

Zu hoher und zu niedriger Blutdruck sind wohl die bekanntesten, auch die am weitesten verbreiteten Dysfunktionen des Herz-Kreislauf-Systems. Die eine spürt man, die andere spüren viele Betroffene häufig nicht, es sei denn, der Blutdruck ist »stark in den Keller gerutscht«, und man fühlt sich schlapp. Eine ganz unmittelbare Auswirkung auf unser Leben haben beide. Denn nur der von der Herzpumpe erzeugte Druck hält das Blut in Bewegung. Unterschieden wird dabei zwischen dem systolischen und dem diastolischen Blutdruck, je nachdem, ob sich das Herz zusammenzieht und das Blut in die Gefäße pumpt oder ob es erschlafft und sich wieder mit dem zurückfließenden Blut anfüllt. Der erste, der systolische, wird als der höhere Wert gemessen. Am höchsten ist er in der direkt vom Herzen abgehenden Aorta, der Hauptschlagader. In den Arterien, den Kapillaren und den zum Herzen zurückführenden Venen sinkt er ständig ab, bis auf den unteren, den diastolischen Wert. Im Normalfall, bei einem intakten Herz-Kreislauf-System, stehen der hohe und der niedrige Wert etwa in einem Verhältnis von 130:80.

Bei einer Abweichung nach oben kommt es zunächst zu keinerlei spürbaren Beeinträchtigungen, weder zu physischen noch zu psychischen. Man fühlt sich nach wie vor gesund, pudelwohl, und das selbst noch, wenn die Werte eine lebensbedrohliche Höhe erreichen sollten, nicht kurzfristig, sondern länger anhaltend. Das Heimtückische der Hypertonie besteht gerade darin, dass sie auffällige Symptome, etwa Kopfschmerzen, Schwindel, Übelkeit, Nasenbluten oder Ohrensausen erst im Krisenfall zeigt, indes die Hypotonie von Anfang an mit unangenehmen Begleiterscheinungen verbunden ist, unter Umständen mit Zuständen von Bedrückung oder Bewusstseinstrübung. Während es sich bei niedrigem Blutdruck um eine Funktionsstörung handelt, die zwar belastend erlebt wird, aber im Regelfall nicht existenzbedrohend verläuft, haben wir es beim Bluthochdruck mit einer scheinbar harmlosen, aber umso bedrohlicheren Krankheit zu tun, häufig verbunden mit einer niedrigeren Lebenserwartung. Und das nicht zuletzt eben deshalb, weil die Hypertonie aufgrund ihrer Unauffälligkeit meist zu spät, viel zu spät erkannt wird. Eher zufällig, im Rahmen einer Routineuntersuchung stößt man darauf.

Weltweit zählt die Krankheit zu den am häufigsten auftretenden überhaupt, mit steigender Tendenz in den hochentwickelten Leistungs- und Wohlstandsgesellschaften. Befeuernd wirken dabei vor allem der wachsende Stress einerseits und das üppige Leben andererseits. An den Folgen einer Hypertonie sterben pro Jahr laut RKI weltweit 9,4 Millionen Menschen. In Deutschland leben etwa 30 bis 35 Prozent aller Bundesbürger (20 bis 30 Millionen) mit einem zu hohen Blutdruck, rechnet man die unter 20-jährigen raus, sogar über 50 Prozent. Bei älteren Menschen über 60 sind Frauen häufiger daran erkrankt. Bis dahin waren es die Männer.

Vielfältig gefächert ist das Spektrum der Ursachen und weiterer Faktoren, die begünstigend wirken können. Eine wesentliche Rolle spielt zweifelsohne die genetische Disposition, also die erblich erworbene Veranlagung. Das hat die Forschung vielfach bewiesen. Dass der Lebensstil zu einer krankhaften Erhöhung des Blutdrucks beiträgt, pfeifen die Spatzen mittlerweile nicht bloß von den Klinikdächern. Wer wüsste nicht, dass überhöhter Alkoholkonsum, Rauchen und Übergewicht Treibladungen für den Blutdruck sind, ebenso wie der Bewegungsmangel. Nicht von ungefähr ist der Anteil der Übergewichtigen unter den Hypertonikern besonders groß. In den meisten Fällen jedoch ist das Geflecht der Ursachen so verstrickt, dass es selten gelingt, eine einzige als die vordringliche auszumachen. Auch bei Medikamenten wie der Antibabypille, Kortisonpräparaten oder Antirheumatika zählt ein erhöhter Blutdruck zu den nachgewiesenen Nebenwirkungen.

Und natürlich gibt es Erkrankungen, die direkt zu einer wiederum krankhaften Hypertonie führen, etwa ein Nierenschaden, eine Überfunktion der Schilddrüse, ein Stoffwechsel-Leiden und nicht zuletzt eine Schädigung der Blutgefäße. Eine über die Jahre zunehmende Verkalkung, die Arteriosklerose, führt zu gefährlichen Gefäßverengungen. Der Druck steigt, wie wenn Wasser durch eine Düse gepresst werden muss. Um bei einem Anfangsverdacht auf Hypertonie sicher zu gehen, sind mehrere Messungen an verschiedenen Tagen notwendig. Empfehlenswert ist, selbst zu messen, um den Arzteffekt – Aufgeregtheit oder Angst erhöhen die Werte – zu vermeiden. Noch detailliertere Daten liefert eine ambulante Messung über 24 Stunden. Der Patient trägt das Gerät dann einen Tag lang am Körper. Sollte sich der erste Verdacht bestätigen, folgen nächste Diagnoseschritte. Um Anomalien der Gefäße, partielle Verengungen, festzustellen, wird der Blutdruck an beiden Armen und Beinen gemessen. In weiteren Untersuchungen ist zu klären, ob womöglich Begleiterkrankungen wie Diabetes mellitus oder Organschäden vorliegen. Dazu werden im Blut der Fett- und Zuckerspiegel gemessen, außerdem Mineralstoffe wie Kalium und die Nierenwerte (Kreatinin) bestimmt. Die Sonographie, die Ultraschalluntersuchung, und das Röntgen geben Aufschluss über den konstitutionellen Zustand von Herz und Nieren. Detailgetreue Aufnahmen der Blutgefäße liefert die MRT-Angiographie, eines der modernsten bildgebenden Verfahren speziell zur Darstellung des Zustandes von Arterien und Venen.

Haben die verschiedenen Diagnoseschritte den Verdacht auf eine Hypertonie bestätigt, ist das Risiko drohender Folgeschäden zu kalkulieren, um dem Verlauf angemessen, nicht lässig, aber auch nicht übertrieben heftig bis etwa zum Umschlag in eine Hypotonie, medikamentös zu begegnen. Auf keinen Fall kann man darauf setzen, dass sich die Sache schon irgendwie von selbst erledigen wird. Obwohl man davon nichts merkt, ist Bluthochdruck keine Krankheit, die vergeht wie Husten und Schnupfen. Eine unentdeckte Hypertonie kann über die Jahre zu Nierenleiden, Beeinträchtigungen des Sehens, Sensibilitätsstörungen der Haut, Schädigungen der Blutgefäße, zu Schlaganfall und Herzinfarkt führen. Erst wenn sich die Werte um den Normalbereich von 120:80 eingependelt haben, ist die Gefahr schwerer bis schwerster Folgeschäden gebannt.

Die ersten Schritte der Therapie kann und sollte dabei jeder selbst gehen, indem er darauf achtet, seine Lebens- und Ernährungsgewohnheiten zu ändern. Sofern dem Geschehen keine anderen Leiden, Organ- oder Gefäßschäden, zugrunde liegen, lässt sich der Blutdruck schon senken, wenn man ein mögliches Übergewicht abbaut, sein Essen sparsamer salzt, den Fleischkonsum reduziert, dafür mehr Früchte, Gemüse sowie fettarme Milchprodukte zu sich nimmt und – ganz wichtig – Bier, Wein oder Schnaps weniger zuspricht. Außerdem sollte man darauf achten, nicht im Sessel zu erschlaffen, sondern sich vielmehr aufraffen und körperlich aktiv werden, eher ausdauernd als leistungsbesessen, am besten mindestens 30 Minuten täglich.

ESSEN STÄRKT DIE GESUNDHEIT

Essen und Fasten sind die zwei Seiten der »Heil-Medaille«. Beides hilft Krankheiten vorzubeugen, Gesundheit und Vitalität zu optimieren, auch Schmerzen zu lindern, Entzündungen, Bluthochdruck, Diabetes, Gefäßverkalkungen und Allergien zu verhindern oder zu reduzieren. In der Medizin geht der diätetische Ansatz auf Hippokrates, den Urvater der Medizin, zurück. Als erster maß er der Ernährung, der Diaita (Diät), eine therapeutische Bedeutung bei: Heilung durch eine medizinisch definierte gesunde Lebensführung und Lebensweise. Jeder wird dem heute auf seine Weise entsprechen, der eine mehr, der andere weniger. Vorschriften sind nicht zu machen. Vielmehr bedarf es der Einsicht. Und nicht jedem wird alles, was sinnvoll wäre so

schmecken, dass es helfen könnte. Auch der Genuss verbirgt den Erfolg. Auf meinem Speiseplan stehen täglich:
Tomaten, Erdnuss-Mandelbutter und Vollkornknäckebrot mit oder ohne Sesam, aber auch drei Tassen Kaffee oder Ingwer- oder Kräutertees. Dazu viel Gemüse, Joghurt aus Soja, Hafermilch und sehr gerne Kefir, Buttermilch, sonstige Milchprodukte wie Käse moderat, Fisch und Fleisch sehr selten. Ich liebe Bananen und Blaubeeren. Weiterhin Äpfel, Aprikosen, Orangen, Kirschen, Erdbeeren, Brombeeren in der Saison. Lieblingsgewürze sind Knoblauch, Zwiebeln, Basilikum, Thymian, Curcuma, Ingwer, Kardamom, Koriander, Senf, Meerrettich, Chili und Pfeffer. Doch das alles ist nicht mehr als meine persönliche Ernährung; Sie werden Ihre eigenen Gewohnheiten haben, gesund zu leben. Richtig ist, was einem gut tut, nicht nur für den Moment des Essens, sondern auch noch danach, was die Durchblutung fördert, dem Stoffwechsel gut tut und die Vitalität stärkt: Rote Beeren, deren roter Farbstoff antientzündlich wirkt; grünes Blattgemüse und Brokkoli, deren hoher Gehalt an Chlorophyll Herzerkrankungen, Schlaganfall und Parodontose vorbeugt; oder Karotten und Mangold, die unter anderem reich an Beta-Karotin sind. Vom Körper in Vitamin A umgewandelt, verbessert es die Sehkraft. Wollte ich hier auf alles eingehen, auch noch Kartoffeln, Meerrettich, Paprika, Spinat oder Weintrauben etc., entstünde schnell ein neues Buch. An einschlägigen Ratgebern fehlt es nicht.

Reicht das alles nicht aus und kommen Risikofaktoren wie Diabetes oder ein Herzleiden dazu, bedarf es einer medikamentösen Behandlung. Üblicherweise wirken die verschriebenen Mittel innerhalb von zwei bis sechs Wochen. Im Rahmen einer Stufentherapie wird zunächst versucht, den Blutdruck mit nur einem Medikament zu senken. Zeigt dies nicht die gewünschte Wirkung, kommt ein zweites hinzu. Auch besteht die Möglichkeit, von Beginn an niedriger dosierte Kombinationspräparate einzusetzen, beispielsweise ein Diuretikum zur beschleunigten Wasserausscheidung verbunden mit einem Betablocker zur Hemmung der Stresshormone. Indem beides den Körper entlastet, wirkt es dämpfend auf den Blutdruck. Obwohl die heute eingesetzten Mittel kaum Nebenwirkungen zeigen, können Beschwerden gelegentlich, meist vorübergehend auftreten. Vor allem zu Beginn der Therapie klagen viele Patienten über Müdigkeit, Schwindel und Leistungsschwäche. Ihr Körper muss sich erst wieder an den normalen, den abgesenkten Blutdruck gewöhnen – daran, dass er weniger auf Hochtouren läuft.

Im umgekehrten Fall, bei der *Hypotonie*, wenn der Motor sozusagen untertourig läuft, sind wir insofern besser dran, als sich die Dysfunktion direkt bemerkbar macht. Bei schnellem Aufstehen sackt der Kreislauf unverhofft »in den Keller«. Den Betroffenen wird es flau im Magen, der Schweiß kann ihnen ausbrechen. Sie fallen womöglich in Ohnmacht, sind kurzzeitig bewusstlos, weil der Druck nicht ausreicht, das Gehirn nach dem plötzlichen Aufrichten hinreichend zu durchbluten. Erst nach Momenten, sobald das Blut aufsteigt, kommen sie wieder zu sich. Liegen dem keine organischen Funktionsstörungen oder -einschränkungen zugrunde, dann sind es abermals Änderungen des Lebensstils und konservative physikalische Maßnahmen, mit denen sich jeder selbst zu helfen vermag: Sport, Gefäßtraining, heiß-kalte Wechselbäder, Saunagänge und eine reichliche Flüssigkeitszufuhr, mindestens zwei Liter täglich. Das kann, muss aber nicht immer ausreichen.

Bei der Hypotonie wird prinzipiell zwischen einer essenziellen ohne erkennbare Ursache und einer symptomatischen unterschieden. Diese entsteht unter anderem bei einer Aortenstenose, einer angeborenen Verengung der Hauptschlagader, bei einer Herzschwäche, nach langer Bettlägerigkeit oder als Nebenwirkung von Medikamenten wie Psychopharmaka oder Diuretika, die zur Entwässerung eingenommen werden. Häufiger noch lässt sich der niedrige Blutdruck auf Ablagerungen in der Blutbahn zurückführen: Die Gefäßwände funktionieren dann nicht mehr normal mit automatischer Eng- und Weitstellung. So können sich die Arterien etwa beim Aufstehen nicht mehr wie nötig zusammenziehen, weil sie stark verkalkt sind. Die Diagnose lautet: Arteriosklerose. Bewirken kann diese Beeinträchtigung von Elastizität und Stabilität der Gefäße dies oder das, einen gefährlich erhöhten oder einen lästig abgesenkten Blutdruck.

Arteriosklerose

A rteriosklerose ist – wörtlich übersetzt – eine meist altersbedingte »Gefäßverhärtung«, die öfter auch als »Verkalkung« bezeichnet wird. »Bei dem rieselt der Kalk«, sagt der Volksmund, wenn ein älterer Mensch mitunter etwas länger braucht, bis ihm dies oder das wieder einfällt. Richtig ist das insofern, als es sich bei der Arteriosklerose um eine Verengung der Gefäße handelt, die wiederum den Blutfluss und damit die Sauerstoffversorgung des Gehirns beeinträchtigt. Falsch ist jedoch die Annahme, die Ablagerungen bestünden überwiegend oder ausschließlich aus kalkartiger Substanz. Vielmehr bestehen die arteriosklerotischen Plaques, die an der Innenseite der Gefäße sitzenden »Platten« aus Kalk, Blutfetten, Bindegewebe und Blutpfropfen (Thromben). Ihr Aufbau, die fortschreitende Verstärkung in den Freiraum der Adern bis hin zu deren Verschluss, vollzieht sich schleichend und zumeist unbemerkt über Jahre oder Jahrzehnte. Die Bedrohung wächst mit dem Alter im Verborgenen. Erst wenn die Einengung des Durchmessers einer größeren Schlagader zunimmt, kommt es zu ernsten Beschwerden, in den Herzkranzarterien häufig erst bei Einengungen von über 50–60 Prozent. Der Patient schwebt überraschend in Lebensgefahr, zumindest fühlt er dies erstmals ab diesem Zeitpunkt. Angina pectoris, unverhoffte Schmerzattacken in der Brust, Herzinfarkt, Schlaganfall oder eine Embolie, also eine Gefäßverstopfung mit Blutplättchen (Thrombosierung) an den Extremitäten sind die bekanntesten Folgen der Arteriosklerose im fortgeschrittenen Stadium. Auch Erektionsprobleme bei Männern können durch die Verengung der Gefäße verursacht werden, genauso wie die sogenannte »Schaufenster-Krankheit« (Arterielle Verschlusskrankheit): Durchblutungsstörungen der Extremitäten verursachen Schmerzen bei jeder Bewegung, insbesondere beim Gehen. Um sich davon zu erholen, bleiben die Betroffenen immer wieder stehen, als wollten sie ein Schaufenster betrachten.

EREKTIONSSTÖRUNGEN

Ab der fünften Lebensdekade leiden viele Männer zeitweise oder andauernd unter einer erektilen Dysfunktion, abschätzig »Impotenz« genannt, weil die Schwellkörper des Penis nicht mehr ausreichend durchblutet werden. Genauere Angaben sind schwer zu ermitteln – Urologen schätzen, dass mehr als die Hälfte der 60-jährigen davon betroffen ist –, weil viele Männer ihr Leiden aus Schamgefühl verheimlichen. Solche Erektionsstörungen können vielfältige organische und psychische Ursachen haben, die »Mann« deshalb auf jeden Fall vom Urologen oder Andrologen abklären lassen sollte, weil sie das Symptom schwerer wiegender Erkrankungen – beispielsweise einer Koronaren Herzkrankheit – sein können. Aber auch für sich ist das Leiden äußerst belastend, weshalb die mittlerweile erhältlichen potenzsteigernden Medikamente ein Segen sein können. Die wirkungsvollsten unter ihnen – am bekanntesten zweifellos

»Viagra« – sind sogenannte PDE-5-Hemmer, ursprünglich gegen Bluthochdruck eingesetzt, die ein Enzym hemmen, das die Erweiterung der Blutgefäße verhindert, so dass der Penis für einen gewissen Zeitraum wieder ausreichend mit Blut versorgt wird, allerdings nur und sofern eine sexuelle Stimulation vorliegt. Die Einnahme der Medikamente sollte jedoch in jedem Fall ärztlich indiziert und bestenfalls auch kardiologisch abgeklärt sein, weil die PDE-5-Hemmer etwa in Kombination mit einem blutdrucksenkenden Mittel – das übrigens die Erektionsschwäche durchaus verursacht haben kann – zu einem gefährlichen Blutdruckabfall führen kann. Heilpflanzen wie Brennnesselsamen, Beifuß, Johanniskraut und sogar Frauenmantel – eins der wichtigsten Heilkräuter in der Frauenheilkunde – werden in der Phytomedizin als Liebeslust-stärkende Potenzmittel eingesetzt. Aber über allem steht zunächst einmal eine ausführliche Labor- und Bildgebungs-Diagnose, um Gefäßverkalkungen, internistische oder Krebs-Erkrankungen auszuschließen. Auch sollte an eine psychotherapeutische Einzel- oder Paar-Beratung gedacht werden.

Lange wurde die »Verkalkung« ausschließlich als eine Alterserkrankung angesehen, gleichsam vom Schicksal des Lebens verhängt. Unterdessen aber mehrt sich auch die Zahl jüngerer Menschen, bei denen es zu einer Manifestation der Arteriosklerose kommt. Die physiologischen Ursachen dafür sind wissenschaftlich erst annähernd ermittelt. Diskutiert werden etwa Infektionen oder ein zu hoher Anteil des körpereigenen Eiweißbausteins Homocystein, einer die Blutgefäße schädigenden Aminosäure. Unbestritten ist dagegen, dass der individuelle Lebensstil und das Ernährungsverhalten neben einer genetischen, familiär vererbten Disposition entscheidenden Anteil an der Ausbildung von Plaque in den Gefäßen haben. Dass es sich dabei um mehr als eine bloße Vermutung handelt, belegt allein schon die Tatsache, dass die Arteriosklerose insbesondere in den modernen Konsumgesellschaften weiter und weiter um sich greift. Schätzungsweise 15 Prozent der Kinder und Jugendlichen zwischen drei und 17 Jahren sind hierzulande davon betroffen. Die meisten gelten als übergewichtig, adipös. Jedes siebte Kind ist also zu dick oder fettleibig. Tendenz: steigend. »Kinder aus sozial benachteiligten Familien sind viermal häufiger stark übergewichtig als Gleichaltrige mit hohem sozialökonomischen Status«, laut Robert Koch-Institut. Nur weniger als die Hälfte der Kinder, die schon als Kleinkind dick waren, schaffen es danach, abzuspecken. Eine fatale krankmachende Spirale.

Zu fettreiches kohlenhydratreiches Essen und Bewegungsmangel befördern die Ausbildung der Plaque schon in jungen Jahren. Frühzeitig entstehen Gefäßverengungen, die den Blutdruck erhöhen, was nun wiederum weiteren Ablagerungen infolge schwindender Elastizität der Gefäße Vorschub leistet. Ein Teufelskreis, in den nicht jeder geraten muss, in dem aber doch mehr und mehr Menschen gefangen sind, ohne eine Ahnung davon zu haben. Nicht zuletzt Raucher zählen zu dieser Risikogruppe, allerdings auch Diabetiker, bei denen erhöhte Blutzucker-Werte zu einer beschleunigten »Verkalkung« führen. Überdies verdichten sich seit neuestem die Anzeichen dafür, dass womöglich Viren und Bakterien zu einer Entzündung der Arterienwände führen. Doch das wird erst die Zukunft zeigen können.

Da sie sich erst spät empfindlich bemerkbar macht, wird die Arteriosklerose meistens auch erst spät, mitunter zu spät diagnostiziert. Wer es soweit nicht kommen lassen will, sollte sich einem regelmäßigen, etwa jährlichen Gesundheits-Check-up unterziehen. Dabei kann über das Abhören der Herzgeräusche sowie durch die Ermittlung der Blutwerte die Disposition für eine Arteriosklerose schon im Anfangsstadium festgestellt werden. Weil das Herz das wichtigste Organ des Herzkreislaufsystems ist, steht es bei der weiteren Diagnostik zunächst im Vordergrund des Interesses. Falls ein dringender Arteriosklerose-Verdacht besteht, lässt sich der Zustand der Herzkranzgefäße mit einem Katheter ermitteln. Risikoärmer, nicht invasiv und katheterlos arbeiten bildgebende Verfahren wie das ultraschnelle CT, die Computertomographie.

Sind weitere, vom Herzen entfernte Gefäße zu erforschen, die Halsschlagader, die Becken- oder Beinarterien und die Bauchgefäße, kommt zusätzlich zur MRT und CT das Verfahren der Duplexsonographie zur Anwendung. Bei diesem speziellen Ultraschall werden Kontrastmittel eingesetzt, die es erlauben, die Richtung des Blutflusses rot oder blau kenntlich zu machen. Der Strom der Arterien lässt sich von dem der Venen unterscheiden, so dass weiterreichende Aussagen über eine vermutete Durchblutungsstörung und deren Ausmaß getroffen werden können.

Venenentzündungen (Krampfadern)

Arterienverkalkung ist das eine, Venenentzündungen sind das andere. Bei den Venen unterscheidet man zwischen den oberflächlichen Venen, die im Fettgewebe unter der Haut liegen, und den tiefer im Muskelgewebe verlaufenden. Die beiden Systeme sind durch Zwischengefäße miteinander verbunden. Die Muskulatur der Beine sorgt dafür, dass das Blut aus den Beinvenen auch gegen die Schwerkraft zum Herzen zurückgepumpt wird, vor allem beim Gehen, da das die Venen zusammenpresst und somit deren Pump-Leistung verstärkt. Venenklappen sorgen dafür, dass das Blut nur in eine Richtung, zum Herzen hinströmen kann. Trotz dieser Rücklaufventile kann es zu Stauungen kommen, wenn die Gefäße erschlaffen. Unter den chronischen venösen Erkrankungen sind die häufigsten die *Varikosis* und die chronische venöse Insuffizienz. Beides ist weit verbreitet. Nur zehn Prozent der Bevölkerung haben keine Anzeichen einer einschlägigen Erkrankung. 59 Prozent dagegen klagen über Besenreiser, kleine Venenverästelungen in der Haut, die als unschön empfunden werden, aber nicht gefährlich sind, 14 Prozent über deutlich ausgebildete Krampfadern. Krampfadern (Varizen) sind ausgedehnte, aufgetriebene und gewundene oberflächliche Venen, die einen Durchmesser von mindestens drei Milimeter haben. Bei bis zu 13 Prozent der Betroffenen befinden sich Flüssigkeitsansammlungen in der Schienbeinregion. 3,6 Prozent zeigen fortgeschrittene Stadien venöser Schwäche: Hautveränderungen und abgeheilte oder akute Unterschenkel-Geschwüre. 3,5 Prozent hatten eine tiefe Beinvenenthrombose, die ihnen glücklicherweise einen Schlaganfall oder eine Lungenembolie erspart hat. Denn Thromben aus den Beinvenen können, wenn sie nicht richtig behandelt werden, abreißen und Lungenvenen oder Gehirngefäße verstopfen.

Kribbeln, Stechen oder Jucken in den Beinen sind erste Anzeichen für eine beginnende Venenerkrankung oder eine Venenschwäche. Auch eine Herzschwäche kann zu Fuß- und Unterschenkelschwellungen führen. Viele Patienten haben bis auf die unschönen Erscheinungen an den Beinen keine weiteren Anzeichen für eine Krampfadererkrankung. Bei umfänglicheren Krampfadern, aber auch bei venöser Insuffizienz treten dumpfe oder pochende Schmerzen in den Beinen auf. Nach längerem Stehen entwickelt sich ein Druck- und Schweregefühl. Nach dem Hochlegen der Beine bessert sich diese Symptomatik meistens. Die beste Vorsorge gegen die venös bedingten »dicken Beine« sind Lauftraining, Wechselbäder und Stützstrümpfe bei langen Reisen, vor allem in beengter Umgebung. Auf Langstreckenflügen wäre es gut, könnte man sich immer mal wieder auf dem Gang bewegen oder die Beine hochlagern.

Es gibt keine allgemein in der Medizin akzeptierte medikamentöse Behandlung der chronischen venösen Insuffizienz. Diuretika und

Kortison haben zwar bisweilen positive Wirkungen, allerdings auch teilweise massive Nebenwirkungen. Positive Wirkungen werden bei pflanzlichen Substanzen wie Kastaniensamen, Ginkgopräparaten und Pinienextrakt diskutiert. Die interventionelle und chirurgische Therapie steht dann am Ende der Behandlungskaskade. »Verödende« Therapieverfahren, die Sklerotherapie, aber auch ein größerer chirurgischer Eingriff kommen zum Einsatz. Bei den endovenösen Verfahren wird ein Katheter in bestimmte Venen eingeführt. Mit Hilfe von Laserstrahlen oder Radiowellen werden diese Venen verödet. Bei der Sklerotherapie wird eine chemische Substanz in die Vene injiziert, die dann auch einen Verödungsprozess auslöst. Die bekannteste chirurgische Intervention ist das Stripping: Die erkrankte Vene wird in der Leiste oder der Kniekehle abgetrennt und mit einem Draht herauszogen. Bei therapieresistenten Situationen sind auch Bypassoperationen zwischen den Venen und Klappenrekonstruktionen möglich wie auch der Einsatz von Stents. Einige wenige Ärzte beherrschen noch alte, traditionelle Wickeltechniken zur Therapie von Venenentzündungen. Von ihnen zu lernen, wäre ein Gewinn. Stützstrümpfe nach und bei Venenleiden sind ein Muss. Neue Strumpfmodelle sind viel leichter als früher anzuziehen und auch nett anzusehen.

Gegen verkalkte Verengungen der Schlagadern (Arterien) durch Ablagerungen an deren Innenwänden gibt es bisher allerdings keine Möglichkeit einer allgemeinen Beseitigung dieser Plaque, kein Entkalkungsmittel, das wie an den Armaturen in Küche und Bad oder in der Waschmaschine wirken würde. Umso wichtiger ist deshalb die Vorsorge durch eine gesunde, weniger fettreiche, kohlenhydratarme Ernährung mit ungesättigten Fettsäuren wie Oliven- und Leinöl, viel Obst und Gemüse und Fisch statt Fleisch. Aus dem Arsenal der Pflanzentherapie gelten Salbei, Malve und Süßholztee, Rosmarin, Weißdorn sowie Ginkgo-Präparate als vorteilhaft, um einer Arteriosklerose vorzubeugen. Lohnend ist dieser prophylaktische Aufwand allemal. Denn ist die Elastizität der Gefäße erst einmal verloren, kann sie kein Medikament wiederherstellen. Allenfalls lässt sich der Fortschritt einer festgestellten »Verkalkung« verzögern: erstens durch eine gesündere Lebensweise, und zweitens durch die Einnahme von Acetylsalicylsäure (ASS) zur Blutverflüssigung sowie von ärztlich verschriebenen Mitteln zur Blutdruck- und Cholesterinsenkung und drittens auch die konsequente Einstellung eines etwaigen Diabetes. Bei einem unmittelbar drohenden oder bereits vorgefallenen Herzinfarkt oder Schlaganfall können die eingeengten Gefäße mechanisch durch einen aufblasbaren Ballon geweitet oder im Einzelfall überhaupt erst wieder geöffnet werden. Das geschieht mit der Einführung eines Ballonkatheters, durch den – wenn nötig – auch ein Stent, ein Spiraldraht-Röhrchen, bis in die Verengung vorgeschoben und zur Aufweitung in der Gefäßwand implantiert wird. Wenn diese minimalinvasive Therapie nicht hilft, bleibt nur eine Bypass-Operation übrig.

Das alles ist heute machbar, und noch viel mehr wird demnächst möglich sein. Die Forschung schreitet unaufhörlich und von Jahr zu Jahr schneller. Gleichwohl besteht kein Grund, sich im Vertrauen darauf, dass einem in der Not schon irgendwie geholfen wird, zurückzulehnen und die Ermahnungen zur Vorsorgeuntersuchung in den Wind zu schlagen. Besonders die Männer verhalten sich da oftmals allzu leichtsinnig. Zählen doch die unerkannten Gefäßkrankheiten nach wie vor zu den Auslösern schwerster bis tödlich verlaufender Herzleiden.

Angina pectoris

Die »Enge der Brust« gehört zu den chronischen ischämischen Herzkrankheiten, also denen, die dadurch hervorgerufen werden, dass der Herzmuskel schlecht durchblutet und deshalb nicht ausreichend mit Sauerstoff versorgt wird. Die Folge sind temporäre oder permanente Thoraxschmerzen mit dem typischen »Engegefühl« im Brustraum. In dieser symptomatischen Phase der Durchblutungsstörung des Herzmuskels kann der Patient erstens in eine körperlich instabile, potenziell lebensbedrohliche Lage geraten; zweitens kann das Schmerzgeschehen chronisch werden; und drittens können die Symptome wieder vergehen, ohne dass die zugrundeliegende Herzerkrankung damit verschwunden wäre. Die Gefahr lauert abermals im Verborgenen, besonders bei den eher Arzt-scheuen Männern. Dabei sind sie das am meisten gefährdete Geschlecht. Während die Frauen bis zur Menopause durch die weiblichen Geschlechtshormone zwar nicht durchweg, doch überwiegend einen gewissen Schutz genießen, kann es die Männer in jedem Alter treffen. Insgesamt machen sie 70 Prozent aller Angina-pectoris-Patienten aus.

Die Manifestation der Krankheit verläuft durchaus schleichend. Zuerst sind Schmerzen und Luftnot nur bei körperlicher Belastung zu spüren, etwa nach dem Treppensteigen. Ist man wieder zur Ruhe gekommen, sind die Beeinträchtigungen wie weggeblasen. Im fortgeschrittenen Stadium können dann Beschwerden auch ohne körperliche Belastung auftreten. Die Patienten beschreiben sie als ein Gefühl der Schwere, des Drucks und des Erstickens. Bei der Untersuchung drücken die meisten mit der Faust auf das Brustbein, damit sich der Arzt eine Vorstellung von der Art und dem Ort des Leidens machen möge. Das Symptom, das damit bezeichnet werden soll, steigert sich während der Schmerzattacke beängstigend, um schließlich nach zwei bis fünf Minuten wieder abzuklingen. Häufig kommt es zu Ausstrahlungen in die linke Schulter und beide Arme, in selteneren Fällen bis in den Rücken, den Nacken, den Unterkiefer, die Zähne oder den Oberbauch. Darüber hinaus gibt es, besonders bei Frauen und Diabetikern, atypische Zeichen wie Müdigkeit, Erschöpfung, Schwächegefühl und Übelkeit.

Ursache ist in der Regel eine Koronare Herzkrankheit (KHK), das heißt eine allmählich fortschreitende Verengung der Herzkranzgefäße durch die Arteriosklerose, von der hier bereits ausführlicher die Rede war. Deshalb nur kurz zur Erinnerung: Durch die Ablagerung von Plaque verringert sich der Hohlraum der Gefäße zusehends, schlimmstenfalls bis zur Verstopfung. Befördert, wenn nicht befeuert wird dieser Prozess, abgesehen von einer erblichen Vorbelastung, durch eine einseitige Ernährung: Zu viele Fette erhöhen das Körpergewicht. Bauchfett wird über die Maßen angelegt, was nun wieder insofern besonders bedenklich ist, als es Hormone enthält und Botenstoffe produziert, die die Arteriosklerose zusätzlich fördern. Eines hängt mit dem anderen zusammen; und vieles zieht weitere Komplikationen nach sich. Erkrankungen wie die Hypertonie, Diabetes und Arteriosklerose bilden zusammen ein dichtes Beziehungsgeflecht, das es bei der Diagnose einer Angina pectoris zu beachten gilt.

Auf dem Plan steht immer das volle Programm, angefangen von der Anamnese und dem Abhören des Herzens über die Pulskontrolle und das EKG bis zur Erhebung der einschlägigen Laborwerte aus dem Urin sowie dem Blut zur Ermittlung der Blutzucker- und der Cholesterinwerte. Eine Thorax-Röntgenaufnahme oder besser ein Herz-CT liefern Aufschluss über eventuelle organische Schäden, einen Herzklappenfehler zum Beispiel. Ergeben die Befunde die Diagnose einer instabilen Angina pectoris, gekennzeichnet durch Änderungen in der Symptomatik, besteht zuerst und immer der Verdacht auf einen Herzinfarkt, was eine sofortige intensivmedizinische Betreuung notwendig macht.

DIE GUTEN UND DIE SCHLECHTEN FETTE

Um das Cholesterin tobt seit Jahren eine Art Glaubenskrieg, der zum Teil auch durch handfeste Geschäftsinteressen befeuert wird. Cholesterinsenkende Wirkstoffe, vor allem die sogenannten Statine, gehören zu den weltweit meistverschriebenen Wirkstoffgruppen, mithin zu den umsatzstärksten Segmenten des Pharmamarktes. Ob dieser Milliardenmarkt tatsächlich der Gesundheit förderlich ist, weil er das Risiko von Gefäßverengungen und vieler damit in Zusammenhang stehender Krankheiten deutlich mindert, kann man als »wahrscheinlich« ansehen, wissenschaftlich aber auch hinterfragen. Zunächst einmal ist das Cholesterin nichts anderes als ein fettartiger Naturstoff: ein lebenswichtiger Bestandteil unserer Zellen und zum überwiegenden Teil vom Körper selbst produziert. Wie hoch der Gesamtcholesterinspiegel im Blut sein »darf«, lässt sich nur annäherungsweise bestimmen, weil die individuellen Werte von vielen Faktoren beeinflusst werden, unter anderem vom Geschlecht, vom Alter, vom Gewicht, von den genetischen Anlagen. Zudem setzt sich der Gesamtspiegel zusammen aus dem »guten« (HDL) und dem »schlechten« (LDL) Cholesterin. Vereinfacht gesagt, transportiert das LDL-Cholesterin Fette von der Leber in die Organe, kann sich dabei aber in den Gefäßen als Plaques ablagern, während das HDL-Cholesterin überschüssiges Fett aus Blut und Gewebe in die Leber zurücktransportiert, wo es abgebaut wird. Je mehr »gutes« Cholesterin im Blut vorhanden ist, desto mehr »schlechtes« kann es entsorgen.

Führt die Diagnose dagegen zu dem Befund einer stabilen Angina pectoris mit gleichbleibender Symptomatik, steht die Aufklärung und die Beruhigung der Patienten im Vordergrund. Auch organische Probleme wie eine Fehlsteuerung der Aortenklappe am Übergang vom Herzen zur Hauptschlagader oder eine Schilddrüsenüberfunktion müssen ausgeschlossen und nach Möglichkeit behoben werden. Allerdings ist das seltener der Fall. Im »Normalfall« kommt es darauf an, der Gefahr mit einem angepassten Verhalten vorzubeugen, Übergewicht abzubauen, den Alkoholgenuss einzuschränken, das Rauchen zu lassen, alles zu vermeiden, was den Blutdruck dauerhaft in die Höhe treiben würde. Diabetiker müssen auf eine optimale Einstellung ihres Stoffwechsels und die penible Kontrolle der Zuckerwerte achten. Medikamentöser Unterstützung bedarf es dabei in der Mehrzahl der Fälle. Gleiches gilt, wenn es darum geht, das Plaque bildende LDL-Cholesterin zu reduzieren und seinen altersbedingten Anstieg zu verzögern. »Statine« werden dafür hauptsächlich verschrieben. Sie erweitern die Gefäße und wirken zugleich entzündungshemmend auf die arteriosklerotischen Ablagerungen, wenn auch bisweilen mit der weniger angenehmen Nebenwirkung eines Gefühls von Muskelkater.

Ohne die Möglichkeiten medikamentöser Behandlung stünden wir der Angina pectoris ziemlich hilflos gegenüber. Schon seit über 125 Jahren wird der Krankheit, zumeist im akuten Anfall, mit der Einnahme von Nitraten begegnet. Als Spray in den Mundraum gesprüht oder als Tablette unter die Zunge gelegt, also sublingual verabreicht, können sie schnell von den Schleimhäuten aufgenommen und wirksam werden, indem sie die Blutgefäße weiten und gleichzeitig den Sauerstoffbedarf des Herzmuskels vermindern. Im Wesentlichen zählt die stabile Angina pectoris mit ihrer wiederkehrenden Symptomatik schon länger zu den medikamentös beherrschbaren Herzleiden. Hingegen lässt sich bei der instabilen Ausprägung der Krankheit mit ihrer unabsehbaren Symptomatik die Wiederherstellung oder Verbesserung der Durchblutung des Herzens meist nur gefäßchirurgisch erreichen, durch Verfahren, wie sie hier bereits im Zusammenhang mit Arteriosklerose beschrieben wurden. So oder so aber sollte eine Angina pectoris rechtzeitig erkannt und behandelt werden. Dann muss sie heute auch nicht mehr zum Schlimmsten führen, wenngleich wir noch längst nicht so weit sind, ein Kollabieren unseres Zentralorgans per se verhindern zu können.

Herzinfarkt

Herzinfarkte haben gerade in unserer stressgeplagten Leistungsgesellschaft eine beängstigend ansteigende Konjunktur. Laut dem Statistischen Bundesamt sind allein 2018 in Deutschland 46 207 Menschen an einem akuten Myokardinfarkt, so die medizinisch exakte Bezeichnung, gestorben. Das war ein Anteil von 13,4 Prozent an allen Todesursachen in diesem Jahr. Jährlich erleiden bei uns durchschnittlich 200 000 Menschen einen Herzinfarkt. Doch gibt es neben den erschreckenden auch erfreuliche Nachrichten. Laut dem Deutschen Herzbericht war die Sterblichkeit im Vergleich zum Beginn der 1990er Jahre schon 2015 bei den Männern um 67,6 Prozent und bei den Frauen um 57,3 Prozent gesunken. 1990 starben in Deutschland 85 625 Menschen an den Folgen eines Infarkts, 2016 nur noch 48 669 (https://de.statista. com/statistik/daten/studie/521812/umfrage/todesfaelle-aufgrund-von-herzinfarkten-nach-altersgruppe-und-geschlecht/). Neben der besseren Aufklärung über Gesundheitsrisiken ist es der medizinische Fortschritt in Prävention, Therapie und Rehabilitation, der diese Entwicklung entscheidend beeinflusst hat. Allerdings ist weiterhin davon auszugehen, dass die Dunkelziffer der Infarkt-Opfer wesentlich höher ist als die der statistisch erfassten Fälle. Schätzungsweise 42 Prozent der Patienten starben, bevor sie medizinisch versorgt werden konnten, die meisten von ihnen, weil sie nach dem Auftreten erster Symptome zu lange zögerten, ärztliche Hilfe zu rufen. Dabei zählt wahrlich jede Minute. Das Herz schwebt, wenn man so will, in Lebensgefahr.

Genauer und Schritt für Schritt: Zum Infarkt, einem »Gewebsuntergang«, auch als Nekrose bezeichnet, kommt es, sobald eines der Herzkranzgefäße durch wachsende oder von der Gefäßwand abgelöste Plaques verschlossen wird. Der Blutfluss und damit die Sauerstoffversorgung des Herzmuskels sind unterbrochen. Innerhalb kurzer Zeit machen die betroffenen Zellen schlapp – ganze Regionen des Herzmuskels können absterben. Die dadurch verursachten Schäden reichen von einer bleibenden Herzschwäche über Herzrhythmusstörungen bis hin zum Herzstillstand. Fast immer ist das Geschehen auf eine Arteriosklerose der Herzkranzgefäße zurückzuführen, selten auf deren Entzündung, obwohl Entzündungen als Mit-Auslöser für eine Arteriosklerose mehr und mehr in den Fokus der Forschung rücken. Üblicherweise platzt durch eine Plaque-Ruptur, durch kleine Risse in den Verkalkungen der Gefäße, die verhärtete Struktur auf. Herausgeschleudert werden Kalkpartikel gemischt mit Fettpartikeln und Thromben, die weiter entfernt in der Blutbahn die kleinsten Herzmuskelgefäße verstopfen. An der Stelle des Risses kann sich aber auch ein Blutpfropfen bilden, der die Arterie verschließt. Bis heute ist nicht eindeutig geklärt, warum manche Plaques über Jahre stabil bleiben, während andere aufbrechen.

Mehr Klarheit besteht schon über die langfristigen Risikofaktoren für einen Herzinfarkt. Hierzu gehören wissenschaftlich erwiesen der Diabetes mellitus, der durch einen hohen Zuckerspiegel die Gefäßwände schädigt, das Rauchen, weil Nikotin die Zellwände angreift, eine fettreiche Nahrung, die den Cholesterinspiegel erhöht, Übergewicht, weil es das Herz belastet, Bewegungsmangel, der wiederum hohen Blutdruck fördert und die Cholesterinbildung begünstigt. Hypertonie an sich stresst die Gefäßwände ohnehin, während Stress seinerseits Hormone freisetzt, die das Herz insgesamt belasten. Und nicht zuletzt deutet die familiäre Häufung der Herzinfarkte darauf hin, dass das Risiko erblich übertragen werden kann.

Starke Schmerzen, die plötzlich, auch im Ruhezustand einsetzen, sind das Leitsymptom eines wie immer ausgelösten Herzinfarktes. Patienten beschreiben die Schmerzen als schwer, drückend und zerreißend, bisweilen als ziehend und brennend. Diese Symptomatik ist ähnlich derjenigen der Angina pectoris, allerdings werden die Schmerzen sehr viel stärker empfunden, von Männern typischerweise in der Mitte der Brust und im Oberbauch, ausstrahlend in die Arme, manchmal auch in das Abdomen, den Bereich zwischen Brustkorb und Becken, den Rücken, den Unterkiefer oder den Nacken. Frauen werden meist später kardiologisch behandelt, da sie nicht selten über keine Schmerzen klagen. Frauenherzen reagieren anders als Männerherzen, sie benötigen auch andere Medikamenten-Dosierungen als Männer. Damit befasst sich wissenschaftlich die neue Disziplin der Gendermedizin.

Zu den Schmerzen können Panikattacken, Beklemmung, Atemnot, Schweißausbrüche, starker Schwindel und Bewusstlosigkeit kommen. Schmerz und Beklemmung resultieren aus zwei physiologischen Faktoren: erstens dem Pumpversagen aufgrund der Verengung oder des Verschlusses einer Arterie und zweitens aus Arrhythmien, die sich oftmals zum gefürchteten, nicht selten tödlichen Kammerflimmern steigern. Der Herzmuskel kontrahiert sich ungeordnet, die Pumpe stottert bis zum Organversagen. Die meisten Todesfälle vor der Krankenhauseinlieferung sind auf diese Komplikation zurückzuführen. Etwa 25 Prozent aller Herzinfarktpatienten haben dagegen keine Schmerzen. Sie erleiden einen sogenannten »stummen Infarkt«, der irgendwann später, eher zufällig diagnostiziert wird.

Das EKG ist und
bleibt Diagnosesystem Nr. 1
in der Herzdiagnostik

Die erste und wichtigste Untersuchung zur Bestätigung eines Verdachts auf Herzinfarkt ist nach wie vor das EKG. Es erlaubt neben der Lokalisierung des Infarkts innerhalb des Herzens die genauere Bestimmung der Rhythmusstörungen. Da es aber möglich ist, dass der vorgefallene Infarkt im EKG nachher keine Veränderungen zeigt, bedarf es zusätzlich eines speziellen Bluttestes, auch als Nekrose-Marker bezeichnet. Geprüft wird dabei, ob sich Troponine im Blut befinden. Das sind Eiweiße, die eigentlich nur in den Herzmuskel-Zellen vorkommen. Werden diese durch einen Infarkt geschädigt, kommt es zur Ausschwemmung der Troponine ins Blut. Der Infarkt lässt sich im Labor nachweisen. Vorhersehen lässt er sich weniger zuverlässig. Umso wichtiger ist die schnelle Versorgung im Notfall. Und wir dürfen uns glücklich schätzen, über ein Gesundheitswesen zu verfügen, das darauf gut vorbereitet ist, angefangen von der Erstversorgung in medizintechnisch bestens ausgestatteten Notarzt-Wagen über die kardiologischen Abteilungen der Krankenhäuser bis hin zu Herzzentren in verschiedenen Kliniken.

Die Gefäßchirurgie ist heute nicht nur in der Lage, Leben zu retten. Sie kann den Infarkt-Patienten auch wieder zu der gewohnten Lebensqualität verhelfen, wenigstens vielen von ihnen. Sicher wird sich nicht jeder danach zum nächsten Marathon anmelden. Nur haben das auch zuvor die wenigsten getan. Bei einer entsprechenden Lebensweise – gesunde Ernährung und viel Bewegung – besteht allemal die Chance, an das alte Leistungsniveau anzuschließen. Schwierig wird das bloß, wenn jemand seinen Lebensraum fortan auf das Sofa, den Platz vor dem Fernseher beschränkt, weil er glaubt, sich unbedingt schonen zu müssen. Ist es den Ärzten erst einmal gelungen, die verengten Gefäße wieder zu weiten und die verschlossenen zu öffnen, eventuell mit einem sogenannten Bypass zu überbrücken, kann das Herz wieder aufatmen, will aber auch trainiert sein, damit sich die Arterien nicht erneut zusetzen. Sicher ist dies eine stark vereinfachte Darstellung. Und natürlich ist meist noch eine Medikamentierung angezeigt, um erneuter Plaque-

Bildung vorzubauen. Ebenso sicher aber erhöhen sich die Chancen, ein normales Leben zu führen, je mehr, desto mehr die Überlebenden selbst dazu beitragen. In jedem Fall sind die Aussichten größer als bei anderen, das Gehirn betreffenden Folgeerkrankungen des Gefäßsystems.

E-HEALTH

Der Einsatz digitaler Techniken im Gesundheitswesen ist zurzeit noch durchaus ambivalent zu bewerten. Natürlich ist es für Ärzte und Pflegepersonal – und mithin auch für die Patienten – von Vorteil, wenn die auf der Gesundheitskarte gespeicherte elektronische Patientenakte direkt und zeitnah alle erforderlichen Informationen bereithält, die zur Vorbeugung, Diagnose und Behandlung einer Erkrankung wichtig sind. Auch für die Gesundheitsverwaltung ist Datenaustausch sehr hilfreich. Das stellt nach wie vor höchste Anforderungen an die Sicherheit dieser intimen Daten. Darüber hinaus besteht die Gefahr, dass die zunehmende »Telemedizin« (Online-Sprechstunden, Gesundheitsforen usw.) die schon heute vernachlässigte persönliche Beziehung zwischen Arzt und Patienten weiter verkümmern lässt. Das wäre der falsche Weg. Eine fürsorgliche ärztliche oder pflegerische Tele-Ambulanz und Tele-Pflege von chronisch Kranken, Gehbehinderten oder infektiösen Patienten zur zwischenzeitlichen Konsultation wäre sehr begrüßenswert.

Ähnlich gespalten bin ich bei den sich immer stärker verbreitenden elektronischen Hilfsmitteln für Patienten, also Gesundheits-Apps oder Smartwatches, die unsere Lebensfunktionen überwachen und unseren Bewegungsradius, inklusive Kalorienverbrauch bewerten. Natürlich können solche »Helfer« zu einem gesünderen Lebenswandel motivieren und uns in der

Durchführung und Realisation unterstützen. Aber auch hier kann sich der Segen schnell in einen Fluch verwandeln, wenn der ständige Datenfluss Ängste schürt und Stigmatisierungen befördert, weil die Informationen an Dritte weitergegeben werden. Ich bin ein Technikfan, aber alles bitte mit Augenmaß.

Schlaganfall

Schlaganfälle und Hirnblutungen sind weltweit die zweithäufigste Todesursache mit 6,2 Millionen Todesfällen im Jahre 2011. In Deutschland ist der ischämische, also der durch eine Minderdurchblutung des Gehirns verursachte Schlaganfall nach den Herz- und Krebserkrankungen die dritthäufigste Todesursache. »Alle zwei Minuten einer!« Etwa 280 000 Menschen jährlich erleiden einen Schlaganfall, knapp 63 000 sterben. Besonders hoch ist das Risiko in der siebten und achten Lebensdekade. Doch auch Jugendliche sind inzwischen zunehmend bedroht. Obwohl die Medizin in der Behandlung große Fortschritte erzielt, verharrt die Sterblichkeitsrate weiter bei etwa 25 Prozent. In den Industrieländern hat der Schlaganfall wie keine andere Erkrankung Invalidität und Behinderung zur Folge.

Verursacht wird der auch als »Hirnschlag« bezeichnete und plötzlich auftretende neurologische Ausfall durch eine akut verminderte Durchblutung des Gehirns, genauer einzelner seiner Regionen. Schon wenn die Unterbrechung der Sauerstoffzufuhr zu den Zellen nur wenige Sekunden oder Minuten andauert, beginnen sie abzusterben. Gewebestrukturen werden zerstört. Es kommt zu neurologischen Ausfallserscheinungen. Manche Betroffene könne nicht mehr sprechen, andere verlieren die Fähigkeit, diese oder jene Gliedmaßen, Hände oder Beine zu bewegen, ihre Gesichtszüge zu beherrschen. Zu 80 Prozent ist dieses Krankheitsgeschehen – die partielle Zerstörung des Gehirns und die daraus folgenden Lähmungserscheinungen – auf eine lange unbemerkte, weil langsam fortschreitende Arteriosklerose zurückzuführen. Akut wird die Lage, wenn bereits verengte Gefäße durch einen Thrombus, einen Blutpfropf, oder ein von der Gefäßwand abgelöstes Plaque-Segment verstopft werden. Es kommt vor, dass sich kleine Verschlüsse ohne therapeutische Intervention wieder lösen. Das Hirngewebe erholt sich, ohne dass Folgeschäden auftreten. Die Ärtze sprechen von einer transitorischen ischämischen Attacke (TIA). Allerdings handelt es sich dabei vielfach auch nur um den Vorboten eines echten Schlaganfalls. In den ersten beiden Tagen nach einer TIA liegt dieses Risiko bei zwei Prozent; bis auf 15 Prozent steigt es in den nächsten zwei Wochen.

Da auch der Schlaganfall auf Gefäßschäden wie Verkalkungen oder Thrombosen zurückgeht, ist er wie der Herzinfarkt eine letzte Eskalationsstufe der Erkrankungen des Herz-Kreislauf-Systems. Das heißt, es gilt wieder das schon mehrfach Gesagte: Zu hoher Blutdruck, Diabetes mellitus, gesteigerte Cholesterinwerte, Übergewicht und Bewegungsmangel, Konsum von Genussgiften, von Tabak und Alkohol, das Alter und die genetische Disposition sind entscheidende Risikofaktoren. Auch dass zunehmend jüngere Menschen einen Schlaganfall erleiden, mag eine Folge ungesunder Ernährung sowie eines bewegungsverarmten und iPhone-orientierten Lebensstils sein.

Je nachdem, welche Gehirnregionen betroffen sind, differiert das klinische Bild der Krankheit. So gibt es Verläufe, bei denen keine Schmerzen auftreten, was nicht selten der Grund dafür ist, dass Patienten keine Hilfe rufen, so dass wertvolle Zeit verlorengeht. Auch bei einer hochgradigen Symptomatik mit Sprachstörungen oder der Hemiparese, der halbseitigen Lähmung, haben 85 Prozent aller Patienten Wahrnehmungsstörungen, die sie die Gefahr unterschätzen lassen. Oft sind es dann erst Angehörige oder das Pflegepersonal in den Altersheimen, die nach ärztlicher Hilfe rufen. Deshalb sollte man sich vorsorglich einprägen, was in jedem Fall alarmierende Anzeichen eines Schlaganfalls sind: der Verlust sensibler und motorischer Funktionen einer Körperhälfte, Sehstörungen, massive Kopfschmerzen, Störungen des Gehens oder der Sprache sowie Beeinträchtigungen des Sprachverständnisses. Das Zeitfenster, das im Notfall bleibt, um eine Thrombolyse, die Auflösung der Verschlüsse in den Blutgefäßen, einzuleiten, ist bemessen, nicht länger als 4,5 Stunden.

Die Blutuntersuchung, EKG und EEG, die Elektroenzephalographie zur Aufzeichnung der elektrischen Aktivität des Gehirns, können erste Diagnosehinweise geben. Mit einer Kernspintomographie (MRT) oder einer Computertomographie (CT) des Kopfes lässt sich die genaue Lage des Schlaganfalls lokalisieren. Weiter ist zu klären, ob er von einer Durchblutungsstörung hervorgerufen wurde oder ob eine Hirnblutung ursächlich ist. Letztere schädigt das Hirngewebe durch den Überdruck, den das austretende Blut in der Enge des Kopfinneren erzeugt.

Der Schlaganfall ist – selbst bei leichter Symptomatik – immer ein medizinischer Notfall. Das erste Ziel der therapeutischen Intervention gilt der Vermeidung chronischer neurologischer Ausfälle. Die Behandlung sollte idealerweise bereits im spezialisierten Notarzt-Wagen beginnen. Jede Minute zählt. Bei einem Schlaganfall durch Minderdurchblutung kann man zuerst versuchen, die Gefäßblockade mittels eines intravenös verabreichten Medikaments aufzulösen. Gelingt das nicht, muss gefäßchirurgisch eingegriffen werden, um den das Hirngefäß verstopfenden Thrombus mechanisch oder durch medikamentöse Auflösung vor Ort (Lyse) im Gefäß zu beseitigen. Das geschieht heute überwiegend minimalinvasiv bzw. neuroradiologisch interventionell, also mit winzigen Kathetern, die durch ein Halsgefäß bildgesteuert in den Kopf eingeführt werden.

BLUTBILD

Für einen großen Teil der Bevölkerung gehört die regelmäßige
Blutuntersuchung, zu der man morgens, und zwar mit nüchter-
nem Magen in die Arztpraxis kommt, inzwischen zur Routine.
Nüchternheit ist deshalb wichtig, weil die Nahrungsaufnahme
etwa den Blutzucker- und den Cholesterinwert, die bei der
Laboruntersuchung routinemäßig mitbestimmt werden, unmittelbar beeinflusst. Das »kleine Blutbild« gibt ansonsten Aufschluss über die Anzahl der einzelnen Blutzellen, der weißen
(Leukozyten) und der roten Blutkörperchen (Erythrozyten),
der Blutplättchen (Thrombozyten) sowie den Blutfarbstoff
Hämoglobin. Aus den im Labor ermittelten Mengen lassen sich
Hinweise auf Infektionen, Entzündungen, Anämien, Tumore
und andere Erkrankungen ableiten. Ist etwa die Anzahl der Erythrozyten zu niedrig, kann dies auf eine »Blutarmut« (Anämie)
hindeuten. Eine erhöhte Leukozytenzahl wiederum kann ein
Indiz für eine akute bakterielle Infektion oder für chronisch-
entzündliche Prozesse sein; zu wenig Leukozyten können
durch eine Virusinfektion oder eine Immunschwäche verursacht
sein. Aus diesen und anderen Werten (großes Blutbild), wie
denen der Leber- oder Nieren-Werte, der harnpflichtigen Substanzen, der Mineralstoffe, der Werte zur Bestimmung von
Entzündungen (z. B. CRP), , Antikörpern, Rheuma-, Diabetes-
und Tumorfaktoren etc., werden wichtige Rückschlüsse zur
Gesundheits- oder Krankheitslage des Patienten oder der Patientin erhoben. Menge und Verhältnis zueinander ergeben
allein allerdings noch keine Diagnose, sondern sind bloß erste
Hinweise, worauf der Arzt akut oder zukünftig ein besonderes
diagnostisches Augenmerk richten sollte. Die standardmäßige
Blutuntersuchung ist auch deshalb eine wichtige Vorsorgemaß-
nahme.

Wurde der Schlaganfall durch eine Hirnblutung, zum Beispiel infolge eines Unfalls, verursacht, ist schweres Geschütz aufzufahren. Dann haben sich nämlich raumfordernde Hämatome, Blutergüsse, gebildet. Um den Druck vom Gehirn zu nehmen, müssen sie über eine Schädelöffnung chirurgisch entfernt werden. Der Eingriff ist einerseits lebensrettend, andererseits birgt er die Gefahr einer Verletzung mit neurologischen Ausfallerscheinungen in sich. Nur allzu oft stehen die Ärzte dann vor der Wahl zwischen Skylla und Charybdis. Doch nicht bei jeder Hirnblutung handelt sich um einen unabwendbaren und unverschuldeten Schicksalsschlag. Auch durch einen permanenten Bluthochdruck kann sie hervorgerufen werden. Für 40 Prozent dieser Patienten bedeutet dies das Todesurteil. Deshalb kann hier nicht oft genug auf die bereits beschriebene Prävention der Hypertonie hingewiesen werden. Mancher und manche könnten sich das Schlimmste ersparen, würden sie rechtzeitig vorbeugen, statt unbedenklich drauflos zu leben. Damit will ich niemandem etwas unterstellen oder gar behaupten: selber schuld, wenn es dich erwischt. Nichts liegt mir ferner. Nur weiß ich aus der eigenen Praxis, wie viele, die Opfer eines Schlaganfalls wurden, vorher den Versuchungen des allzu süßen Lebens erlegen sind.

Doch glücklicherweise sind wir heute in der Lage, immer mehr Menschen aus der Not zu helfen, mit einer hochentwickelten Erstversorgung im Notarztwagen, den Stroke Units, den hochspezialisierten Schlaganfall-Einrichtungen, sowie den vielfältigen Rehabilitationsverfahren danach, zumal bei der Bewältigung neurologischer Folgeschäden. Besonders wichtig ist dabei die frühzeitige Aufklärung der Patienten, ihrer Angehörigen und Freunde über Defizite, mit denen sie nach dem Schlaganfall leben müssen, vorübergehend oder fortdauernd. Depressionen sollten nicht geleugnet, sondern erkannt werden, um die Chancen einer therapeutischen Bewältigung nicht zu verspielen. Mit Hilfe von Sprach-, Ergo-, Psycho- und Physiotherapie können verloren gegangene Funktionen des Gehirns ganz oder wenigstens teilweise wiedererlangt werden. Wichtigstes Ziel dabei ist es, den Patienten trotz eventueller Behinderungen wieder so selbständig wie möglich in das aktive Leben einzugliedern.

Herzinsuffizienz

Insuffizienz ist ein medizinischer Terminus, der ganz allgemein die krankhafte Einschränkung der Organleistung bezeichnet, weshalb oft von einer »Herzschwäche« oder noch anschaulicher einer »Pumpschwäche« gesprochen wird, da das Herz nicht mehr genügend Blut – etwa fünf Liter pro Minute oder 7000 Liter am Tag – umwälzen kann. Füllung und Entleerung der Herzkammern sind dadurch beeinträchtigt, die körperliche sowie die geistige Leistungsfähigkeit vermindert. In den Industrieländern verzeichnet die Krankheit seit Jahren betrübliche Zuwachsraten. Global sind 26 Millionen Menschen davon betroffen, zwei Prozent aller Erwachsenen, in Deutschland etwa 1,8 Millionen. Ungeachtet bedeutender Fortschritte bei Diagnose und Therapie, sterben noch immer 30 bis 40 Prozent der Patienten im ersten Jahr nach der Feststellung einer Herzinsuffizienz, 60 bis 70 Prozent im Verlauf von fünf Jahren.

Koronare Herzerkrankungen, Durchblutungsstörungen der Herzkranzgefäße, sind die vorherrschende Ursache, zutreffend in über 60 Prozent aller Fälle. Außerdem leiden sehr viele, etwa 75 Prozent der Betroffenen, unter erhöhtem Blutdruck. Allerdings spannt sich das weitere Ursachenfeld über ein breites Spektrum. Viruserkrankungen, Nebenwirkungen einer Chemotherapie und Alkoholmissbrauch können ebenso zu einer Herzschwäche führen wie Rhythmusstörungen, Herzklappen- oder Lungendefekte. Diabetes mellitus ist als mittelbare Ursache nicht auszuschließen. Eine genetische Disposition liegt seltener vor, muss aber ins Kalkül gezogen werden. Und dennoch, trotz dieser Ursachen-Vielfalt, lässt sich in 20 bis 30 Prozent der eigentliche Grund der Erkrankung noch immer nicht ausmachen. Weitestgehende Klarheit besteht dagegen über das Krankheitsbild an sich.

Bei den Symptomen muss man zwischen denen einer Links- und Rechtsherzinsuffizienz unterscheiden. Bei der *Linksherzinsuffizienz* tritt eine Stauung des Blutes in der Lunge auf, entweder weil die Herzleistung nicht reicht, um das Blut in den Körper zu pumpen – die Ärzte sprechen von einer systolischen Herzschwäche –, oder aufgrund einer erschwerten Füllung der Kammer, auch bezeichnet als diastolische Herzschwäche. Dieser Blutstau in den Lungengefäßen macht sich zuerst durch eine vorübergehende oder länger andauernde Atemnot bemerkbar. Hinzu kommt oftmals ein trockener Husten, verursacht durch ein Fremdkörpergefühl im Hals. Wenn auf medikamentösem Wege oder durch körperliche Schonung keine Entlastung erreicht wird, tritt Gewebewasser in die mit Luft gefüllten Lungenbläschen. Man spricht von einem Lungenödem oder auch von einer »Wasserlunge«. Bei akuter Herzschwäche kann das Blut nicht mehr ausreichend mit Sauerstoff angereichert werden. Die Patienten haben das Gefühl zu ersticken, werden unruhig, ihre Atmung scheint zu »brodeln«. Sie richten sich instinktiv auf, um besser Luft schöpfen zu können. Wenn nicht schnell ein Notarzt zur Stelle ist, kann das der Beginn eines aussichtslosen Todeskampfes sein.

Weniger dramatisch, wenn auch kaum weniger bedrohlich gestaltet sich der Verlauf einer *Rechtsherzinsuffizienz*, bei der sich das Blut vor dem Eintritt in die Kammer staut. Aufgrund der Pumpschwäche versackt das verbrauchte, kohlendioxidbelastete Blut – Sie erinnern sich – in den zum Herzen hinführenden Venen, auffällig zuerst in den entfernteren Extremitäten. Ödeme, mit Wasser gefüllte Schwellungen, bilden sich im Bereich des Fußrückens und der Knöchel, später das ganze Bein aufsteigend und zunehmend über den Tag hin. Nachts, in Ruhelage, kann der Stau leichter abfließen. Die verminderte Pumpleistung reicht noch aus, den Körper zu entwässern. Morgens sind die Beine dann wieder schlanker, frei von Wassereinlagerungen. Allerdings beginnt nun derselbe Ablauf von vorn. Abermals erschweren Ödeme die ohnehin eingeschränkte Durchblutung, was zu schlecht heilenden Wunden besonders im Bereich der Unterschenkel, aber auch zu Druckgeschwüren bei bettlägerigen Patienten führen kann. Eine weitere Folge im fortgeschrittenen Stadium der Rechtsherzinsuffizienz ist ein Blutstau in den Organen. Die vermehrte Füllung der Gefäße des Magens führt zu einem Völlegefühl und kann zudem mit Appetitlosigkeit und Übelkeit verbunden sein. Die Darmtätigkeit ist meist verlangsamt, die Patienten leiden an Blähungen. Insgesamt schwellen die Bauchorgane an, der Bauchumfang vergrößert sich. Die Stauung beeinträchtigt die Organfunktionen. Unter Umständen kommt es zu einer Wasseransammlung in der Bauchhöhle.

Zu beachten ist immer, sowohl bei der Links- wie bei der Rechtsherzinsuffizienz, dass jede Form der Herzschwäche ein Vorhof- und das noch schlimmere, weil lebensbedrohliche Kammerflimmern nach sich ziehen kann. Das gilt umso mehr, wenn es zu einer »globalen Herzschwäche«, also dem gleichzeitigen Auftreten von Links- und Rechtsherzinsuffizienz kommt. Etwas vereinfacht lässt sich das Krankheitsgeschehen in drei Phasen gliedern:

1. Die Krankheit ist zwar manifest, doch führt sie noch nicht zu merklichen Einschränkungen der körperlichen Aktivität.

2. Erste Beeinträchtigungen werden spürbar: schnelle Ermüdung, Herzklopfen, Atemnot nach körperlicher Anstrengung.

3. Schon im Ruhezustand tritt die Symptomatik des Herzversagens oder der Angina pectoris auf, bei körperlicher Anstrengung verschlimmern sich die Beschwerden dramatisch.

Das alles heißt aber nicht, dass es den Patienten wieder gut ginge, sobald sie sich hinlegen. Im Gegenteil: Bei einer leichten oder moderaten Herzschwäche fühlen sie sich im Ruhezustand soweit noch ganz wohl, doch sobald sie länger als wenige Minuten flach liegen, geht es ihnen zunehmend schlechter. Bei schweren Formen können sie kaum noch liegen, müssen stattdessen aufrecht sitzen, atmen schwer und können aufgrund der Luftnot kaum sprechen. Der systolische, vorantreibende Blutdruck ist im Keller, der Puls geschwächt. Laborwerte, EKG, Ultraschall, Röntgen und andere bildgebende Verfahren offenbaren den Zustand des Herzens und den Grad seiner Schwächung.

Bei der anschließenden Therapie kommt es, etwas salopp gesagt, darauf an, das Herz wieder auf Trab zu bringen, um einerseits die Sauerstoffversorgung der Zellen zu gewährleisten und andererseits den Rückstau in den Gefäßen abzubauen. Bevorzugte Mittel der medikamentösen Therapie sind die gefäßerweiternden ACE-Hemmer. Glaubt man verschiedenen Metastudien, den Zusammenfassungen unterschiedlicher Untersuchungsergebnisse, führt der Einsatz dieser Präparate zu einer 23-prozentigen Reduktion der Sterblichkeit sowie zu einer 35-prozentigen Verkürzung des Krankenhausaufenthaltes von Patienten mit einer nachgewiesenen Herzinsuffizienz. Werden zusätzlich Betablocker mit einer ähnlichen Wirkung wie die ACE-Hemmer eingesetzt, sinkt die Sterblichkeitsrate um weitere 35 Prozent. Zudem weiß man inzwischen, dass körperliches Training der Patienten nach ärztlichen Vorgaben ebenfalls lebensverlängernd wirkt. Schon nach 12 Monaten ist eine signifikante Verbesserung der Leistungsfähigkeit des Herz-Lungen-Systems zu erreichen.

Bei einer chronischen Herzschwäche kann es gleichwohl immer wieder zu krisenhaften Entwicklungen kommen, zu einer akuten dekompensierten Herzinsuffizienz. Luftnot und Ödeme treten dann bereits im Ruhezustand auf. Ein Krankenhausaufenthalt ist in der Regel unumgänglich, weil Herz- und Nierenleistung sowie die Gefäßfunktionalität gleichzeitig beeinträchtigt sind. Auch in der heutigen Medizin ist eine derartige Krise noch immer eine Herausforderung auf Leben und Tod. Mit all unserem Wissen und all den großartigen diagnostischen sowie therapeutischen Möglichkeiten können wir die Natur doch nie ganz beherrschen.

Bis ins Letzte haben wir unser Herz noch lange nicht verstanden. Niemand weiß bisher, warum es plötzlich im Mutterleib zu schlagen beginnt; niemand kann vorhersagen, wie lange seine Kraft ausreicht, uns auf Erden wandeln zu lassen. Sein unerwartetes Versagen gehört ebenso zum Leben wie sein überraschendes Klopfen nach einem Stillstand, von dem die Ärzte schon meinten, es bedeute den sicheren Tod. Dass all diese Rätsel irgendwann einmal gelöst werden, ist inzwischen wahrscheinlicher denn je, sollte uns aber nicht zu dem Irrglauben verführen, wir könnten Herr über die Natur sein. Nein, das Herz muss uns nicht gehorchen; wohl aber können wir viel dafür tun, dass es uns lange zu Diensten bleibt. Nicht erst wenn es schmerzt, sollten wir uns seiner annehmen, ihm vielmehr schon vorher Gutes tun, tagtäglich mit Bewegung und gesunder Ernährung. Glauben Sie mir, es lohnt sich. In meiner Praxis haben über die Jahrzehnte viele Patienten gesessen, die es wahrhaft schmerzlich bereuten, diesen einfachen Ratschlag nicht schon früher beherzigt zu haben.

Wenn der Magen
rumort

Kochen die Emotionen hoch, kann es schon vorkommen, dass
wir das Essen vergessen oder dass einem der Appetit vergeht.
Den einen schlagen Stress und Angst auf den Magen. Andere
glauben im Überschwang junger Liebe, allein von »Luft und Liebe leben« zu können. Wer hätte das nicht erlebt; wer würde nicht lächelnd
den Kopf schütteln, wenn die eigenen Kinder abwesend vor dem Sonn-
tagsbraten sitzen, weil sie vor lauter Verliebtheit keinen Hunger verspüren. Doch auch Gefühle kosten Kraft, jene, die uns himmelhoch
jauchzen lassen, ebenso wie jene, die uns bedrücken. Auch für die Liebe, nicht bloß die berauschende Intimität, benötigt der Körper Energie. Er braucht sie für die Bewältigung dessen, was uns auf der Seele
liegt; und natürlich braucht er sie für die Bewegung, für jeden Schritt,
den wir tun, für das Wachstum in der Jugend und für das Denken ein
Leben lang. Auch geistige Arbeit kostet Kalorien. Zwar stimmt einerseits, was schon die alten Römer wussten, »ein voller Bauch studiert
nicht gern«, andererseits macht die angestrengte Überlegung auch
wieder hungrig. Kurzum, nichts geht, wenn wir nichts zu uns nehmen,
durch dessen Verdauung und folgender »Verbrennung« – der Körper
Energie gewinnt. Selbst die Asketen brauchen Kraft für den Verzicht,
von dem sie sich das Glück erhoffen. Ganz ohne einen dürren Happen
zwischendurch würden sie verhungern, vorher geistig umnachten. Es
stimmt nicht, dass sich der Verstand umso mehr schärft, je weniger der
Körper durch die Verdauung »belastet« wird. Ganz im Gegenteil: Wie

jede Maschine muss er befeuert werden, um die Arbeit verrichten zu können, die ihm das Leben abverlangt.

Na klar, so ist es, was denn sonst, mag jetzt mancher sagen. Aber manchmal muss man sich eben auch an das scheinbar Selbstverständliche erinnern, um etwa zu verstehen, was es mit unserem Verdauungstrakt – von den Lippen bis zum Anus – auf sich hat, was seine verschiedenen Segmente leisten und von welchen Störungen sie bedroht sein könnten, von vorübergehenden und harmlosen Beschwerden bis hin zu schweren Leiden. Rumort der Magen – und im Anschluss der Darm –, so verdirbt das nicht bloß die Laune, es kann den gesamten Organismus schwächen.

WENN ESSEN ZUM PROBLEM WIRD

Viele Menschen können bestimmte Nahrungsmittel gar nicht oder nicht gut vertragen. Welche das sind, ist manchmal nicht leicht herauszufinden, weil unsere Mahlzeiten zumeist aus verschiedenen Bestandteilen bestehen. Da die Symptome aber durchaus schwerwiegend sein können – sie reichen von leichten Bauchschmerzen und Durchfall über Hautausschläge und Schwellungen bis zum Atemstillstand –, ist es wichtig, sowohl die Quelle des Übels zu finden als auch zu ermitteln, was genau dieser Stoff verursacht. Denn es ist ganz wesentlich, zwischen den häufig synonym verwendeten Begriffen »Allergie« und »Unverträglichkeit« zu unterscheiden. Bei einer Allergie kommt es zu einer Überreaktion der körpereigenen Immunabwehr: Ein an sich ungefährlicher Nahrungsbestandteil, zum Beispiel Nüsse, regt die Bildung von Antikörpern an. Die Beschwerden können vom leichten Jucken bis zum lebensbedrohlichen Kreislaufversagen reichen. Manchmal genügt nur ein Molekül zur allergischen Reaktion. Ob eine Allergie vorliegt, sollte durch

Testverfahren abgeklärt werden; die Antikörper lassen sich im Blut nachweisen. Bei einer Unverträglichkeit hingegen handelt es sich um eine nicht-lebensbedrohliche Stoffwechselstörung, das Immunsystem ist nicht beteiligt. Hier fehlen dem Körper bestimmte Enzyme oder Transportproteine, um einzelne Bestandteile in der Nahrung, zum Beispiel Laktose oder Fruktose, aufzunehmen und abzubauen. In der Folge kommt es zumeist zu Magen-Darm-Problemen. Bei einer Intoleranz empfiehlt es sich, die individuellen Grenzen auszutesten, weil ein gewisses Maß des auslösenden Stoffes in der Regel durchaus symptomlos verdaut werden kann. Hier kommt es wie bei der Wirkung eines Medikamentes auf die Dosis, auf die Menge der zugeführten Nahrung an. Und die ist von Mensch zu Mensch unterschiedlich.

Den Sauerstoff, den die Zellen benötigen, atmen wir unbewusst mit jedem Luftzug ein, die Nährstoffe, die sie kräftigen, müssen wir bewusst zu uns nehmen. »Essen«, sagt das Sprichwort, »hält Leib und Seele zusammen«. Essen und Gesundheit sind untrennbar miteinander verbunden. Dessen sind sich die Menschen von Anbeginn bewusst gewesen. Lange bevor an die Ausbildung einer speziellen Ernährungswissenschaft zu denken war, haben sie bevorzugt, was ihnen guttat. Kohlgemüse, weil es die Verdauung befördert; verschiedene Kräutertees, weil sie beruhigend wirken auf den Geist und die Magennerven; Fleisch, weil es Energie liefert, wenigstens solange es nicht im Übermaß genossen wird. Doch daran war zu Zeiten unserer Vorfahren ohnehin nicht zu denken. Der Geschmack bildete sich nach den Bedürfnissen des Körpers, ursprünglich.

Erst der Überfluss der modernen Konsumgesellschaft hat zu einer fortschreitenden Abkehr von den natürlichen Ernährungsgewohnheiten geführt. Immer öfter und immer reichlicher essen wir, was uns angeboten wird, geschmacksverstärkt und farbenprächtig verpackt, statt nach dem zu greifen, wonach es den Körper wirklich verlangt. Zwar dürfen wir uns glücklich schätzen, einen Wohlstand zu genießen, der alles übersteigt, was sich die Menschen in früheren Jahrhunderten vorzustellen wagten. Doch ist ebenso zu sehen, dass Stoffwechselerkrankungen rasant ums sich greifen. Man denke nur an Diabetes. Allein in den Jahren von 1985 bis 2017 stieg die Zahl der Betroffenen weltweit von 30 Millionen auf 425 Millionen; für das Jahr 2045 werden über 600 Millionen prognostiziert. In Deutschland sind es bereits etwa 500 Neuerkrankungen pro Tag. In 2019 waren rund sieben Millionen Menschen betroffen, plus eine geschätzte Dunkelziffer von 2,5 Millionen.

Gefahr ist zunehmend im Verzug, auch wenn es stimmt, dass die Menschen natürlich schon in früheren Zeiten an Beschwerden des Verdauungstraktes gelitten haben, an einem entzündeten Darm oder an Gallensteinen zum Beispiel. Nicht zu reden vom Magen. Wie der Rücken ist er ein Sensibelchen, dem vieles schnell zu schaffen macht, noch dazu eines, das genau in der Mitte des Körpers liegt.

Magenschmerzen

Bauchschmerzen kennt jeder. Irgendetwas ist uns nicht bekommen. Wir haben ein bisschen über die Stränge geschlagen, zu viel oder zu fett gegessen. War womöglich das berühmte letzte Bierchen »schlecht«? Haben wir vielleicht das eine oder andere Medikament nicht vertragen, Antibiotika oder Schmerzmittel, die die Magenschleimhaut angreifen, weil sie Acetylsalicylsäure, Aspirin, enthalten? Oder »knurrt« der Magen vor Hunger, weil wir in der Hektik des Alltags nicht mehr daran gedacht haben, etwas zu essen? Gab es Probleme, die uns »Bauchschmerzen bereitet haben«, Ärger, Stress, seelisches

Leid? Alles Mögliche kann uns auf den »Magen schlagen«. Kaum etwas, was ihn nicht zwicken würde, worauf er nicht mit Völlegefühl, Druck, schmerzlicher Verkrampfung, saurem Aufstoßen, Übelkeit oder gar Erbrechen reagieren könnte. Wie ein Seismograph schlägt der Bauch bei allem an, was uns nicht bekommt, seelisch wie körperlich. Auch bei Angst, wenn uns der Schreck in die Glieder fährt, oder wir uns sportlich überanstrengt haben, kann es dazu kommen, dass man sich plötzlich übergeben muss. Auch Schwindelgefühle, wie sie nicht alle, aber doch viele auf der Achterbahn, beim Fliegen, auf hoher See oder sogar im Auto empfinden, können dazu führen, dass einem »schlecht« wird. »Übergeben« zählt zu den bekanntesten Symptomen der sogenannten »Reisekrankheit«: Ungewohnte Bewegungen verstören das Gleichgewichtsorgan im Ohr. Und da dies wiederum mit dem Brechzentrum des Gehirns in nervlicher Verbindung steht, wird der Magen gereizt, sich oral, wie es medizinisch heißt, über die Speiseröhre und den Mund zu entleeren. Man hat das Gefühl – verzeihen Sie den derben Ausdruck –, kotzen zu müssen, man würgt, um sich zu erleichtern.

Das alles ist unangenehm, oft schmerzhaft, bisweilen furchterregend und dennoch durchaus normal: in der Regel kein Grund, in Panik zu verfallen, eher schon ein Signal, das einen veranlassen sollte, besser auf sich zu achten. Das heißt nicht, dass es keine Magenkrankheiten gäbe, keine Magengeschwüre oder gar Karzinome, die dringend ärztlicher Behandlung bedürften. Nur sind sie seltener anatomisch verursacht oder genetisch bedingt. Meist manifestiert sich die Krankheit erst, wenn wir den gelegentlichen Bauch-Protest gegen dieses oder jenes nicht ernst nehmen, das Ganze vergessen, sobald die Beschwerden abgeklungen sind. Besser wäre es zu überlegen, inwieweit die eigene Lebensart dem zentralen Verdauungsorgan zu schaffen machen könnte. Weniger Stress, eine gesündere Lebensweise, mehr Bewegung als Sitzen, ein Speiseplan, auf dem öfter Gemüse, Obst, Säfte und Kräutertees stehen, statt Fleisch und Wurst, Bier und Wein, das allein reicht oft schon aus, um neuerlichen Magenverstimmungen vorzubeugen. Bei einem hartnäckigem Reizmagen wäre zunächst der Einsatz pflanzlicher Präparate wie Fenchel, Melisse, Kümmel oder Kamille angezeigt. Sie wirken beruhigend und entkrampfend, ebenso wie Enzianwurzel, Wermutkraut oder Ginseng. Gerade beim Magen, dem Organ, über das wir die Energie liefernde Nahrung aufnehmen, ist mit einer sinnvollen Ernährung auch therapeutisch besonders viel auszurichten. In den ärmeren Epochen der Vorzeit haben das die Menschen getan, ohne viel darüber nachzudenken, sozusagen aus dem Bauch heraus mit dem, was vorhanden war. Heute müssen wir erst wieder lernen, genügsamer zu sein, uns aber auch hüten, alles Heil von Kräutertees und körnigem Müsli zu erwarten. Die Behandlung muss stets der Diagnose angemessen sein. Wurde eine schwerere organische Erkrankung, schlimmstenfalls ein Krebsgeschwür festgestellt, ist die fachärztliche, qualifizierte Schulmedizin die einzige Methode verantwortungsvoller Therapie. Bei einem vorübergehenden Unwohlsein indes kann schon der gute alte Kamillentee aus dem heimischen Küchenschrank den Magen wieder ins Lot bringen. Nicht wegen jedem Bauchgrimmen muss man sich gleich so oder so behandeln lassen, naturheilkundlich oder schulmedizinisch.

Die Natur hat unser zentrales Verdauungsorgan mit allem ausgestattet, was es braucht, um bei leichteren Krisen, den üblichen Beschwerden, zuverlässig zu funktionieren. Äußerlich betrachtet, gleicht der Magen einem Sack. Je nach Füllungszustand variiert seine Größe. Bis zu 1,5 Liter beträgt das Fassungsvermögen. Eine ganze Menge, bedenkt man, dass das etwa dem Inhalt von zwei großen Mineralwasserflaschen entspricht. Der Weg, den die Nahrung zum Magen nimmt, verläuft zunächst über die Mundhöhle in die Speiseröhre. Von den Zähnen zerkleinert und zerquetscht von der Zunge, entsteht ein Speisebrei, der noch im Mund eingespeichelt wird, das heißt durchmischt erstens mit Enzymen zur Abspaltung der Kohlenhydrate für den Energiestoffwechsel und zweitens schon mit Immunglobulinen, Antikörpern zur Abwehr von Viren und Bakterien. Benötigt werden dafür täglich bis zu zwei Liter Speichel, der wiederum zu 99,5 Prozent aus Wasser besteht. Angeregt wird der Speichelfluss über das vegetative, das nicht willentlich steuerbare Nervensystem. Autonom reagiert es auf Stimmungslagen, Gerüche und Empfindungen beim Kauen. »Das Wasser läuft uns im Munde zusammen«, wenn wir eine verlockende Speise sehen, riechen und anbeißen. Worauf wir trocken kauen, weil es nicht schmeckt oder übel riecht, das will nicht »rutschen«. Wir müssen es herunterschlingen. Erst die Verflüssigung durch den Speichel verleiht der Nahrung die nötige Gleitfähigkeit. Problemlos kann sie danach, befördert durch wellenartige Kontraktionen der Speiseröhre, in den Magen gelangen. Passieren muss sie zuvor noch den Magenmund, fachsprachlich als *Cardia* bezeichnet. Mit seiner Öffnung und dem reflexartigen Verschluss nach dem Durchgang des Speisebreis ist der Schluckakt beendet. Kurzzeitige vom Magen her ausgelöste Öffnungen der *Cardia* ermöglichen das Aufstoßen und Erbrechen bei einer Verdauungskrise.

Ist die anverdaute Nahrung im Magen angekommen, wird sie dort zwei bis zu vierundzwanzig Stunden zur weiteren Erschließung der Nährstoffe gespeichert. Mit leicht Verdaulichem wie Reis oder Nudeln wird der Bauch schneller fertig als mit hartgekochten Eiern, Pilzen oder Hülsenfrüchten, die uns länger schwer im Magen liegen, Fleisch sogar bis zu 72 Stunden. Alles muss er zunächst durch die Bewegung seiner Muskulatur zerkleinern, um Fette und Eiweiße zu verflüssigen. Deren weiterer Verdauung dient dann die Magensäure, die zugleich in der Lage ist, eingedrungene Keime zu vernichten. Produziert wird die Magensäure in der Schleimhaut der Magenwand. An gleicher Stelle entsteht das eiweißspaltende Enzym *Pepsin*. Als ein Schutzfilm legen sich die sogenannten *Mucine* über die Schleimhaut, um zu verhindern, dass diese durch eine Überproduktion von Magensäure angegriffen wird, so dass Magenentzündungen oder -geschwüre entstehen, die sie zersetzen. Am Ausgang des Magens, dem Übergang zum Zwölffingerdarm, fachsprachlich bezeichnet als *Pylorus*, zu Deutsch Pförtner, in dem Fall Magenpförtner, wird schließlich noch ein weiteres Hormon gebildet: *Gastrin*. Über das Blut in Umlauf gebracht, steuert es alle Magenbewegungen, also auch die des »Pförtners« sowie die des Magenmundes, der Verbindung zur Speiseröhre. Wiederum ein ausgeklügelter Funktionsmechanismus der Natur, den sich kein Ingenieur besser hätte ausdenken können. Es ist allerdings auch ein ständig beanspruchtes und damit störanfälliges Systems, das vielerlei Beschwerden bereiten kann, bedrohliche und weniger bösartige.

Sodbrennen

Denken Sie nur an das lästige Sodbrennen. Kennen Sie es nicht auch, dieses saure Aufstoßen? Hervorgerufen wird das durch den Rückfluss des Mageninhalts in die Speiseröhre – den Reflux. Das beißende, brennende Gefühl, oft bis in den Hals und den Rachen hinauf, ergibt sich aus einer Reizung der Schleimhäute durch die im anverdauten Speisebrei enthaltene Magensäure, besonders nach reichlichen Mahlzeiten. Doch das ist es nicht allein. Außer von den bereits erwähnten Faktoren, angefangen von zu fettigem Essen und überhöhtem Alkoholkonsum bis hin zu Stress, Angst und seelischem Kummer, kann die Salzsäureproduktion im Magen auch von einem bestimmten Bakterium, dem *Helicobacter pylori* stimuliert werden. 50 Prozent der Menschen über 70 und schon 20 Prozent der Fünfzigjährigen tragen den Erreger in sich. Unterdessen zählt der Bakterienbefall zu den Hauptursachen einer zunehmend um sich greifenden »Übersäuerung«, wie der Volksmund sagt. Zerstörerisch betroffen ist davon zunächst die Magenschleimhaut – mit schlimmen Auswirkungen unter Umständen. Magengeschwüre und ein Karzinom, eine Krebswucherung, können entstehen. Kommt es im Zusammenhang mit der Säurevermehrung zu einem Reflux, dann bekommen wir sie unmittelbar in der Speiseröhre aufwärts zu spüren, in der Regel mit weniger dramatischen Folgen, doch allemal belastend. Die Schmerzen können so brennend sein, dass einen der aufsteigende Magensaft in der Nacht um den Schlaf bringt. Neben dem vermehrten Aufstoßen können sich Schluckstörungen oder chronische Heiserkeit einstellen. Häufig tritt überdies ein Druckgefühl im Brustraum auf, was dann nicht selten für das Anzeichen einer Herzerkrankung gehalten wird. Weiter kann es zu Speiseröhren-, Kehlkopf- und Halsentzündungen kommen. Auch Schädigungen des Zahnfleischs und der Zähne sind nicht auszuschließen. Gleichwohl gilt, dass Sodbrennen überwiegend eine »normale«, wennschon ärgerliche Begleiterscheinung unsers Lebens ist.

Bis zu einem gewissen Grad hat jeder Mensch einen Reflux. Jedes Aufstoßen ist darauf zurückzuführen, genauer gesagt: auf eine vorübergehende Entspannung des Speiseröhrenschließmuskels. Von einer Reflux-Krankheit ist erst bei einer Störung des komplexen Zusammenspiels von Zwerchfell und Schließmuskel zu sprechen. Die Speiseröhre verläuft auf dem Weg zum Magen durch einen kleinen Spalt im Zwerchfell. Ist der Spalt zu groß, kann die Speiseröhre an der entsprechenden Stelle erweitert sein und der Mageninhalt besonders leicht wieder aufsteigen. Dies wird als *Hernie* (Zwerchfellbruch) bezeichnet. Eine Hernie an sich ist völlig harmlos, sie kann aber von Bedeutung werden, wenn sie zum Reflux beiträgt. Ferner kann der Schließmuskel zwischen Magen und Speiseröhre nicht kräftig genug sein, um den Rückfluss zu verhindern. Eine weitere Ursache ist die Entspannung des Schließmuskels aufgrund einer Dehnung des Magens. Diagnostisch muss zwischen einem eher harmlosen funktionellen Sodbrennen ohne massiven Reflux und einer gastroösophagealen Refluxkrankheit mit fortdauerndem Rückfluss in die Speiseröhre unterschieden werden. Auch ein Tumorgeschehen in der Speiseröhre oder im Magen muss bei der Diagnose frühzeitig ausgeschlossen werden. Dazu dient die Einführung einer Sonde durch den Schlund: die Magenspiegelung. Der Zustand der Speiseröhre und des Magens kann so endoskopisch

»besichtigt« und gegebenenfalls kann eine Gewebeprobe entnommen werden. Ein weiteres diagnostisches Mittel ist die Messung des pH-Wertes in der Speiseröhre.

Therapeutisch beginnt die Intervention mit der Beratung zu einer Änderung der Ernährungs- und Lebensgewohnheiten. Süßigkeiten, fettige, scharfe und saure Speisen, Alkohol und Nikotin, alle Genüsse, die säuern, sollten gemieden werden. Besser verteilt man das Essen über den Tag auf mehrere kleine Mahlzeiten, als sich einmal am Abend den Bauch vollzuschlagen. Um mit der massiven Überfüllung fertig zu werden, muss der Magen mehr Säure produzieren, als ihm guttut. Wenn man trotz allem weiter von Reflux und Sodbrennen geplagt sein sollte, kennt die Phytotherapie, die Kräutermedizin genügend pflanzliche Produkte, die für Linderung sorgen, etwa Fenchel-, Anis- und Kümmeltee. Auch Rosenöl oder Zitronentee können beruhigen. Denn im Gegensatz zu einer landläufig verbreiteten Meinung wirkt die Zitrone nicht sauer, sondern basisch und ist damit ein guter Gegenspieler zur Salzsäure im Magensaft, während Süßigkeiten die Säureproduktion geradezu befeuern. Darum sollte, wer seinem Magen etwas Gutes tun will, den Durst nicht länger mit Cola, sondern einem Kräutertee stillen, am besten aber mit einem halben Liter Sauerkrautsaft oder einem Glas Wasser mit Natron, wie ich es von meiner Großmutter gelernt habe. Es wirkt eben nicht alles so, wie es uns schmeckt.

Patienten haben mir immer wieder berichtet, dass ihnen eine halbe Zitrone, als Saft oder Tee getrunken, am besten vermischt mit einem Teelöffel Heilerde, gutgetan hätte, ebenso das Hochlagern des Oberkörpers während des Schlafes, eine ganz einfache Technik, bei der man von den Gesetzen der Schwerkraft therapeutisch profitiert. Fließt doch alles, was fließt, immer ab-, nie aufwärts. Deshalb auch nach dem Essen lieber einen Verdauungsspaziergang unternehmen, statt sich zum Verdauungsschläfen aufs Sofa zu legen.

Hat sich der Reflux jedoch chronisch manifestiert, lässt sich mit den bewährten Hausmitteln nur noch wenig ausrichten. Die Krankheit ist medikamentös, gegebenenfalls chirurgisch zu behandeln. Verschrieben werden zunächst Antazida, basische Präparate zur Neutralisierung der Magensäure, wie Calcium-Karbonat, einzunehmen jeweils zwei Stunden nach dem Essen. Reicht das nicht, folgt die Verordnung von H2-Antihistaminika, die von vornherein die Absonderung der Magensäure hemmen, vor allem während der Nacht. Noch stärker wirken die sogenannten Protonenpumpenhemmer. Sie unterbinden die Säure-Produktion, indem sie die Ausschüttung eines bestimmten, dafür benötigten Enzyms blockieren. Weil es als besonders wirksam gilt, zählt das Präparat zu den weltweit am häufigsten verschriebenen. Wie alle stärker wirkenden Medikamente ist die Einnahme aber auch nicht frei von spürbaren Nebenwirkungen. Müdigkeit, Schwindel, Kopfschmerzen und Schlafstörungen kann es ebenso nach sich ziehen wie eine Verschlechterung der Leberwerte. Auch die Aufnahme von Eisen oder Vitamin B12 kann die Schutzfunktion der Magensäure gegen bakterielle Infekte stärken. Das letzte Mittel einer erfolgversprechenden Reflux-Therapie sind schließlich operative Maßnahmen wie die sogenannte laparoskopische oder operative Fundoplicatio, eine Verengung des Magenmundes zur mechanischen Verhinderung des Reflux. Leider ist dem Verfahren nicht immer ein dauerhafter Erfolg beschieden; die verkleinerte Öffnung kann sich nach Jahren abermals weiten.

Es ist immer das Gleiche, das alte Lied: Nur wenn jeder für sich schonend mit dem eigenen Körper umgeht und nur wenn im Fall von Beschwerden naturheilkundliche Erfahrung mit schulmedizinischem Wissen zu einem therapeutischen Gesamtkonzept verbunden wird, nur wenn das alles zusammenkommt, kann uns so schnell nichts auf den Magen schlagen, wird er vielem gewachsen sein, das uns Bauchschmerzen bereiten mag. Dabei muss gar nicht jeder Druck, nicht jedes Ziehen, mit dem er sich bemerkbar macht, auch vom Magen ausgelöst sein. So können etwa heftige Schmerzen im linken Oberbauch erste Anzeichen eines drohenden oder bereits vorgefallenen Herzinfarktes sein; rechtsseitig lassen sie womöglich auf Gallen-Probleme schließen.

Im Unterbauch kann das spürbare Leiden bei Frauen von einer Entzündung der Gebärmutter oder der Eierstöcke herrühren, bei Männern von einer Prostataentzündung und bei beiden Geschlechtern von einer Schädigung der Blase, der Nieren oder des Darms. Wo die Organe so dicht beieinander liegen und untereinander so funktionell verbunden sind wie in der Enge des menschlichen Bauchraums, fällt es oft schwer, den eigentlichen Herd des Übels auf den ersten Blick diagnostisch dingfest zu machen. Stets bedarf es einer eingehenden Untersuchung, die anfangs auch eine naturheilkundliche sein kann, um festzustellen, ob und wenn ja an welcher Erkrankung die Patienten ursächlich leiden, wenn sie sich vor Schmerzen krümmen.

Gastritis

Gastritis, der Begriff ist abgeleitet von »gaster«, dem Altgriechischen Wort für Magen, bezeichnet allgemein eine entzündliche Erkrankung der Magenschleimhaut, einen Magenkatarrh, wie man früher sagte. Erstrecken können sich derartige Vorfälle bis in den Zwölffingerdarm, den obersten Abschnitt des Dünndarms. Wie der Magen ist er mit einer Schleimhaut ausgekleidet, die ihn vor den schädlichen Einflüssen verschiedener Substanzen und Mikroorganismen, Bakterien und Viren schützt. Dazu zählen neben der Magensäure das Verdauungsenzym *Pepsin* sowie das im Zwölffingerdarm wirkende *Pankreasenzym*, das von der Bauchspeicheldrüse durch einen kleinen Ausführungsgang ausgeschüttet wird. Zum einen werden die Substanzen gebraucht, um die Nahrung so aufzuschließen, dass sie dem Körper die benötigte Energie zu liefern vermag. Zum anderen können sie den Körper schädigen, indem sie sozusagen eine Selbstverdauung der Organe provozieren, immer dann, wenn sie – Säure wie Enzyme – im

Übermaß produziert werden. Vermittelt können Magenschleimhautentzündungen daher von allem ausgelöst werden, was diesen Prozess befördert, etwa von der im Aspirin enthaltenen Acetylsalicylsäure oder von einem Befall mit Keimen, zumeist *Helicobacter*-Bakterien, wovon hier bereits die Rede war. In der Folge eines solchen Geschehens ist mit der Ausbildung eines Ulcus, eines Magen- und/oder Zwölffingerdarm-Geschwürs, zu rechnen. Allein unter den letzteren leiden mittlerweile sechs bis 15 Prozent der Bevölkerung in den westlich geprägten Konsum- und Wohlstandsgesellschaften. Erfreulich ist aber auch zu registrieren, dass die Zahl der mit diesen Erkrankungen verbundenen Todesfälle sowie die der chirurgischen Eingriffe und Arztbesuche in den letzten 30 Jahren um mehr als 50 Prozent sank. Zurückzuführen ist das in erster Linie auf die Entdeckung der *Helicobacter pylori*-Bakterien und ihrer Schleimhaut zerstörenden Wirkung. Dreiviertel aller Magengeschwüre und 99 Prozent aller Zwölffingerdarmgeschwüre sind von dem Bakterium befallen. Seit die Möglichkeit besteht, dem medikamentös mit Antibiotika entgegenzuwirken, sinkt die Zahl der Rezidive, der erneut auftretenden Gastritis und ihrer Folgekrankheiten, mehr und mehr. Aber leider nimmt auch die Resistenzentwicklung gegen Antibiotika zu.

Zum Glück muss nicht jeder Helicobacter-Befall medikamentös behandelt werden, denn wissenschaftlichen Analysen zufolge trägt jeder zweite Mensch dieses Bakterium in sich. Es wird von Mensch zu Mensch, meist schon im Kindesalter übertragen. Erst bei Auffälligkeiten muss gehandelt werden. Bis zu 20 Prozent der symptomatisch auffälligen Patienten entwickeln ein Geschwür. Dank neuer pharmakologischer und endoskopischer Verfahren ist die Notwendigkeit chirurgische Eingriffe mit Skalpell und Narkose im Vergleich zum Beginn der achtziger Jahre des vorigen Jahrhunderts um 90 Prozent gesunken. Unverändert gilt gleichwohl: Magengeschwüre treten häufiger in den späteren Lebensjahrzehnten auf; mehr als die Hälfte der Patienten sind Männer. Auch bleibt ein Magen-Ulcus länger asymptomatisch als das Zwölffingerdarmgeschwür. Erst in späteren Stadien macht es Beschwerden, die dann quälend und oftmals beängstigend sein können. Bei der Gastritis, die beidem in der Regel vorausgeht, ist abermals zwischen zwei Verläufen zu unterscheiden, dem akuten und dem chronischen. Leitendes Symptom einer akuten Gastritis sind plötzlich auftretende Magenschmerzen, begleitet von einem Druckempfinden im Oberbauch, von Völlegefühl, Appetitlosigkeit, Übelkeit bis zum Erbrechen, Aufstoßen und einem unangenehmen Geschmack. Mundgeruch und eine belegte Zunge kommen mitunter hinzu. Häufig verstärken sich die Beschwerden nach den Mahlzeiten. Im Gegensatz dazu macht sich eine chronische Gastritis eher selten mit eindeutigen Anzeichen bemerkbar. Manchmal treten nach dem Essen Völlegefühl, Blähungen oder Schmerzen im Oberbauch auf. Deshalb gleich auf eine Magenentzündung zu schließen, fällt jedoch den wenigsten ein. Dennoch sollten die Symptome, so zufällig sie erscheinen mögen, nie auf die leichte Schulter genommen werden. Gastritis bedarf in jedem Fall ärztlicher Behandlung, je eher desto besser. Kann sie doch allemal Schlimmeres bis hin zur Provokation einer Krebserkrankung nach sich ziehen.

Mit einer Magenspiegelung lässt sich der zunächst symptomatisch begründete Verdacht auf eine Entzündung der Schleimhäute diagnostisch absichern. Der Arzt ist in der Lage, das Untersuchungsfeld direkt in Augenschein zu nehmen. Zugleich kann er mit einer Biopsie, einer winzigen Gewebeentnahme zur anschließenden Untersuchung im Labor, feststellen, ob es sich bei dem Leiden um eine Gastritis oder eine andere Erkrankung des Magens handelt. Die Behandlung beginnt dann wie bei fast allen Störungen des Magen-Darm-Trakts mit der Empfehlung, den Lebens- und Ernährungsstil zu ändern. Für mich gilt immer und somit gilt auch hier der therapeutische Grundsatz: von leicht nach schwer. Das heißt, zunächst müssen aggressive Medikamente, Schmerzmittel wie das mehrfach erwähnte Aspirin oder Kortison weggelassen oder ersetzt werden. Kaffee, Alkohol und scharfe, fette, gebratene oder gegrillte Speisen sollten reduziert werden, besser gar nicht mehr auf dem Speiseplan stehen. Gleiches gilt besonders für den ohnehin schädlichen Nikotingenuss. Als Ersatz dafür alles, was den Magen beruhigt, Melissen- und Kamillentee sowie Süßholzwurzel zum Beispiel. Beides und mehr ist erhältlich in gut sortierten Apotheken und Reformhäusern. Lakritze lutschen oder kauen – Süßholzwurzel bildet die Grundlage der Lakritze. Ich selbst schwöre darauf und auf Heilerde. Viermal am Tag einen Esslöffel Heilerde in Flüssigkeit aufgelöst oder mit Joghurt eingenommen, hat mir schon während des Studiums in sehr angespannten Phasen geholfen. Es knirschte zwar fürchterlich zwischen den Zähnen, war aber wirksam. Hilfreich überdies: eine Wärmflasche auf dem Bauch und feuchte Wickel mit Melisse, Moor- oder Leinsamenpackungen – grundsätzlich wärmende Maßnahmen innerlich und äußerlich. Dazu vorsichtige Massagen etwa mit Sesam- oder Melissenöl in großen und dann immer kleiner werdenden Kreisen rund um den Nabel. Klingt simpel, wirkt aber wohltuend.

Ergänzend zu den naturheilkundlichen Anwendungen können wie bei der Behandlung des Sodbrennens Säurehemmer verschrieben werden. Ist das Helicobacter pylori-Bakterium nachgewiesen, besteht die medikamentöse Therapie aus einer Kombination von Säureblockern wie dem Protonenhemmer Omeprazol, der auch bei Refluxbeschwerden eingesetzt wird, mit Antibiotika wie Metronidazol zur Beseitigung der Erreger. Das ist umso dringlicher angezeigt, als bei einer chronischen Gastritis mit einer krebserregenden, wenigstens befördernden Wirkung von Helicobacter pylori zu rechnen ist. Ganz abgesehen davon, dass global 80 Prozent der Zwölffingerdarmulzera und 60 Prozent der Magenulzera mit dem Bakterienbefall in ursächlichem Zusammenhang stehen.

Die Unterscheidung der beiden Geschwüre fällt nicht immer ganz leicht, jedenfalls nicht von außen. Ein Oberbauchschmerz, der brennend und stechend ist, kann sowohl auf ein Magen- als auch auf ein Zwölffingerdarmgeschwür hindeuten. Der sogenannte Nüchternschmerz, der 90 Minuten bis drei Stunden nach dem Essen auftritt und durch die Einnahme basisch neutralisierender Antazida und/oder eine erneute Nahrungsaufnahme gelindert werden kann, ist hingegen spezifisch für das Zwölffingerdarmgeschwür, ebenso wie Schmerzattacken zwischen 0 und 3 Uhr nachts. Bei Patienten mit einem Magenulkus treten hingegen Schmerzen meist schon auf, kaum dass sie den letzten Bissen zu sich genommen haben.

Was tatsächlich dahinter steckt, ist von Fall zu Fall zu klären. Geschwüre müssen es nicht immer sein, im bedrohlichsten aller denkbaren Fälle kann es auch ein Karzinom sein. Von vornherein auszuschließen ist das nie. Therapeuten, die sich auf den tiefen Blick in die Augen ihrer Patienten oder auf das Gespür der Finger verlassen, können da schnell auf den Holzweg geraten, unberechtigte Ängste oder haltlose Hoffnungen wecken. Tumoröses Geschehen ist niemandem anzusehen, schon gar nicht im Anfangsstadium, frühzeitig, wenn die Heilungsaussichten am größten sind. Immer bedarf es einer gründlichen Diagnose, gestützt auf sämtliche Möglichkeiten der Hightech-Medizin.

Noch vor wenigen Jahrzehnten war das keineswegs so selbstverständlich, wie es uns inzwischen vorkommen mag. Die Skepsis gegenüber dem Neuen saß bei vielen Ärzten tief. Da ich selbst seit langem an der Entwicklung neuer Diagnoseverfahren mitwirke, könnte ich ein Lied davon singen. Doch Schwamm drüber. Tempi passati! Was viel mehr zählt, ist die Tatsache, dass die Häufigkeit der bösartigsten Magenerkrankungen, des Magenkrebses, der von dem Drüsengewebe des Magens ausgeht, fachsprachlich als *Adenokarzinom* bezeichnet, sich ebenso rückläufig entwickelt wie ihr letaler Verlauf. Und das ist nun umso bemerkenswerter, als es sich um einen gegenläufigen Trend zur allgemeinen Zunahme von Krebserkrankungen handelt. In Deutschland erkrankten 2011 noch 16 026 Menschen an dem Tumor, davon 9573 Männer (fünfthäufigste Krebserkrankung bei Männern). 2016 erkrankten rückläufig laut Robert Koch-Institut noch etwa 9300 Männer und 5840 Frauen daran, und für 2020 wurde für Männer eine weitere Reduzierung auf 8400 prognostiziert. Trotzdem gehört der Magenkrebs zu den häufigsten Todesursachen im Vergleich aller Krebserkrankungen, da er meist erst im fortgeschrittenen Stadium und daher zu spät erkannt wird.

Vieles spricht dafür, dass der erfreuliche Rückgang dieses einen Krebsleidens nicht zuletzt auf eine gesündere Lebensweise in breiteren Schichten der Gesellschaft zurückgeht. Wissen die Mediziner doch seit längerem, welche Rolle die Ernährungsgewohnheiten für das erhöhte Risiko, an einem Magenkarzinom zu erkranken, spielen, auch wenn sich ein ursächlicher Zusammenhang noch nicht direkt nachweisen lässt. Auch früh im Leben erfahrene Umwelteinflüsse oder eine erbliche Belastung können disponierend wirken. Und nicht jeder, der zu oft zu tief ins Glas schaut, der fetten Schweinshaxen mehr zuspricht, als ihm bekömmlich ist, muss zwangsläufig als Krebspatient enden. Eindeutigkeiten sind in der Medizin seltener, als es sich Ärzte wie Patienten wünschen mögen, mitunter auch vorschnell unterstellen. Gleichwohl darf als erwiesen gelten, dass in der Nahrung enthaltenes Nitrat durch Bakterien im Magen oder bereits außerhalb des Magens zu kanzerogenem Nitrit umgewandelt wird. Deshalb ist nicht bloß hypothetisch anzunehmen, dass die vermehrte Aufnahme von Nitrat in getrockneten, geräucherten und gesalzenen Lebensmitteln dem Magenkrebs Vorschub leisten kann. Ich weiß bereits seit meinem Sinologiestudium, mit dem ich vor dem Medizinstudium begonnen hatte, dass die hohe Fallzahl von Speiseröhrenkrebs in China – heute die Hälfte aller Speiseröhrenkrebserkrankungen weltweit – auf den Verzehr von gepökeltem Fleisch und chronische Refluxkrankheit zurückgeführt wurde. Und wieder kommen dabei die Helicobacter pylori-Bakterien ins Spiel, insofern sie das bakterielle Milieu im Magen zugunsten Nitrit-produzierender Erreger verändern.

Sich diese Zusammenhänge nicht erst in der Not, sondern schon vorher, sozusagen prophylaktisch bei der Gestaltung seiner Ess- und Lebensgewohnheiten bewusst zu machen, könnte unter Umständen lebensentscheidend sein. Werden die Magenkarzinome doch erst symptomatisch auffällig, wenn sie sich bereits bedrohlich ausgebreitet haben. Völlegefühl, Unbehagen im Magenbereich, Appetitlosigkeit und starke Magenschmerzen sind dann zwar unspezifische, aber durchaus mögliche Anzeichen einer fortgeschrittenen Wucherung der Krebszellen. Was bleibt, ist die Hoffnung, es möge gelingen, den Tumor zusammen mit den regionalen Lymphknoten zu entfernen, bevor sich Metastasen bilden konnten. Doch selbst dann besteht noch immer die Aussicht, mit einer Chemotherapie Lebenszeit zu gewinnen. Jeder kennt die Geschichten, die darüber in Umlauf sind. Und alle wünschen wir uns, sie nie selbst erleben zu müssen. Doch die Krankheit gehört nun einmal zum Leben. Wer die Augen davor verschließt, schafft sie nicht aus der Welt. Wer dagegen besser Bescheid weiß, kann noch im Ernstfall besser mit dem Leiden auskommen, auch mit dem, was sich nachher, im Anschluss an den Magen, im Darm abspielt, unbemerkt bei den meisten, schmerzlich bis quälend bei manchen.

Chronisch entzündliche Darmerkrankungen (CED)

Entzündliche Darmerkrankungen sind vor allem in Ländern mit einer westlich geprägten Zivilisation verbreitet, weniger auf der südlichen Erdhalbkugel, in Asien und Afrika. Nicht nachgewiesen, aber zu vermuten ist daher, dass sich die CDE, das sind hauptsächlich *Colitis ulcerosa* und *Morbus Crohn*, vor allem da ausbreiten, wo es den Menschen besser geht, wo sie von Wohlstand und Hektik zugleich verführt sind, sich reichlicher als nötig zu ernähren, zu fett, zu üppig, zu hastig. Außerdem gibt es statistische Daten, die für die Möglichkeit einer erblichen Vorbelastung sprechen. Auch wissen wir heute, dass an sich harmlose Bakterien für den Darm, wenn sie in die Darmwand eindringen, unser Immunsystem angreifen und zu lokalen und systemischen Erkrankungen führen können. An mehr oder weniger belastbaren Hypothesen fehlt es nicht. Dennoch tappt die Forschung weiterhin im Halbdunkel. Weder die Colitis ulcerosa noch Morbus Crohn sind bis heute wirklich heilbar, obwohl sich die Beschwerden zunehmend besser lindern lassen. Allein in Deutschland leiden derzeit über 300 000 Menschen an dieser oder jener Form der chronisch auftretenden Darmentzündungen.

JEDER MENSCH IST, WAS ER ISST!

Ernährung ist nicht nur Energie, die in Kalorien gemessen wird, sondern vor allem ein Lieferant lebenswichtiger Bestandteile. Die heutigen Ernährungsgewohnheiten – Fastfood, ruheloses Essen, spätes Abendessen mit Alkohol – führen immer mehr zur Beköstigung mit zu viel säurehaltiger Nahrung und einer verminderten Zufuhr von lebenswichtigen Nahrungsbestandteilen – wie sie besonders in basischen Nahrungsmitteln enthalten sind. Folge ist eine Übersäuerung und eine vermehrte Gärung mit Fäulnisprozessen im Darm. Verminderte körperliche Arbeit, Bewegungsmangel und der dadurch bedingte Sauerstoffmangel infolge einer Reduzierung der Durchblutung sowie zunehmender Diabetes mellitus weltweit – besonders auch bei Kindern – verändern den pH-Wert im Blut hin zu sauren Zuständen.

Normalerweise sollte der pH im Blut zwischen 7,35 und 7,45 gehalten werden. Eine Übersäuerung liegt bei pH-Werten um und unter 7,35 vor. Aufgrund unseres veränderten Essverhaltens ist diese Ausgangspunkt vieler chronischer Veränderungen und Erkrankungen nicht nur des Bauches, sondern auch der Lunge, der Gefäße oder des Immunsystems.

Erschwert werden kann dies zusätzlich durch eine Veränderung des Darm-Mikrobioms sowie durch unterschiedliche körperliche und mentale Zustände wie Stress oder das, was wir immer wieder selbst spüren: »Das Essen liegt einem wie ein Stein im Magen!«

Morbus Crohn, benannt nach dem Darmspezialisten Burril Bernhard Crohn, der das Krankheitsbild 1932 erstmals systematisch beschrieben hat, kann den gesamten Verdauungstrakt vom Mund bis zum Anus befallen. In 40 bis 55 Prozent der Fälle sind Dünn- und Dickdarm zugleich befallen. Bei 30 bis 40 Prozent der Patienten ist allein der Dünndarm, bei 15 bis 25 Prozent ausschließlich der Dickdarm betroffen. Und nur in ihm kann sich auch die *Colitis ulcerosa* ausbilden. Das Rektum, der Mastdarm bis hin zum Schließmuskel, ist dabei fast immer in Mitleidenschaft gezogen. Bloß in 20 Prozent aller Fälle erfasst die in der Regel vom Enddarm ausgehende Entzündung den gesamten, fachsprachlich als *Colon* bezeichneten Dickdarm. Der Verlauf einer Colitis ulcerosa gestaltet sich stets schubweise, unvorhersehbar und bisweilen sogar schmerzfrei. Angegriffen wird ausschließlich die Schleimhaut. Bei einer leichteren Erkrankung ist sie entzündlich gerötet und aufgeraut wie feinkörniges Sandpapier. Bei schweren Abläufen kommt es zu Ödemen, zu Schwellungen der Schleimhaut, zu Blutungen und Geschwüren sowie zu Erhebungen, die Polypen ähneln, zu den sogenannten »Pseudopolypen«. Über einen längeren Zeitraum hin droht die Schleimhaut zu schrumpfen. Der Dickdarm verkürzt und verengt sich dann. Bisweilen besteht zudem die tödliche Gefahr der Perforation: die Darmwand wird löchrig.

Erste Symptome der sich schleichend entwickelnden Colitis sind häufiger Stuhldrang, schleimige, nachher auch blutige Exkremente und leichte Bauchschmerzen. Setzt sich die Entzündung fort, folgt ein ständiger, oft schmerzhafter Stuhldrang nicht bloß tagsüber, sondern auch während der Nacht. Dazu Krämpfe auf der linken Bauchseite, weiterhin

Fieber und Blutungen aus dem Darm, Appetitlosigkeit, Gewichtsverlust, Übelkeit und Erbrechen, Abgeschlagenheit und Müdigkeit. Der Stuhl wird flüssig, vermischt sich mit Eiter und Blut. Weder spürbar noch sichtbar steigt überdies das Risiko eines Dickdarm-Karzinoms. Morbus Crohn oder Colitis ulcerosa können sich mit ähnlichen Symptomen, mit Bauchschmerzen oder Durchfall, bemerkbar machen. Deshalb fällt es vielfach nicht leicht, beide Krankheiten von vornherein, allein nach der Beschreibung der Beschwerden, zu unterscheiden, zumal beide auch Begleitsymptome an Haut, Leber, Augen, Gelenken oder Knochen zeigen und nicht selten mit schubweise auftretenden Schmerzattacken einhergehen. Allerdings können allein beim Morbus Crohn alle Abschnitte des Verdauungstraktes betroffen sein, nicht durchweg, aber stellenweise und durch alle Schichten der Darmwand hindurch. Am häufigsten trifft es die letzten Abschnitte des Dünndarms, doch können ebenso der Magen, der Zwölffingerdarm und die Speiseröhre in Mitleidenschaft gezogen werden. Generell kennzeichnend sind chronische oder wiederkehrende Schmerzen im rechten Unterbauch sowie Durchfälle mit vorausgehenden Koliken bis zu zwei Stunden nach dem Essen. Das Ganze drei- bis sechsmal täglich. Allerdings ist der Stuhl nur selten mit Blut vermischt. Das unterscheidet die Morbus-Crohn- von der Colitis-ulcerosa-Entzündung, bei der es bis zu 30 schleimig-blutigen Durchfällen kommt. Dafür können sich Fisteln, röhrenförmige Verbindungen zwischen den Darmschlingen bilden, was nun wiederum eitrige Abszesse oder narbige Einengungen nach sich zieht, mit Beeinträchtigungen des Stoffwechsels, die schlussendlich zu einem massiven Gewichtsverlust führen. Die Morbus Crohn-Patienten magern ab, oftmals noch bevor die Ursache ausgemacht werden konnte. Regelmäßige Darmspiegelungen mit der Entnahme von Gewebeproben sollten deshalb zu den turnusmäßig wiederholten Routineuntersuchungen gehören. Denn so kann einer ausufernden Expansion entzündlicher Darmerkrankungen durch die frühzeitige Einleitung therapeutischer Maßnahmen vorgebeugt werden.

Hämorrhoiden

In diesem Zusammenhang darf eine weitere »Volkskrankheit« nicht vergessen werden: knotige krampfaderartige Schwellkörper am Ende des Darms. 70 Prozent der über Dreißigjährigen machen sie zu schaffen. Ursachen sind neben chronischer Verstopfung und Entzündungen nahe dem After eine überwiegend sitzende Tätigkeit, erbliche Vorbelastung und Schwangerschaften bei manchen Frauen. Wird das Geschehen nicht beobachtet oder – viel zu oft – peinlich verschwiegen, kann es zu Blutstauungen bis hin zu Thrombosen kommen. Die Symptome steigern sich von Blutauflagerungen auf dem Stuhl – wie bei der Colitis ulcerosa – über Juckreiz bis zu starken Schmerzen, Entzündungen bis zur Verklemmung der Hämorrhoiden im Schließmuskel. Dabei kommt es zu heftigen Blutungen, Geschwüren, weiterer Infektion, zum Darmverschluss im Krisenfall. Schulmedizinisch kann den Hämorrhoiden mit der Verödung lokaler Blutgefäße sowie durch die Abschnürung der Knoten mit Gummibändern begegnet werden. Beruhigend wirken entzündungshemmende Salben und Zäpfchen mit Hamamelis, eher bekannt als Zaubernuss. Auch warme Sitzbäder mit Kamille und Eichenrinde sind eine wirksame naturheilkundliche Therapie gegen den lästigen Juckreiz. Einem Verschluss, dem Worst Case, ist dagegen bloß noch chirurgisch beizukommen, in letzter Minute.

Doch nicht immer muss gleich schweres Geschütz aufgefahren werden, wenn es gilt, dem Magen-Darm-Trakt therapeutisch zu Hilfe zu kommen. Bereits naturheilkundlich lassen sich erstaunlich gute Ergebnisse erzielen, sowohl was die Verringerung der Entzündungsschübe anlangt als auch hinsichtlich einer deutlichen Verbesserung des Allgemeinzustands der Patienten. Eine besondere Rolle spielt dabei – wen mag es noch wundern – wieder und wieder die gezielte Ernährungsplanung, entwickelt im Zusammenwirken von Schulmedizinern und

Ökotrophologen, akademisch ausgebildeten Ernährungsberatern. Dieser Kooperation bedarf es allein schon deshalb, weil sich die Ernährung immer nach der Diagnose richten und entsprechend aktualisiert werden muss.

Im akuten Stadium des Morbus Crohn sowie der Colitis ulcerosa kommt es vor allem darauf an, den Darm zu schonen, am besten durch den größtmöglichen oder vollständigen Nahrungsverzicht unter ärztlicher Anleitung. Sogar die künstliche Ernährung kann zur Entlastung der angegriffenen Schleimhäute vorübergehend sinnvoll sein.

In den schubfreien Intervallen sollte dann weiter eine basen- und ballaststoffreiche Vollwert-Ernährung eingehalten werden. Auch ableitende Diäten und Heilfasten zur Darmberuhigung vermögen – individuell angepasst – für eine Verbesserung zu sorgen. Auf Milch- und Weizenprodukte sollte in jedem Fall verzichtet werden, ebenso auf Fleisch und raffinierten Zucker, wo immer er versteckt sein mag. Allein, der Verzicht ist auch nicht wieder alles. Es braucht genauso bestimmte Stoffe und Nahrungsmittel, um die angegriffene Darmflora, die Besiedlung des Darms mit gutartigen Keimen, erneut zu befördern. Geeignet sind dazu eine probiotische Nahrung, auch mit milchsauer vergorenen Lebensmitteln wie naturbelassenen Joghurt, Kefir, Miso, sauren Gurken, Roter Bete oder Kohl oder Sauerkraut. Weiterhin wichtig sind Präbiotika wie Leinsamen, Flohsamen, Weizenkleie, Chicoree, Tombinambur und Inulin sowie viel Gemüse. Produkte aus der Apotheke und aus Reformhäusern mit Gerbstoffen, beispielsweise Blutwurz, ein Heilkraut aus der Familie der Rosengewächse, unterstützen die Regeneration des Darmes. Beruhigend und krampflösend wirken weiterhin Heilerde, Minzöl und Myrthe, entzündungshemmend Curcuma und Weihrauch-Präparate. Auch die Enzyme der Ananas, Papaya oder Mango können zur Behandlung von Störungen des Immungeschehens bei der Verdauung eingesetzt werden. Spurenelemente, Mineralien und Vitamine, besonders die fettlöslichen wie A, D, E, K, sollte jede Schonkost unbedingt enthalten. Auf die Zufuhr von B_{12},

Eisen, Zink und Selen ist im Einzelfall zu achten. Zur Eigenbehandlung gehören zudem die Zufuhr von viel Flüssigkeit und viel Bewegung täglich sowie eine abwechslungsreiche Ernährung mit Obst und Gemüse, besonders um einer Verstopfung vorzubeugen.

Therapeutisch ergänzend ist das alles sinnvoll, jedenfalls solange darüber nicht in den Wind geschlagen wird, was schulmedizinisch angeraten ist. Die chronisch entzündlichen Darmerkrankungen sind zu heimtückisch, die Risiken nachfolgender Krebserkrankungen zu groß, um die Behandlung nichtärztlichen Therapeuten allein zu überlassen. Die besseren unter ihnen wissen das und werden nie zögern, ihren Patienten zu fachärztlicher Behandlung zu raten, wo ihre eigenen Möglichkeiten erschöpft sind. Auf der anderen Seite sind auch die Schulmediziner gut beraten, wenn sie den fachlichen Rat der Naturheilkunde nicht ignorieren. Nehmen sie ihn an, indem sie ihre Patienten mit heilpraktischer Unterstützung behandeln, können sie selbst auf manches verzichten, was im Anfangsstadium einer Erkrankung belastender wäre als nötig.

Dabei darf aber nie übersehen werden: Mit der Dauer und der Ausdehnung einer CED, der chronisch-entzündlichen Darmerkrankung, kann das Krebsrisiko deutlich ansteigen. Bei der Colitis ulcerosa wird es nach zehn Jahren auf zwei, nach 20 auf acht und nach 30 Jahren auf 18 Prozent geschätzt. Ähnlich verhält es sich beim Morbus Crohn, der die Entstehung eines kolorektalen Karzinoms auslösen oder befördern kann. Weltweit zählt dieser Dickdarmkrebs zu den häufigsten Krebserkrankungen überhaupt; im Jahr 2012 betraf das 1,4 Millionen Menschen, 700 000 sind daran gestorben. In Deutschland sind etwa 60 000 Menschen jährlich von der Diagnose betroffen, die meisten älter als 50 Jahre. Das mittlere Erkrankungsalter liegt zwischen 70 und 75. Auf 64 Prozent bei den Männern und 65 Prozent bei den Frauen ist die Überlebensrate während der vergangenen zehn Jahre gestiegen.

WENN DER DARM DICHT MACHT

Jede und jeder dürfte schon mal mit der eigenen Darmtätigkeit gehadert haben. Für viele sind die eigenen Ausscheidungen aber irgendwie mit einem Tabu belegt, obwohl Werbung und Ratgeberliteratur erkennen lassen, wie sehr etwa die Beschaffenheit und Regelmäßigkeit unseres Stuhlgangs unsere Lebensqualität beeinflussen. Rund die Hälfte der Bevölkerung leidet unter situativer oder chronischer Verstopfung, medizinisch *Obstipation* genannt. Frauen übrigens doppelt so häufig wie Männer. Die Ursachen können vielfältig sein: Stress, Ballaststoffmangel, Hormon- oder Elektrolytstörungen, Flüssigkeitsmangel, Medikamente, Wechseljahre oder sogar manche Diäten, selten auch Tumore; »echte« Magen-Darm-Erkrankungen stehen nur in seltenen Fällen im Hintergrund. Ab wann von einer Verstopfung gesprochen werden kann, ist individuell sehr unterschiedlich. Nach allgemeiner Expertenauffassung gilt als »normal«, wer mindestens dreimal pro Woche Stuhlgang hat. Dem subjektiven Empfinden ist solche Normalitätsauffassung natürlich gleichgültig. Bleibt der üblicherweise tägliche Stuhlgang mal ein, zwei Tage aus, fühlt man sich schnell unwohl. Man sollte deshalb aber nicht gleich zu abführenden Medikamenten greifen, die einem überall angeboten werden. Bewegung, viel Flüssigkeit und ballaststoffreiche Ernährung sowie Lein- oder Floh- oder auch Chiasamen reichen in aller Regel aus, um den Darm wieder in Gang zu bringen – unter ärztlicher Leitung kurzfristig auch aloinhaltige Aloe vera- oder Faulbaumrinden-Produkte. Chia ist außerdem wie Buchweizen glutenfrei.

Polypen

In der Forschung besteht weitgehende Einigkeit darüber, dass die meisten bösartigen Tumore des Dickdarms und des Rektums als dessen Endstück sich aus Polypen entwickeln. Ungefähr 30 Prozent der deutschen Bevölkerung tragen diese oberflächlichen Aufwölbungen der Schleimhaut in sich, doch bei weniger als einem Prozent mutieren sie zu einem Karzinom. Vornehmlich begünstigt wird diese Entartung des Zellwachstums durch die Zerstörung der Darmflora infolge einer ungesunden, tierfett- und kalorienreichen Ernährung über Jahre hin. Die Symptome der Krebsleiden variieren dann je nach dem Sitz des Tumors. Häufig bleiben die bösartigen Wucherungen zunächst asymptomatisch. Auffällig werden sie erst, wenn sie bereits eine beträchtliche Größe erreicht haben. Die meisten Tumore des mittleren Dickdarmabschnitts zerfallen häufig geschwürig und führen zu verborgenen, im Stuhl nicht feststellbaren Blutverlusten. Die Patienten leiden an einer Anämie, einer Blutarmut, wie der Volksmund sagt. Der Mangel an roten Blutkörperchen lässt sie sichtlich erblassen. Die Zellen werden bloß noch unzureichend mit Sauerstoff versorgt. Es kommt zu Schwächezuständen, Kurzatmigkeit und schneller Ermüdung als Folge des Krebses. Entstehen Tumore im weiteren Verlauf des Dickdarms, in seinem unteren Bereich, behindern sie dessen Entleerung, verursachen Darmkrämpfe und Blutungen, die sich dann schon visuell im Stuhl nachweisen lassen. Je nach Stadium der Erkrankung und Lage des Tumors wird ihm chemotherapeutisch, mit einer Bestrahlung, oder der chirurgischen Resektion begegnet, in schwereren Fällen mit der Kombination aller drei Behandlungsverfahren. So kann etwa mit einer präoperativen Bestrahlung versucht werden, den Tumor zu verkleinern, um ihn nachher chirurgisch leichter zu entfernen, schonender für den Patienten. Ebenso kann die gefürchtete Radikal-OP der häufiger bei Frauen mittleren Alters als bei Männern auftretenden Analkarzinome heute in den meisten Fällen durch eine Radiochemotherapie umgangen werden. Bei 70 Prozent der Patienten ist die Heilung möglich, ohne dass noch wie früher ein künstlicher Darmausgang geschaffen werden muss.

Nach wie vor aber sind es Colitis ulcerosa oder Morbus Crohn, die einem Krebs des Magendarmtraktes, welchem auch immer, am häufigsten vorausgehen. Und schon allein deshalb kann die rechtzeitige Behandlung dieser entzündlichen Erkrankungen gar nicht ernst genug genommen werden. Bei leichteren bis milden Formen ist auch schon mit schwach wirkenden Entzündungshemmern ein Nachlassen der Symptome zu erreichen. Kortison-Präparate müssen dann erst bei mittelschweren und schweren Verläufen oral und intravenös verabreicht werden. Bei Morbus Crohn kann das die Entzündung um 60 bis 70 Prozent reduzieren, wenn auch nur während der Dauer der Einnahme. Von einer Erhaltungstherapie und anhaltenden Besserung durch die medikamentöse Behandlung kann bei keiner Darmentzündung die Rede sein. Das gilt auch für den Einsatz von Antibiotika, die ebenso im Einzelfall lindernd wirken können. Doch gleichviel, welche Pharmaka zum Einsatz kommen, mit Nebenwirkungen ist allemal zu rechnen, zumal wenn sich die Therapie über einen längeren Zeitraum erstreckt. Werden etwa die stark entzündungshemmenden TNF-alpha-Blocker eingenommen, kann das sogar zu einer erhöhten Rate an Krebserkrankungen führen. Der Arzt steht dann vor der Wahl zwischen Pest und Cholera. Alles hängt an seiner fachlich und ethisch gestützten Abwägung des Einzelfalls. Der operative Eingriff rückt auf die therapeutische Agenda. Ganze Darmabschnitte werden entfernt, die Enden kurzgeschlossen oder bei Morbus Crohn auch durch Darmplastiken ersetzt. Hochsensible, in Maßen unberechenbar reagierende Organe bleiben Magen und Darm so oder so, gleichwie man ihrer Beschädigungen Herr zu werden versucht, nach den Regeln der akademisch gelehrten Heilkunst, auf naturheilkundlichen Pfaden oder durch eine gesundheitlich vernünftige Lebensweise der Betroffenen selbst.

Reizdarmsyndrom (RDS)

Reizdarmsyndrome sind funktionelle Störungen ohne bestimmte Ursache. Unter Medizinern spricht man von *Colon irritabile* oder einem Reizkolon. Symptomatisch sind zuerst mehrere Monate andauernde Bauchschmerzen. Unglaubliche 20 Prozent der deutschen Gesamtbevölkerung leiden heute darunter. Neben der *Dyspepsie*, dem Reizmagen, ist es die häufigste Magen-Darm-Störung unserer Tage, meistens verbunden mit Blähungen und dem peinlichen Entweichen übelriechender Winde sowie mit dünnem Stuhlgang, wenn nicht gleich mit Durchfall. Als Auslöser gilt an vorderster Stelle die Unverträglichkeit bestimmter Nahrungsmittel, angefangen mit Zucker und anderen kohlenhydrathaltigen Produkten wie Weizen, Dinkel, Roggen, Hülsenfrüchten bis hin zu Zwiebeln und Knoblauch. Allesamt werden sie nur unvollständig im unteren Dünndarmabschnitt verdaut. Dadurch entstehen faulig, teilweise schwefelartig riechende Gase. Freilich kann die unangenehme bis schmerzliche Reizung des Darms ebenso auf eine Störung der Darmflora oder auf träge Darmbewegungen zurückgehen. Irritationen des vegetativen Nervensystems spielen dabei eine nicht zu unterschätzende Rolle. Innere Unruhe, Lärm, unregelmäßiges oder hastiges Essen bringen unsere Verdauung schnell durcheinander. Normale Prozesse werden unverhofft blockiert. Wir bekommen Bauchschmerzen, haben einen aufgetriebenen Leib, einen unregelmäßigen Stuhlgang, spüren verstärkten Harndrang. Trotz eines guten Allgemeinzustands und obwohl wir gut schlafen, auch Appetit haben, stellen sich Migräne oder Rückenprobleme ein. Sogar Herzrhythmusstörungen und Schmerzen beim Geschlechtsverkehr können plötzlich auftreten. Das aber sind dann schon Ausnahmefälle. Üblicherweise quälen weniger bedrohliche Schmerzen, nur manchmal so stark, dass man glaubt, keinen klaren Gedanken mehr fassen zu können.

DAS MIKROBIOM

Mehr als hundert Billionen Mikroorganismen leben im Darm. Sie beeinflussen das Wohl und Wehe unserer Gesundheit entscheidend. Der Darm ist mit mehr mikrobiellen Zellen als mit menschlichen Körperzellen und mindestens hundertmal mehr mikrobiellen Genen als menschlichen Genen besiedelt. Man nennt diese Darmflora deshalb auch das gastrointestinale *Mikrobiom*. Mittlerweile sind 1250 Mikroorganismen im Magen-Darm-Trakt identifiziert. Allerdings wird vermutet, dass es mehr als 10 000 unterschiedliche Arten sein müssten. Mehr als 60 bis 80 Prozent davon sind zurzeit nicht kultivierbar und werden daher erst nach und nach identifiziert. Der Begriff *Mikrobiom* wurde von dem amerikanischen Molekularbiologen Joshua Lederberg (1925–2008) definiert. Dieser hatte vorgeschlagen, die Gesamtheit der nichtmenschlichen Gene nicht losgelöst vom menschlichen Körper zu betrachten. Sie seien von ihm nicht zu trennen. Denn es bestehe eine enge Funktionseinheit zwischen Mikrobiom und den Milieufaktoren des Wirtes – also des Menschen. Und die Intelligenz des »Metagenoms« der Mikroorganismen würde viele Stoffwechselaktivitäten des Darms und des gesamten Menschen anregen oder anderweitig beeinflussen: wie die Produktion von Vitaminen (B und K), die Stimulation und das kontinuierliche »Training« des darmassoziierten Immunsystems, die Beteiligung am Kohlenhydratstoffwechsel, die Ausbildung der mikrobiellen Infektionsbarriere sowie die Aktivierung der Mobilität des Darms. Auch andere Mikrobiome wurden entdeckt, wie das der Haut, der Vagina und des Uterus, der Fruchtblase und der Milchdrüsen der Mutter, des Rachens, des Mittelohrs oder der Harnblase. Eine Störung des Gleichgewichtes des bestehenden Darm-Mikrobioms durch Nicht- oder Fehlbesiedlung wie bei der Besiedlung des Dünndarmes durch Dickdarmkeime kann nicht nur zu gastrointestinalen Störungen und Erkrankungen führen, sondern auch zu chronischer Infektanfälligkeit, allergischen Reaktionen, Autoimmunerkrankungen, Haut-, Harnwegs- und Gelenkserkrankungen, Scheidenpilzen bis hin zum *Metabolischen Syndrom* (Mehrfachbelastung durch Adipositas, Diabetes, Fettstoffwechselstörung und Arteriosklerose).

Vor einer schweren Zwischenprüfung hatte ich während des Studiums monatelang heftigste Bauchschmerzen, immer zwei Stunden nach dem Essen. Die Ursache lag auf der Hand. Die therapeutische Empfehlung bekam ich von meiner naturmedizinisch tätigen Tante: nichtsaures Gemüse wie Kartoffeln oder Brokkoli in kleinen Mahlzeiten; außerdem heiße Duschen und Wannenbäder, ziemlich warme Kompressen in der Magen- und Zwölffingerdarmregion, oberdrauf noch eine Wärmflasche und danach eine kurze Kaltwaschung. Getrunken wurde Tee aus Kamille, Fenchel, Melisse, Minze oder Schafgarbe und Süßholz. Alles zusammen hat mich, wenn man so will, am Ende sicher durch die Prüfung gebracht. Nachdem ich sie bestanden hatte, verschwand der chronische Reiz wie von selbst und ist nachher nie wieder aufgetreten. Es war mir ergangen wie vielen, und das auch insofern, als sich das Auftreten des Reizdarmsyndroms mit den Jahren verliert. Je älter wir werden, desto unwahrscheinlicher ist es.

Seine Behandlung kann im Grunde jeder selbst in die Hand nehmen, wenigstens anfangs: Entspannungsbäder und viel Bewegung lockern den verspannten Bauchraum. Dazu eine leichte Vollwertkost mit wenig Ballaststoffen, ohne Milch- und Weizenprodukte, Honig, raffinierten Zucker und Süßstoff. Pflanzenheilkundlich sind Pfefferminzöle zur Entkrampfung, Baldrian zur Beruhigung, Melisse und Kamille zur Entzündungshemmung und Entspannung des Darmes zu empfehlen, Fenchel, Anis und Kümmel gegen Blähungen und das unkontrollierte

Entweichen von Darmgasen. Bei Verstopfung wirken Leinsamen oder Flohsamen, die getrockneten Samen des indisch-afrikanischen Wegerichs, stuhlregulierend. Selbst hergestellter Krautsalat mit Essig und Kümmel oder Joghurt und Kefir stabilisieren die Darmflora. So habe ich es bereits in der Jugend von meiner Mutter gelernt. Später, bei meinen Reisen auf dem asiatischen Kontinent der Weltmedizin, habe ich dann die heilsamen Einflüsse ayurvedisch veganer Ernährung kennengelernt und zudem erfahren, wie sich Magen-Darm-Beschwerden mit einer gezielten ayurvedischen Bauchmassage und/oder in Kombination mit einer Triggerpunktmassage, mit Akupressur, und mit Akupunktur lindern lassen. Allerdings bedarf es dazu außer therapeutischer Erfahrung fundierterer Kenntnisse der Traditionellen Chinesischen Medizin (TCM). Lange bevor wir uns die Zusammenhänge naturwissenschaftlich erklären konnten, fußten die Lehren des Ayurveda, der Altindischen sowie die der Altchinesischen Heilkunst auf der Überzeugung, dass unsere inneren Organe »Teamwork« betreiben, um es einmal modisch auszudrücken. Ohne die Zuarbeit von Leber, Galle und Bauchspeicheldrüse würde die aufgenommene Nahrung im Darm versacken – er wäre nicht funktionsfähig. So entsteht etwa in der Leber die mit Cholesterin angereicherte Gallenflüssigkeit. Circa einen Liter davon brauchen wir für die Fettverdauung – tagtäglich.

Erkrankungen der Gallenblase

Gallenprobleme können den gesamten Stoffwechsel negativ beeinflussen, ihn womöglich lähmen. Nachdem sie von der Leber produziert wurde, wird die bittere Galle in der Gallenblase gespeichert und eingedickt, um nachher bei Bedarf an den Zwölffingerdarm abgegeben zu werden. Das heißt, von einer besonders fettreichen Ernährung wird der Gallenblase besonders viel abverlangt. Dann zumal, wenn noch psychische Faktoren hinzukommen, Stress die Durchblutung reduziert, kann es schnell geschehen, dass die Entgiftung des Körpers nur noch eingeschränkt funktioniert. Die Naturmediziner sprechen von einer »Lebermüdigkeit«, die sich mit Niedergeschlagenheit, Bedrückung oder gar mit Ausbrüchen von Zorn und Aggression bemerkbar macht. Meist sagt man dann, jemandem komme die »Galle hoch«, ihr oder ihm sei »eine Laus über die Leber gelaufen«. Keine Kultur, in der die Menschen nicht schon in grauer Vorzeit beobachtet hätten, dass sie sich wohler fühlen, wacher und agiler sind, wenn sie sich maßvoll ernähren. Das Fasten wurde zum religiösen Ritual erhoben und war zugleich, streng medizinisch betrachtet, doch nicht mehr als eine mythisch aufgewertete Gallen-Diät. Indem sie glaubten, mit Verzicht die Seele zu reinigen, entlasteten die Gläubigen ihren Körper.

Heute dagegen geht es eher um den äußeren Anschein als um das innerliche Wohlbefinden, wenn wir uns immer mal wieder aufraffen, vorübergehend enthaltsamer zu leben. Das Fasten wird als eine Leistung angesehen, mit der möglichst rasch beste Ergebnisse zu erzielen sind. Ein Schnellschuss, der allemal nach hinten loszugehen droht. Oder weshalb sonst sollte die Prävalenz, die Rate der an einem Gallenleiden Laborierenden, gerade in den westlich geprägten Leistungs- und Konsumgesellschaften so auffällig erhöht sein?

Schon 2005 wurde geschätzt, dass jeder Fünfte in Deutschland Gallensteine hat. Heute weiß man, dass etwa zehn bis 15 Prozent der Menschen in den Industrienationen damit belastet sind. In Deutschland rund zehn Millionen (175 000 werden jährlich operiert). Deutlich ansteigend ist das Risiko einer Gallensteinbildung nach dem 40. Lebensjahr, dann also, wenn es die meisten geschafft haben, wenn es ihnen besser geht, sie aber auch stärker gefordert sind, vielleicht unter Depressionen leiden, wie sie die Wechseljahre der Frauen oder die Midlife-Crisis der Männer mit sich bringen. 50 Prozent der Frauen sind in den Sechzigern davon betroffen, etliche haben sich bereits die Gallenblase entfernen lassen. Bei den Männern hingegen verzeichnet die Statistik lediglich eine Rate von 25 Prozent, was freilich auch damit zu tun haben mag, dass sie weniger auf sich achten, lieber eine Tablette einwerfen als sich gründlich untersuchen zu lassen. Manche mögen sich auch noch immer stark vorkommen, wenn sie den Schmerz ertragen, solange es eben geht. Ich weiß, wovon ich rede. 2014 war ich von der FIFA zum Endspiel der Fußball-WM in Brasilien eingeladen. Wie habe ich mich gefreut, was für ein Erlebnis stand mir bevor, einmalig, unwiederholbar. Doch plötzlich, einen Tag vor dem Abflug, bekam ich Fieber. Mehr als eine kleine Erkältung wollte ich mir nicht eingestehen und packte weiter den Koffer, verstaute die Fotoausrüstung und was man noch so alles für eine große Reise braucht. Ansonsten sollte es mit ein, zwei Tabletten getan sein, dachte ich. Dann aber stieg das Fieber weiter, während die Kräfte schwanden. Ich hatte eine entzündete Gallenblase. Die Gallensteine machten sich bereits beim Druck auf den rechten Oberbauch schmerzhaft bemerkbar. Der Appetit war mir längst vergangen, die Diagnose eindeutig. Es folgte die Einweisung ins Krankenhaus, Verordnung hochdosierter Antibiotika, eiweiß- und fettlose Diät, schließlich ab in den OP zur endoskopischen Entfernung der scharfkantigen Steine unter Vollnarkose. Das Endspiel sah ich mir später in einer Fernsehaufzeichnung an, erleichtert und froh darüber, dass mich die Familie noch rechtzeitig davon abgehalten hatte, in den Flieger zu steigen. Nicht auszudenken, was die anfängliche Selbstüberschätzung hätte nach sich ziehen können: eine Leberentzündung, gestaute Gallengänge oder sogar eine platzende Gallenblase. So aber war ich schon nach wenigen Tagen wieder zu Hause. Die Lektion hat gesessen. Bis heute ernähre ich mich fettarm, vorwiegend vegetarisch mit vielen Ballaststoffen, abgesehen von der einen oder anderen Currywurst zwischendurch. Ideologischer Dogmatismus war meine Sache nie. Besser gefahren bin ich immer mit dem Maßvollen und der Achtsamkeit gegenüber dem eigenen Körper. Warme Leibwickel und Massagen mit Melissen- oder Kümmelöl helfen mir noch immer, wenn der Bauch wieder einmal drückt, weil die Galle mit zu vielem fertig werden muss, mit Hektik, Ärger und Stress oder auch damit, dass in fröhlicher Runde der Wein besonders gut schmeckte.

Dennoch, trotz größter Vorsicht bin ich, sind wir alle nicht davor gefeit, dass sich pathogene Bestandteile der Galle zu Steinen verfestigen: wenige Millimeter klein oder mehrere Zentimeter groß. Festsetzen können sich diese kristallinen Ablagerungen in der Gallenblase sowie in den Gallengängen, den Kanälen, durch die Galle zur Fettverdauung in den Zwölffingerdarm fließt. Prinzipiell ist dabei zwischen Cholesterin- und Pigmentsteinen zu unterscheiden. Die einen bestehen, wie bereits der Name verrät, vorwiegend, zu 50 Prozent aus Cholesterin. Dazu kommt ein Gemisch aus Kalziumsalzen, Gallenfarbstoffen, Proteinen und Fettsäuren. 90 Prozent der in den Industrieländern vorkommenden Gallensteine sind so beschaffen, was einmal mehr bestätigen mag, dass sich das Leiden nicht zuletzt dem ebenso guten wie angestrengten Leben verdankt. Sehr viel weniger, ganze 20 Prozent Cholesterin enthalten die Pigmentsteine, bei denen wiederum zwischen den schwarzen und den braunen zu unterscheiden ist.

Die braunen sind meist die Ursache einer chronischen Infektion des Gallensystems und insofern die gefährlicheren, auch wenn sie bei uns wesentlich seltener Probleme verursachen als Cholesterinsteine. Diese bilden sich infolge unterschiedlicher, teilweise zusammenwirkender Dysfunktionen des Gallensystems, allem voran durch die übersteigerte Ausschüttung von Cholesterin. Zu den Risikofaktoren zählen Adipositas, Fettleibigkeit auf Deutsch, meistens verbunden mit Bluthochdruck sowie mit jeglichen Formen erhöhter Kalorienzufuhr, dem gesteigerten Alkoholkonsum nicht zuletzt. Allerdings ist auch das glatte Gegenteil in Betracht zu ziehen. Auch eine Hungerdiät kann Gewebecholesterin freisetzen, das sich nachher in der Gallenflüssigkeit sammelt. Ebenso zu beachten ist die Nebenwirkung verschiedener Medikamente, auf vielen Beipackzetteln ist die Entstehung von Gallensteinen als eine solche verzeichnet. Wurden die Präparate vom Arzt verschrieben, wird er das Risiko abgewogen haben. Handelt es sich um frei verkäufliche Pharmaka, tut man gut dann, die zugegebenermaßen ellenlangen Beipackzettel in Ruhe zu studieren, statt sie gleich wegzuwerfen. Das gilt nicht zuletzt für Frauen, deren Cholesterinspiegel sich während der Schwangerschaft ohnehin über das Normale hinaus erhöht.

Das charakteristische klinische Bild der Gallensteine, ihr hauptsächliches Symptom sind Koliken, plötzlich auftretende, kaum erträgliche Schmerzanfälle, ausgelöst von der Wanderung eines Steins von der Blase in die Gallengänge. Diese können sich daraufhin entzünden, womöglich blockiert werden. Durch wiederholte Kontraktionen der Gallenblase und der Muskeln in der Wand der Gallenwege versucht der Körper, den Fremdkörper abzustoßen, indem er ihn weiter in Richtung des Dünndarms befördert. Die dadurch verursachten Schmerzen sind quälend schwer, mit zeitweisem Abschwellen über Stunden anhaltend, begleitet von einem Druckgefühl im Oberbauch. Auch in die Region zwischen den Schulterblättern und der rechten Schulter insbesondere können die Schmerzen ausstrahlen. Übelkeit und Erbrechen dramatisieren den Anfall bisweilen. In den meisten Fällen jedoch verhalten sich die Gallensteine durchaus unauffällig. Leichtere Schmerzen und Beschwerden wie Völlegefühl, Verdauungsstörungen, Aufstoßen oder Blähungen treten erst nach reichlichen Mahlzeiten auf. 60 bis 80 Prozent derer, die Gallensteine in sich tragen, spüren überhaupt nicht, wie »steinreich« sie sind.

Sind die Fremdkörper erst einmal diagnostiziert, in der Regel mit einer Ultraschalluntersuchung, wird zunächst versucht, die Steine medikamentös aufzulösen. Sind sie kleiner als zehn Millimeter, dauert der Prozess sechs Monate bis zwei Jahre. Über diesen Zeitraum müssen die Medikamente allabendlich eingenommen werden, selbst dann noch, wenn man den Eindruck hat, der Stein sei bereits »abgegangen«. Der Methode sind allerdings Grenzen gesetzt. Steinen, die größer als zehn Millimeter sind, ist so nicht mehr beizukommen; Pigmentsteinen überhaupt nicht. Bei einem Durchmesser von unter zwei Zentimetern werden die Steine deshalb mechanisch zertrümmert, natürlich nicht mit Hammer und Meißel, sondern mit gebündelten Schallwellen. Das sind außerhalb des Körpers – extrakorporal – erzeugte Stoßwellen, die hammerartig auf die Gallensteine »einschlagen« und von einem speziellen Gerät ausgestrahlt werden. Leider ist diese zunächst schnell wirkende Therapie mit einer hohen Rückfallrate verbunden. Bei 64 Prozent der Patienten bilden sich innerhalb von fünf Jahren abermals Gallensteine, nach zehn Jahren gar bei 80 Prozent. Das modernste und sicherste Verfahren einer nachhaltigen Behandlung ist die Entfernung der Gallenblase durch eine endoskopisch ausgeführte Operation.

Unbedingt angeraten ist die Entfernung der Gallenblase bei Patienten mit Steinen größer als drei Zentimeter. Tragen sie doch ein neun- bis zehnfach größeres Risiko, ein Gallenblasenkarzinom zu bekommen, an einer der nach wie vor gefährlichsten Krebsarten zu erkranken. Auf ganze sechs Monate beläuft sich die mittlere Überlebenszeit nach der Diagnose. Zum Glück entwickelt sich dieser Krebs nur bei sehr wenigen Patienten mit Gallenstein – bisher bei 0,2 Prozent von ihnen. Geschlechterbezogen besteht ein Verhältnis von 4:1 zugunsten der Männer. Das mittlere Alter des Befalls liegt bei 70 Jahren.

Weniger dramatisch, wenngleich äußerst schmerzhaft verlaufen akute Entzündungen der Gallenblasenwand. Die Ärzte sprechen von einer *Cholezystitis*. Ausgelöst wird sie meist vom Verschluss eines Gallengangs durch abwandernde Steine. Das führt erstens zu einer mechanischen Reizung mit anschließender Minderdurchblutung der Schleimhaut, zweitens zur Freisetzung entzündungsstimulierender Substanzen und drittens zu einer Besiedlung mit krankheitserregenden Bakterien, zum Beispiel mit Streptokokken, den Verursachern verschiedener Infektionen. Typische Symptome dieser Entzündung sind Gallenschmerzen, die sich kontinuierlich verschlimmern und über den gesamten rechten Oberbauch erstrecken, bisweilen wie bei der

Kolik in die rechte Schulter ausstrahlend. Hinzukommen die bereits bekannten, die üblichen Gallensymptome: Appetitlosigkeit, Übelkeit und Erbrechen, erhöhte Temperatur und mitunter Schüttelfrost. Für diagnostische Aufklärung können eine Ultraschalluntersuchung des Bauchraumes und Laboranalysen von Entzündungsparametern und Leberenzymen sorgen. Erbringen sie den aufgrund der Symptome vermuteten Befund, ist bei einer weiteren Ausbreitung des entzündlichen Geschehens wiederum die operative Entfernung der Gallenblase, eine *Cholezystektomie*, in der Regel unumgänglich, dann zumal, wenn ein lebensbedrohlicher Notfall besteht, weil unbehandelt eine Perforation der Gallenblase auftreten kann.

Vielfach ist den Patienten in der akuten Phase aber auch schon mit künstlicher Ernährung sowie mit der Anwendung von Antibiotika, krampflösenden Mitteln und Schmerzmitteln geholfen. Auch naturmedizinische Verfahren können hilfreich sein, wenngleich nur im Anfangsstadium einer Entzündung der Gallenblasenwand. Gestützt auf meine persönliche sowie meine ärztliche Erfahrung, rate ich – und das gilt nun wieder für alle Gallenleiden – zu heißen Fußbädern, in etwa 15 Minuten langsam erwärmt von 35 auf 39 Grad. Die aufsteigende Wärme fördert die Durchblutung von Darm und Leber. Sitzbäder, die bis zur Nabelhöhe in gleicher Weise durchgeführt werden, nun aber mit hochgelegten Beinen, wirken ähnlich entspannend, mehr noch entkrampfend auf Darmwände und Gallenwege. Abzuraten ist davon freilich bei einer bereits akuten Entzündung. Sie würde ebenso von allen lokal angewendeten Maßnahmen, von der Wärme zusätzlich stimuliert, während kalte Umschläge dann wenigstens vorübergehend Linderung verschaffen, kalte Wadenwickel das Fieber senken. Zur pflanzentherapeutischen Ergänzung der schulmedizinischen Behandlung von Gallenbeschwerden eigenen sich Tee oder Fertigpräparate aus Pfefferminze, Curcuma, Schafgarbe, Löwenzahn, Kümmel, Artischocke, Mariendistel oder Wermut. Auch Akupunktur und Akupressur können helfen.

Nahezu jede Krankheit, die auf eine Stoffwechselstörung zurückgeht, lässt sich mit einer Regulation der Verdauung wieder in den Griff
bekommen, nicht immer und gewiss nicht in jedem Fall, aber doch in
Maßen und erfolgreicher als landläufig angenommen. Auch die »Zu-
ckerkranken« sind darauf geradezu angewiesen, wenn sie ein normales
Leben führen wollen.

NIERENSTEINE

Die Nierensteinkrankheit ist weltweit verbreitet. Ihr Auftreten
steigt an. Man vermutet einen Zusammenhang mit den west-
lichen Ernährungsgewohnheiten. In Deutschland entwickeln
etwa fünf Prozent der Bevölkerung einmal in ihrem Leben
einen Nierenstein. Nierensteine bilden sich in den oberen Harn-
wegen und wandern dann unterhalb der Nieren in den Harnleiter. Dort lösen sie eine sogenannte Nierenkolik aus, die mit
den stärksten Schmerzen verbunden ist, die Menschen haben
können.

Die Steinbildung geschieht unbemerkt in den Nieren. Die
meisten Nierensteine sind Kristalle wie Kalziumoxalatsteine
(75 Prozent), Kalziumphosphatsteine (15 Prozent) und Harn-
säuresteine (8 Prozent). Es treten auch Mischungen auf. Risikofaktoren sind neben der Genetik die Ernährungsgewohnheiten.
Tierische Eiweiße, Oxalat, Natrium, Haushaltszucker und Fruktose wurden in prospektiven Studien als Risiko identifiziert.
Auch den Trinkgewohnheiten kommt eine große Bedeutung zu,
da bei einem Urinvolumen von weniger als einem Liter pro Tag
das Steinrisiko um mehr als das Doppelte ansteigt. Zuckerhal-
tige Getränke erhöhen das Risiko.

Ein Stein kann sogar jahrelang oder jahrzehntelang asymptomatisch in den Nieren verbleiben, ohne Beschwerden zu ver-

ursachen. Der größte Teil (80 Prozent) der Nierensteine ist so klein, dass er auf natürlichem Wege im Urin ausgeschieden wird. Erst der Eintritt eines hinreichend großen Steines in den Harnleiter ist mit den klassischen beiden Symptomen der Kolik und der Blutung (sichtbares Auftreten im Urin) verbunden. Blut im Urin kann aber auch fehlen. In manchen Fällen tritt auch eine Blutung ohne Schmerzen auf. Der Schmerz tritt meist einseitig in der Flanke auf und kann »dramatisch« werden. Oft ist er von Übelkeit und Erbrechen begleitet. Die Diagnostik beginnt mit Anamnese, körperlicher Untersuchung und Urinanalyse. Der Diagnoseverdacht muss durch bildgebende Verfahren (Ultraschall, Computertomographie) bestätigt werden.

An erster Stelle der Therapie steht die Schmerzbekämpfung mit krampflösenden und entzündungshemmenden Medikamenten, manchmal auch Opioiden. Steine können mit Extrakorporalen Stoßwellenlithotripsie zertrümmert oder mit endoskopischen Methoden oder einer Schlinge von der Blase aus entfernt werden. Schmerztherapeutisch kann begleitend mit Akupunktur am Körper oder einer Dauernadel im Ohr behandelt werden.

Bei mehr als der Hälfte der Patienten kommt es innerhalb von zehn Jahren zu einer erneuten Steinbildung. Daher ist ein vorbeugendes Verhalten sinnvoll. Allgemein gilt, dass das Urinvolumen mindestens zwei Liter pro Tag betragen sollte, das heißt, dass der Patient reichlich trinken sollte – auch über den Durst hinaus, aber keine zuckerhaltigen Getränke. Bei Kalziumoxalatsteinen sollten Spinat, Rhabarber und Rote Bete, Schokolade und Kakao wenig konsumiert werden, bei Harnsäuresteinen sollten Fleisch, Wurst, Ölsardinen, Leber, Nieren, Herz, Zunge und Hülsenfrüchte gemieden werden, bei Kalziumphosphatsteinen Milchprodukte.

Unterstützende Maßnahmen zur Ableitung eines kleinen

Steines sind Tees, die Löwenzahn enthalten. Zur Vorbeugung und zur Verhütung eines Rückfalls eignen sich Präparate und Tees aus Echter Goldrute, Hauhechel und Orthosiphon, dem Katzenkraut. Vor allem zur Rückfallverhinderung hat sich eine Teemischung aus Löwenzahnkraut, Wacholderfrucht, Petersilienfrucht, Bruchkraut und Anisfrucht bewährt.

Diabetes mellitus

Die Zuckerkrankheit ist fraglos die am weitesten verbreitete Stoffwechselstörung unserer Tage (weltweit etwa 425 Millionen Betroffene), zudem mit einer stark steigenden Tendenz an Neuerkrankungen (geschätzt 700 Millionen Betroffene im Jahr 2045). Streng genommen handelt es sich hier aber nicht bloß um eine einzige, sondern um eine ganze Gruppe von Erkrankungen, die durch die sogenannte Hyperglykämie, eine »Überzuckerung« des Körpers charakterisiert sind. Die beiden Hauptarten des Diabetes mellitus sind die Typen 1 und 2. In beiden Fällen beginnt der pathologische Prozess mit einem verminderten Zuckerabbau im Verdauungsprozess. Bei Typ 1 handelt es sich um einen Insulinmangel, resultierend aus der Unfähigkeit der Bauchspeicheldrüse, das für die Blutzuckerverwertung benötigte Hormon in ausreichender Menge zu produzieren. Es kommt zu einer krankhaften Erhöhung des Blutzuckerspiegels. Bei Typ 2 hingegen wird die vermehrte Glukoseproduktion durch eine Resistenz der Zellen gegenüber dem Hormon ausgelöst. Obwohl es durchaus ausreichend vorhanden ist, sprechen vor allem die Muskeln, das Fettgewebe und die Leber weniger oder gar nicht auf das Insulin an. 80 Prozent derer, die als adipös, also fettleibig gelten, leiden zugleich unter Diabetes. Während die Typ 1-Patienten meist im Kindes- oder Jugendalter erkranken, häuft sich Typ 2 ab dem 30. Lebensjahr. Von »Altersdiabetes« spricht der Volksmund. Statistisch betrachtet sind seine Zuwachsraten die größeren, erschreckenderweise gilt die Zunahme auch schon bei Kindern.

Ursächlich für die Entwicklung eines Diabetes mellitus Typ 1 ist das Zusammenwirken genetischer, umweltbedingter und immunologischer Faktoren. Wie diese können auch Infektionen zu einer Zerstörung der insulinbildenden Zellen der Bauchspeicheldrüse führen. Lebenslange Insulin-Injektionen sind die Folge. Bei Typ 2 spielen eine exzessive Glukoseproduktion sowie ein abnorm provozierter Fettstoffwechsel die entscheidende Rolle, auch dies gelegentlich befördert durch erbliche Vorbelastung. Eineiige Zwillinge sind zu 70 bis 90 Prozent gemeinsam von der Krankheit betroffen. Ihr Hauptmerkmal ist die bereits erwähnte Insulinresistenz. Das heißt, der Zucker wird nicht mehr hinreichend in die Zellen geschleust und von diesen abgebaut, sprich in Energie verwandelt. Dem versucht die Bauchspeicheldrüse zunächst mit einer vermehrten Insulin-Produktion ausgleichend zu begegnen. Reicht das nicht aus, dann staut sich die nicht abgebaute Glukose im Körper, so dass der Zuckerspiegel bereits im nüchternen Zustand erhöhte Werte aufweist. »Nüchternglukose« lautet die Diagnose.

Untrügliche Anzeichen einer jeden Zuckererkrankung sind verstärkter Harnfluss zum einen und ständiger Durst zum anderen. Außerdem Müdigkeit, Schwäche, verschwommenes Sehen, oberflächliche Infektionen und eine verzögerte Wundheilung. Besonders bei Patienten des Typ 1 ist überdies eine verstärkte Aceton-Ausscheidung zu beobachten. Ihr Urin riecht auffällig chemisch, etwa so wie Nagellackentferner. Das Tückische am Typ 2 wiederum ist, dass er über lange Zeit asymptomatisch bleibt und erst auffällt, wenn bereits diabetische Spätkomplikationen auftreten. Ein unbehandelter oder schlecht eingestellter Diabetes mellitus kann schnell zu weiteren Komplikationen führen, angefangen von Stoffwechselstörungen bis zum Verschluss von Arterien, beispielsweise im Auge, was zur Erblindung führen kann, oder zum sognannten »Raucherbein« mit einem Absterben der Zehen, oder sogar zu kardiovaskulären, die Herzkranzgefäße betreffenden Erkrankungen, zu Herzinfarkt und Schlaganfall. Solche Folgen sind es auch, die schlimmstenfalls zum Tod führen, weniger der ihnen vorausgehende »Zucker«. Glauben wir jüngeren Studien, so besteht bei Diabetes Typ 2 zudem ein erhöhtes Demenz-Risiko, die Gefahr einer geistigen Behinderung.

Doch nicht bloß, was ihre Ursachen und Wirkungen anlangte, sondern auch hinsichtlich der Wirksamkeit präventiver Maßnahmen sind die beiden Formen des Diabetes mellitus differenziert zu betrachten. Während es bisher trotz aller Bemühungen der Wissenschaft nicht gelungen ist, für Typ 1 eine vorbeugende Intervention zu ermöglichen – die medikamentöse Verabreichung von Insulin zum Ausgleich des Mangels zeitigte keinen Erfolg –, gibt es für Typ 2 zahlreiche Möglichkeiten, den Glukose-Überschuss abzubauen oder gar nicht erst aufkommen zu lassen. Eine Änderung des Lebensstils, verbunden mit medikamentöser Behandlung, kann der Krankheit durchaus Einhalt gebieten, ihren Verlauf stoppen, mindern oder verzögern. Ganz oben auf der Agenda steht dabei für die meisten Patienten eine Reduktion ihres Körpergewichtes durch vollwertige Ernährung und viel Bewegung.

Wie bei kaum einer anderen chronischen Erkrankung ist die Diagnose eines Diabetes mellitus für den Patienten ein fortwirkend einschneidendes Ereignis, bedeutet sie doch die Notwendigkeit einer zumeist lebenslangen Umstellung des Ernährungs- und Lebensstils sowie eine dauerhafte medikamentöse Therapie. Darüber hinaus bedarf der Diabetes-Patient einer intensiven medizinischen Überwachung, um ernste Folgeschäden zu lindern oder zu verhindern. Mehr als bei anderen ernsten Erkrankungen hat es der Diabetiker aber auch selbst in der Hand, den Verlauf der Krankheit zu beeinflussen. Je besser er über die Zusammenhänge der Erkrankung und die Beeinflussung des Blutzuckerspiegels durch die Ernährung Bescheid weiß, desto besser kann er den eigenen Diabetes mellitus beherrschen, nicht zuletzt mental. Denn auch die Zuckerkrankheit ist psychisch beeinflusst. Auch sie wird durch Stress, Ängste und seelisches Leid verstärkt, so wie die innere Ausgeglichenheit und das Gefühl der Geborgenheit in der Familie, unter Kollegen oder Freunden, dazu beitragen kann, besser mit der Diagnose auszukommen.

Wenn der Rücken streikt

Was wären wir ohne die tragende Kraft unseres Rückens! Er hat uns aufgerichtet, mit dem aufrechten Gang sind wir Menschen geworden. Erst nachdem wir die Hände freibekommen hatten, waren wir in der Lage, zielgerichteter tätig zu werden, Hand und Kopf zu verbinden. Die Evolution entfernte uns vom Tierreich, der Rücken hat dies ganz maßgeblich möglich gemacht. Bekommen ist ihm das weniger gut. Je weiter es die Menschheit im Laufe der Geschichte brachte, desto schwerer hatte der Rücken an den Folgen der Zivilisation zu tragen. Nicht nur Fehlhaltungen bei der Arbeit, mangelnde Bewegung und Übergewicht machen ihm zu schaffen. Auch Stress, psychischer Druck, Mobbing und andere Ängste, alles, was die Hektik des modernen Alltags mit sich bringt, bekommen wir im Kreuz zu spüren.

In 80 bis 90 Prozent der Fälle sind chronische Rückenschmerzen auf mangelnde Bewegung, Fehlhaltungen oder emotionale Faktoren wie Ängste oder depressive Verstimmungen zurückzuführen. Die enge Verbindung der Muskulatur mit dem Gefühlszentrum des Gehirns, dem limbischen System, führt dazu, dass Stimmungsschwankungen, Trauer oder Begeisterung, Bedrückung oder Euphorie unmittelbar auf den Rücken durchschlagen. Menschen, die »die Zähne zusammenbeißen«, verspannen sich im Bereich der oberen Halswirbelsäule. Wer viel ertragen muss, viel »auf dem Buckel« oder die »Angst im Nacken« hat, hebt die Schultern. Das ist eine ganz natürliche, unbewusste Abwehrhaltung, freilich auch eine, die die Beweglichkeit des Brustkorbs einschränkt. Die Drehbewegungen zwischen Hüfte und Schultern werden immer anstrengender, bis es richtig weh tut.

Auf den Zusammenhang zwischen Psyche und Rücken werden wir immer wieder durch zahlreiche Redewendungen gestoßen: Manchem wird »das Kreuz gebrochen«, andere »ziehen den Schwanz ein«. 70 Prozent der Rückenleiden haben keine klare Diagnose. Sicher ist jedoch, dass es in über 80 Prozent der Fälle akuter Rückenschmerzen muskuläre Verspannungen sind, die ursächlich wirken, während die vielfach vermuteten Verschleißerscheinungen gerade mal mit zehn und die Bandscheibenvorfälle gar nur mit vier Prozent zu Buche schlagen.

Angst macht krank, auch den Rücken

Was die High-Tech-Verfahren schulmedizinischer Diagnostik, Röntgen, Computer- und Kernspintomographie, zeigen, sind die körperlichen Manifestationen der Rückenleiden, nicht ihre Ursachen, auch nicht das komplexe Zusammenspiel der Muskeln, Sehnen und Bänder sowie der feinen Nervenverbindungen zu den inneren Organen. Funktionelle Beschwerden lassen sich weder bildlich noch labormäßig erfassen. Hier bedarf es anderer Methoden und Einsichten. Ist doch der Rückenschmerz zumeist ein Krankheitsphänomen, das aus dem unmittelbaren Aufeinandertreffen von Vorgeschichte und Gegenwart resultiert. Denn noch immer reagieren wir auf aktuelle Bedrohung und Überforderung mit der Abwehrhaltung unserer Vorfahren: Der Rücken spannt sich, wir sind auf dem Sprung, muskulär disponiert für die Flucht oder den Angriff. Da wir aber, zu Menschen geworden und zivilisatorisch gezügelt, nicht mehr wirklich wegspringen können, keine Chance besteht, die Spannung in der Aktion zu lösen, verfestigt sich die spontane Reaktion zum schmerzhaften Dauerzustand.

Um diesen Schmerzzustand zu vermeiden, nehmen wir unbewusst eine Schonhaltung ein. Es kommt zu einseitiger Belastung mit neuer Anspannung. Selbst weiter entfernt liegende Muskelgruppen oder Organe bekommen das zu spüren; chronische Schmerzzustände können so entstehen. Geboten erscheint der schnelle Eingriff. Doch so richtig das im Notfall oder bei einem großen Bandscheibenvorfall sein mag, in der Regel bringt die operative Intervention, etwa die Versteifung des schmerzenden Rückens, weniger, als sich die Patienten davon erwarten. Nur jeder dritte hat sechs Monate nach einer chirurgischen Therapie weniger Schmerzen, und dann auch nur um ein Drittel weniger.

Nur wer die Ängste oder die Lasten kennt, die unseren Rücken verspannen, kann die verkrampfenden Auswirkungen lindern. Die ständige Fehlhaltung am Computer zum Beispiel lässt sich nicht wegoperieren, sie muss geändert werden. Dieser Ansatz würde manche Behandlung ersparen. Eine Vielzahl der Bandscheiben- und Versteifungsoperationen, die jährlich in Deutschland durchgeführt werden, wäre vermeidbar, wenn es gelänge, eine ganzheitliche Behandlung zum Standard der Rückenmedizin zu machen. Davon sind wir weit entfernt. Immer noch wird eines der größten Volksleiden überwiegend somatisch, nicht auch psychosomatisch oder gar psychosozial betrachtet und behandelt. Viel zu sehr haben wir uns daran gewöhnt, den Körper mechanistisch zu verstehen, als ein handwerklich reparables Räderwerk. Die Geschichte des Rückens aber ist eine andere. Die Haltung, die wir ihm körperlich wie emotional verdanken, bedarf psychischer und sozialer Stärkung. Wo diese Kraft fehlt, drohen wir in einer gleichsam umgekehrten Evolution zu degenerieren. Die Verkrampfung, das unverstandene Reagieren, wird zum Normalfall, der aufrechte Gang vom Leben gebeugt.

Wirbel und Muskeln, Bänder, Sehnen und Nerven

Dabei ist unser Rücken ein wahres Wunderwerk der Natur, konstruiert wie ein Schweizer Uhrwerk, bei dem alle Teile zuverlässig zusammenwirken. Seitlich betrachtet bilden die übereinander liegenden Wirbel des Rückgrates ein doppeltes S. Diese Krümmungen verteilen die Belastungen; sie verleihen der Wirbelsäule Stabilität und Beweglichkeit zugleich. Das obere Segment, die Halswirbelsäule (HWS), besteht aus sieben Wirbeln und ist der beweglichste Teil des gesamten Organs. So wie der Atlas im Mythos das Himmelsgewölbe auf den Schultern trägt, hält der erste Halswirbel unseren Kopf, weshalb er auch gern als »Atlas« bezeichnet wird. Die folgenden Wirbel C1 und C2 ermöglichen uns das Drehen sowie das Heben und Senken des Kopfes. Da beide das untere Ende des Hirnstamms umschließen, können Verletzungen oder Verschiebungen an dieser Stelle schlimme Folgen haben. Bei einem Genickbruch, der das Rückenmark verletzt, besteht Lebensgefahr.

In der an die HWS anschließenden BWS, der Brustwirbelsäule, verbinden sich zwölf Wirbel mit den Rippen zu einem relativ starren Schutzraum für Herz und Lunge. Stärker und größer als die Brustwirbel sind nur die Lendenwirbel. Sie tragen die Hauptlast des Rumpfes, der Arme und des Kopfes, ohne mit den Rippen verwachsen zu sein, was sie wiederum beweglicher macht. Wie ein Scharnier verbinden die Lendenwirbel, meist fünf, seltener vier oder sechs, den beweglichen Rumpf mit dem starren Beckenring, der Mitte des Körpers. Das anschließende Kreuzbein besteht dann abermals aus fünf miteinander verschmolzenen Wirbeln: dem hinteren Mittelteil des Beckens. Den Abschluss bildet das versteifte Steißbein: die Verschmelzung von fünf Wirbeln, die einzeln kaum zu erkennen sind.

Kein Ingenieur hätte das besser als die Natur entwickeln können. Die Konstruktion ist perfekt, unbegrenzt belastbar ist sie nicht. Nur wer mag schon daran denken, solange er schmerzfrei aufrecht gehen kann. Der Rücken funktioniert einfach so – sofern ihn nicht Fehlhaltungen oder Verletzungen beeinträchtigen. Mit zunehmendem Alter jedoch lässt die Elastizität von Muskeln und Knochen, von Bändern, Sehnen und Bandscheiben nach. Pro Lebensjahrzehnt werden wir etwa um zehn Prozent unbeweglicher. Jeder kann das an sich selbst beobachten: Stellen Sie sich seitlich vor den Spiegel. Stehen Sie gerade? Oder ist Ihr Kreuz stark nach vorne gedrückt? Dann spricht das für eine schlaffe Bauchmuskulatur, die Rückenmuskeln sind verkürzt. Sie haben ein Hohlkreuz, eine Hyperlordose. Besonders oft nehmen Übergewichtige diese Haltung ein. Die Last des Bauches zieht die Lendenwirbelsäule nach vorn und verschiebt zugleich das Rückgrat. Die gesamte Hüftpartie rutscht nach hinten. Das Zwerchfell steht zu tief, die Betroffenen atmen schlecht aus. Hier hilft nur konsequentes Training sowohl der Bauch- als auch der Rückenmuskulatur bei gleichzeitiger Gewichtsreduktion in vielen Fällen. Oder haben Sie einen Rundrücken (Kyphose)? Dann wird die Brustwirbelsäule zu stark nach hinten gezogen. Diese klassische »schlechte« Haltung, die oft bei Jugendlichen zu beobachten ist, zeichnet sich meist auch durch hängende Schultern und gesenkten Kopf aus. Rückenschmerzen mit Rundrückenbildung drohen schon in jungen Jahren.

Ganz so von selbst, wie wir es gern hätten, funktioniert unser Rücken doch nicht, nicht bei jedem und selten ein Leben lang, zumal wir immer älter werden wollen. Dass es jeder mal im Kreuz, vielleicht einen Hexenschuss haben kann, ist nicht das Problem. Das kommt vor und geht wieder vorbei. Wirklich bedenklich ist, dass von Jahr zu Jahr mehr Menschen über Schmerzen klagen. Um etwa 30 Prozent ist die Zahl der Rückenerkrankungen in den letzten zehn Jahren gestiegen. Bereits 68 Prozent der 10- bis 16-jährigen haben Rückenprobleme. Keine andere Zivilisationskrankheit, von den Folgen des Bluthochdrucks und psychischen Erkrankungen abgesehen, verzeichnet derartige Zuwachsraten. Die Zahlen könnten alarmierender nicht sein. Nach dem aktuellen Gesundheitsreport der DAK leiden drei von vier Deutschen unter Rückenproblemen. Schier unübersehbar sind die volkswirtschaftlichen Auswirkungen. 23 Milliarden Euro jährlich kosten die Behandlungen, Tendenz steigend. Nicht zu reden von den 27 Milliarden Euro, die durch rückenbedingte Arbeitsunfähigkeit anfallen.

BERUFE FÜR KRAFT UND BEWEGLICHKEIT

Verspannungen, eingeschränkte Beweglichkeit, Rückenschmerzen – wir kennen das alle und lassen uns deshalb gern mal massieren. Und medizinisch gesehen ist dies häufig auch von großer Hilfe, wenn mit Muskelmassage, Triggerpunkttherapie, Tuina, Ayurvedischer oder Bindegewebsmassage behandelt wird. Behandeln darf auch jeder, der einem anderen etwas Gutes tun will, der Begriff »Masseur« ist gesetzlich nicht geschützt, und wenn es irgendwie hilft, ist das auch völlig in Ordnung. Sollten die Probleme schwerwiegender oder anhaltender sein, ist es allerdings ratsam, fachliche Hilfe etwa einer »Physiotherapeutin oder eines -therapeuten« oder eines »Masseurs und medizinischen Bademeisters« in Anspruch zu nehmen. Das sind zwei anspruchsvolle Ausbildungsberufe, deren Titel man erst offiziell tragen darf, wenn man eine entsprechende Ausbildung nach dem Masseur- und Physiotherapeutengesetz absolviert und die staatliche Abschlussprüfung bestanden hat. Der Masseur und medizinische Bademeister ist dazu ermächtigt, gesundheitlich beeinträchtigte bzw. kranke Personen gezielt, das heißt in der Regel gemäß einer ärztlichen Verordnung zu behandeln. Die Behandlung richtet sich dabei durch äußere Stimulation direkt auf das Krankheitsbild und die Beschwerden des bei dieser

Therapie passiven Patienten. In der Physiotherapie hingegen wird der Patient zu selbständigen Übungen angeleitet. Sie verfolgt in der Regel das Ziel, den Bewegungsapparat eines Patienten nachhaltig zu verbessern, zu erhalten oder wiederherzustellen. Eine ähnliche Ausrichtung hat die sogenannte *Osteopathie*. Das ist eine eigenständige Form der Medizin, die dem Erkennen und Behandeln von Funktionsstörungen von Skelett, Muskeln, Sehnen und Faszien wie auch der inneren Organe dient. Dazu nutzt sie eigene Techniken, die ausschließlich mit den Händen über die Körperoberfläche ausgeführt werden.

Verursacht wird die rasante Ausbreitung dieser neuen »Volkskrankheit« aber nicht, wenigstens nicht hauptsächlich durch körperliche Überanstrengung. Darauf war der »kaputte Rücken« zurückzuführen, solange die Mehrheit der Gesellschaft eine körperlich schwere Arbeit verrichten musste. Inzwischen gilt das eher für eine Minderheit. Die meisten leiden heute unter dem Gegenteil dessen, was noch unseren Großeltern zu schaffen machte. Weil wir uns zu wenig bewegen, haben wir es »im Kreuz«, nicht in jedem Fall, aber doch mehrheitlich. Schon die Kinder sitzen vier bis fünf Stunden täglich vor dem Computer, zusätzlich zur Schule.

Nicht nur die Überbeanspruchung, auch das Nicht-Nutzen führt zum Verschleiß. Der Gedanke, »ich muss mich schonen, ich habe ja Schmerzen«, ist in den allermeisten Fällen grundfalsch. Vielmehr gilt: »Nur was genutzt wird, bleibt. Was ungenutzt bleibt, verkümmert.« Ohne Beanspruchung bauen die Muskeln ebenso ab wie Gelenke, Sehnen, Bänder oder Faszien. Insbesondere dem Rücken schadet die mangelnde Bewegung schmerzhaft. Das Übergewicht tut dann oft noch ein Übriges. Indem wir Stunde um Stunde sitzend verbringen, tagsüber bei der Arbeit, abends vor dem Fernsehapparat, vernachlässigen wir unseren Rücken sträflich. »*Sitzen und Nicht-Bewegen ist das neue Rauchen und kann schlimme Folgen haben*«, wie ich es seit langer Zeit immer wieder betone. Die Statistik besagt, dass die Deutschen im Durchschnitt über sechs Stunden täglich sitzen. Kaum fünf Minuten bewegen wir uns dagegen so, dass wir außer Puste kommen. Und selbst dann, wenn wir uns »fit« machen wollen, geht es allzu oft bloß um den äußeren Anschein, den flachen Bauch, den Brustkorb oder den straffen Po. Wer möchte da noch an seine Wirbelsäule denken, sich gar für einen gesunden Rücken abstrampeln.

Doch unser Rücken ist ein Sensibelchen. Die Schmerzen, die er verursacht, sind eine Aufforderung, ihn nicht länger zu vernachlässigen: ihm die Bewegung zu gönnen, die er braucht. Dazu bedarf es nicht viel, keinesfalls irgendwelcher Kraftakte aus dem Stand heraus. Viel wäre schon gewonnen, wenn wir unseren täglichen Sitzmarathon immer mal wieder unterbrechen würden, um ein paar Schritte zu gehen, uns aufzurichten und zu strecken. Am Ende ist alles eine Frage der Haltung. Schon vor Jahren habe ich deshalb den Slogan geprägt: »*Turne bis zur Urne!*« Diese Formulierung erschien manchen etwas makaber, was aber nichts daran ändert, dass nur ein bewegter Rücken kräftig genug ist, uns schmerzfrei durchs Leben zu tragen. Auch lässt sich so einer weiteren Ursache des um sich greifenden Rückenleidens vorbeugen: dem Übergewicht. Besonders bei Kindern ist das nur allzu oft die Ursache frühzeitig auftretender Schäden an der Wirbelsäule. Deshalb gehört schließlich auch eine gesunde Ernährung zur Rücken-Prävention. Frische und naturbelassene Lebensmittel, Obst, Gemüse, Vollkornprodukte, liefern uns die Stoffe und Mineralien, die wir benötigen, um die Wirbelsäule stabil zu halten. »*Isch habe Rücken*«, um hier einmal Hape Kerkelings legendär gewordenen Horst Schlämmer zu zitieren, »Rücken« ist in den allermeisten Fällen kein unabwendbarer Schicksalsschlag. Auch wenn es viele gibt, die mit einem angeborenen Rückenschaden leben müssen oder als Unfallopfer nachhaltig geschädigt, womöglich auf eine fortdauernde Schmerztherapie angewiesen sind, trifft das doch nicht auf die Mehrheit der Patienten zu.

Der Rückenschmerz muss nicht länger der Preis für den glücklich errungenen Fortschritt sein. Nicht, wenn wir die Errungenschaften der Zivilisation von der Philosophie bis zur Technik zu einem Netzwerk ganzheitlicher Medizin verbinden, mit Schulmedizin und Naturheilkunde, mit Herz und High-Tech, mit Psychologie und Einfühlungsvermögen. Der aufrechte Gang sollte uns das wert sein. Der Rücken hat es verdient. Er ist unsere Kraftzentrale, seine Stärke zugleich Ausdruck einer starken inneren Haltung. Dafür kann jeder für sich viel tun, zum Beispiel in den Rückenschulen der Fitnessstudios. Nur sollte das nicht zu dem Irrglauben verführen, jedes Leiden ließe sich mit Power-Gymnastik und kraft des eigenen Willens besiegen.

Bei einem eingeklemmten Nerv oder einer verschobenen Bandscheibe führt kein Weg an der medizinischen Behandlung vorbei. Drohen Lähmungen infolge eines großen Vorfalls, muss ein chirurgischer Eingriff erfolgen, heute allerdings meist minimalinvasiv, kaum noch durch eine großflächige Öffnung des Rückens. Zudem gibt es anatomische Rückenprobleme, die vererblich, also angeboren sind, etwa eine Verkrümmung der Wirbelsäule, die sich mitunter operativ korrigieren lässt. Auch bei dem sogenannten »Morbus Scheuermann« wird eine genetische Vorbelastung vermutet. Muskuläre Fehlhaltungen sind allerdings die häufigste Folge dieser Wachstumsstörung während der Pubertät, öfter bei Jungen als bei Mädchen. Vorwiegend im Bereich der Brustwirbel drücken kleinere Teile die Bandscheiben, den Puffer zwischen den Wirbeln, nach oben oder gegen die Wirbelkörper. Das kann schmerzhaft sein. Meist findet man aber diese Veränderung als Zufallsbefund in der Bildgebung. Es besteht die Gefahr einer dauerhaften Veränderung der Wirbelformen. Langfristig kann das zur Ausbildung eines Rundrückens führen. Wird die Krankheit rechtzeitig erkannt, lässt sich ihr weiterer Verlauf durchaus stoppen, jedenfalls in den meisten Fällen. Ein muskelstärkendes Rückentraining kann dem Fortgang des Morbus Scheuermann erfolgreich entgegenwirken. Wichtig ist außerdem: kein stundenlanges Verharren in gebeugter Sitzhaltung! Gerade in der Jugend, wenn sich die Wirbelsäule noch in der Wachstumsphase befindet, kommt es darauf an, Haltungsfehler zu vermeiden, die der körperlichen Manifestation einer genetischen Disposition Vorschub leisten würden. Generell gilt ohnehin, die meisten Rückenprobleme sind nicht vererbt, sondern im Lebensstil begründet.

HEILENDE HÄNDE

Gerade bei Rückenproblemen können »heilende Hände« spürbare Linderung verschaffen. Viele Menschen schwören auf die Heilkraft ihrer Osteopathen, die schmerzlindernden Techniken ihrer Manualtherapeuten oder darauf, wie wohltuend die Behandlung des Nackens oder des Atlaswirbels ist. Viele dieser Heilmethoden haben eine lange Tradition und sind seit Generationen bewährt – wie zum Beispiel die ayurvedische Ölmassage Abhyanga. Der Erfolg ist oft verblüffend. Die Adressen von Therapeuten, die selbst bei hartnäckigen Schmerzen oder anderen gesundheitlichen Problemen helfen können, werden wie Geheimtipps im Freundeskreis gehandelt. Ausgeführt von versierten Ärzten, Heilpraktikern oder Physiotherapeuten bieten die manuellen Therapien Hilfe meist ohne Nebenwirkungen. Ihr Geheimnis: Sie fühlen die lokalen Veränderungen, etwa die Verspannungen der Muskeln und Fazien, lösen sie durch Manipulationen, erhöhen die Durchblutung, wirken gezielt auf Reflexzonen und Triggerpunkte ein und aktivieren die Selbstheilungskräfte des Körpers.

Vorsicht: Handynacken

Handy und Smartphone lasten uns, so wenig sie wiegen, schwerer auf der Wirbelsäule als die Zentnergewichte, die frühere Generationen oftmals zu schultern hatten. Das ständige Herabschauen auf das Display im Sitzen, im Stehen und noch beim Gehen auf der Straße geht fortdauernd über die Kraft des Rückens. Halten wir den Kopf aufrecht, beträgt die Nackenlast etwa fünf Kilogramm, bei den einen etwas mehr, bei den anderen etwas weniger. Ist der Kopf dagegen beim Blick auf das Smartphone um 60 Grad nach vorn gebeugt, steigt das Gewicht auf sage und schreibe 27 Kilo, immerhin noch 20 sind es bei einer Neigung von 45 Grad – die übliche Fehlhaltung der Handy-Nutzer. Geschieht das über einen längeren Zeitraum, mehrere Stunden täglich, kommt es zu einer Verspannung und Verhärtung der Muskulatur. Bandscheiben-Probleme sind die Folge, unterdessen häufiger von Jahr zu Jahr, erst recht bei Kindern und Jugendlichen. Bedenkt man überdies, dass wir allesamt im statistischen Mittel 700 bis 1400 Stunden jährlich mit gesenktem Haupt online sind, kann man sich leicht vorstellen, was unser Kreuz zu ertragen hat, welche Schwerstarbeit wir der meist untrainierten Nacken- und Rückenmuskulatur tagtäglich zumuten. Deshalb sollte man nicht vergessen, hin und wieder den Hals zu strecken, das Smartphone auf Augenhöhe zu halten, statt den Kopf zu beugen, und öfter auch mal in die Ferne zu schauen, um Augen und Nacken zu entlasten.

Wer den Rücken und seine Leiden verstehen will, muss mehr im Blick haben, als auf einem Röntgenbild zu sehen ist. Auch das gesunde Kreuz kann schmerzen, wenn irgendwo sonst etwas im Argen liegt, genauso wie der Schmerz in einem entfernten Gelenk von einer Störung im Rücken herrühren kann. Schon in der zweiten Hälfte des 19. Jahrhunderts hat der amerikanische Arzt Andrew Taylor Still, Begründer der Osteopathie, der manuellen Therapie des Bewegungsapparates, herausgefunden, dass Muskeln, Bindegewebe, Knochen und innere Organe einander beeinflussen. Sie bilden, wie wir heute sagen würden, ein körperliches Netzwerk. Innerhalb dieses Netzwerks kann es zu Verspannungen und nervlichen Blockaden kommen, die dann Schmerzen im Rücken verursachen, ohne dass krankhafte Veränderungen in diesem Bereich vorliegen. Vielmehr können sie Folge einer Reizung von Muskeln sein, die weit weg vom Rücken liegen. Auch Verspannungen der Darmwände können reflexartig Rückenschmerzen auslösen. Gelingt es dem Osteopathen, diese Verspannungen durch die manuelle Behandlung – die Therapie mit den Händen – zu lösen, lösen sich zugleich die Schmerzen im Rücken.

Natürlich ist es meistens die unmittelbare Reizung der Wirbelsäule, die dort zu behandeln ist, wo sie auftritt. Nicht selten aber sind es eben auch systemische Störungen, die Rückenschmerzen verstärken oder hervorrufen, Erkrankungen oder Reizungen innerer Organe nicht zuletzt. Auf dieser Wechselwirkung gründen die Heilmethoden der Osteopathie. Der Therapeut ertastet, in welchem Zustand Knochen, Gelenke und Wirbel, Muskeln, Sehnen, das Bindegewebe und die inneren Organe sind. Anschließend behandelt er die festgestellten Reizungen und Blockaden mit speziellen Massage-Techniken und kann so auch von Rückenschmerzen befreien. Lange war diese Behandlungsmethode umstritten. Die operativ agierenden Rückenspezialisten wollten darauf nichts geben. Inzwischen aber sprechen die nachweislichen Heilungserfolge für sich. Eine Reihe von Krankenkassen, auch gesetzlichen, übernimmt die Kosten osteopathischer Behandlungen anstandslos.

Worauf es in der Praxis ankommt, ist nicht der »Glaube« an diese oder jene Methode, sondern der Überblick über die verschiedenen Möglichkeiten einer wirkungsvollen Hilfe für den Patienten, angefangen von der Physiotherapie über die Akupunktur, das uralte Heilverfahren der Chinesen, bis hin zur medikamentösen Schmerzlinderung und dem operativen Eingriff im schlimmsten Fall, oftmals nach einer unfallbedingten Rückenverletzung. Die Entscheidung für dieses oder jenes Vorgehen ergibt sich aus der Diagnose. Im Idealfall wird das Fachwissen mehrerer Disziplinen zusammengenommen. Orthopäden, Radiologen und Neurologen verständigen sich gemeinsam über den individuellen Therapieansatz. Selbst habe ich während meiner langjährigen Praxis außerdem immer besonderen Wert darauf gelegt, das mögliche Vorgehen mit dem Patienten zu besprechen, ihn über Chancen und Risiken aufzuklären, verständliche Ängste unter Umständen abzubauen. Denn nicht alles ist so gefährlich, wie es einen zunächst anmuten mag. Auch starke Schmerzen können Symptome eines Leidens sein, das sich schonend behandeln lässt.

MANUELLE THERAPIE

Wie schmerzhaft eine Gelenkblockade sein kann, hat sicherlich schon jeder einmal erlebt: Eine falsche Kopfbewegung und schon schießt der Schmerz wie ein scharfes Messer in den Schulter- und Nackenbereich. Wer dann zum Orthopäden geht, wird häufig auch chiro- oder manualtherapeutisch behandelt. »Da wird dann etwas eingerenkt«, so der Volksmund. Aber das ist nicht wirklich, was passiert. Stattdessen verbessert die manuelle Therapie das Mikrospiel der Gelenkflächen. Wie das funktioniert? Durch das sanfte Mobilisieren zum Beispiel von Halswirbeln, die in verschiedene Richtungen gedrückt oder gezogen werden. Der Schmerz verfliegt dann meist ziemlich schnell, und man fühlt sich wie neu »eingerenkt«. Gleichzeitig behandeln Manualtherapeuten die Muskulatur und die Faszien. Auch spüren sie Zusammenhänge auf, die manchmal unerwartet sind: Hüftgelenksbeschwerden können zum Beispiel auch aus einer Blockade einzelner Halswirbel entstehen, Knieprobleme durch die Blockade des Fibulaköpfchens, also dem oberen Ende des Wadenbeins, ein Druck im Brustraum, der sich wie bei einem Herzinfarkt anfühlt, durch ein angespanntes Zwerchfell.

Hexenschuss

Schon das Wort treibt vielen den Angstschweiß auf die Stirn. Können doch die Schmerzen, die der Name dramatisch bezeichnet, wahrhaft höllisch sein. Und dennoch handelt es sich keineswegs um eine krankhafte Schädigung des Rückens, sondern um eine vorübergehende Beschwerde. Mit einem Bandscheibenvorfall hat das, anders als vielfach vermutet, nichts zu tun. Der kräftig einschießende Schmerz im Bereich der Lendenwirbelsäule wirkt aber umso erschreckender, als er einschlägt wie der Blitz aus heiterem Himmel: plötzlich, völlig unerwartet, ohne vorherige Warnsignale. Ausgelöst wird die Attacke vorrangig durch falsches, ruckartiges Heben, eine ungewohnt belastende Bewegung oder Kälte. Gerade im Frühling bei den ersten Sonnenstrahlen, wenn man die Temperatur überschätzt, glaubt, es sei schon wärmer, als es tatsächlich ist, kann einem die Schmerzhexe in den Rücken fahren. Während man mit dem Gesicht in der wärmenden Sonne sitzt, hat ein kalter Wind den Rücken bedrohlich abgekühlt. Es kommt zu der schmerzauslösenden Verspannung der Muskulatur. Die genaue Ursache, die ebenso eine psychosomatische sein kann, lässt sich mitunter schwer diagnostizieren, da sich der Schmerz bald wieder verliert, so beängstigend er zunächst sein mag. In der akuten Phase kann er, ausstrahlend bis in den Brustkorb, dazu führen, dass sich die Betroffenen kaum mehr zu rühren vermögen, schon das Aufrichten des Oberkörpers zur Qual ausartet. Oft verstärken sich die Beschwerden zudem beim Niesen, Husten oder einfach bei tiefem Atmen. Der Patient glaubt, dass er gleich querschnittsgelähmt sein könnte oder operiert werden müsse. Doch wie bei weniger starken Muskelverspannungen klingt auch der Hexenschuss normalerweise nach wenigen Tagen wieder ab.

Die meisten Patienten sind schon erleichtert, wenn sie eine liegende Haltung auf dem Rücken einnehmen, die Beine erhoben gelagert. Wärme, ein erhitztes Kirschkernkissen, Wickel mit Heilpflanzen oder Wärmepflaster aus der Apotheke sorgen für Entspannung. Leichte schmerzstillende Medikamente wirken lindernd. Allein mit dem Ausruhen und der Einnahme von Schmerzmitteln sollte es aber nicht getan sein. Noch mehr zu erreichen ist, wenn man trotz aller Schmerzen versucht, sich vorsichtig zu bewegen. Das löst die Verspannung ebenso wie eine möglichst heiße Dusche, notfalls auf einem Hocker sitzend, wenn man vor Schmerz nicht zu stehen vermag. Das kann ebenso überraschend helfen, wie der Hexenschuss aufgetreten ist.

Allerdings sollte man sich auch nicht bei jedem heftigen Schmerz im unteren Rückenbereich in der Sicherheit wiegen, es würde sich doch bloß um einen vorübergehenden Hexenschuss handeln. Strahlt der Schmerz verstärkt in die Beine, vielleicht sogar in die Arme aus und hält er überdies länger als drei Tage an, müssen Orthopäden oder Neurochirurgen nach den Ursachen fahnden, klären, inwieweit das Leiden auf Schädigungen im Bereich des Rückgrats zurückzuführen ist.

Ischias

Ischias zum Beispiel ist ein Nervenschmerz, der aus dem Körper selbst herrührt. Zwar bezeichnet der Begriff ebenso wie der des Hexenschusses keine Krankheit an sich, sondern ein Beschwerdebild, allerdings eines, das physiologisch hervorgerufen wird, nämlich durch die Schädigung, Reizung oder Entzündung des Ischiasnervs. Gebildet wird er durch die Bündelung mehrerer Nerven, die die Lendenwirbelsäule mit den Beinen verbinden. Ist die Wurzel im Beckenbereich angegriffen, treten die typischen Symptome auf, in ihrer Heftigkeit durchaus vergleichbar denen eines Hexenschusses. Vom Gesäß her schießt der stechende oder schneidende Schmerz rückseitig ins Bein, manchmal sogar bis in den Fuß und die Zehen. Teile des Beins kribbeln oder fühlen sich wie eingeschlafen an. Kraftverlust und Lähmungserscheinungen können auftreten. Das Strecken der Gliedmaßen sowie das Heben des Fußes werden zu Qual.

Ursachen dieser Reizung des Ischiasnervs können ein Bandscheibenvorfall, Verschleißerscheinungen der Wirbel, eine anatomische Verengung im Wirbel- oder Nervenaustrittskanal oder eine Entzündung oder Verletzung der Nerven sein. Auslöser der akuten Schmerzattacke sind wie beim Hexenschuss nicht selten ganz alltägliche Bewegungen. Unbedingt geboten ist die Konsultation eines Facharztes bei akuten Empfindungsstörungen und Lähmungserscheinungen sowie bei starken Kreuz- und Beinschmerzen, wenn sie länger als drei Tage andauern, auch Probleme beim Wasserlassen sind ein Alarmsignal.

Dabei muss auch der Ischiasschmerz nicht unbedingt Anzeichen einer Krankheit sein, die als schwerwiegend zu bezeichnen wäre. Ist die Diagnose gestellt, können die Betroffenen im gewissen Sinne aufatmen. Sie leiden an einer äußerst schmerzhaften, aber durchaus beherrschbaren Erkrankung, zu deren Heilung sie selbst beitragen können. Das heißt zuerst: Ruhe bewahren, sich hinlegen, dann aber auch wieder vorsichtig, maßvoll bewegen. Weiter helfen relativ heiße Wärmeanwendungen am unteren Rücken, ebenso die einzigartigen Heilverfahren aus dem asiatischen Raum der Weltmedizin: Triggerpunktmassagen, Akupressur/Shiatsu oder Akupunktur.

ABHYANGA – AYURVEDISCHE ÖLMASSAGE

Zuerst fühlt es sich an wie eine normale Wellnessbehandlung. Aber Abhyanga, die besondere Bewegung mit lieben Händen – so die deutsche Übersetzung – kann viel mehr, als uns nur in tiefe Entspannung zu führen. Die ayurvedische Massage wird mit langen Streichrhythmen und viel warmem Öl ausgeführt, oft von zwei speziell ausgebildeten Therapeuten mit vier Händen gleichzeitig. Die mit Kräutern versetzten Sesam-, Kokos- oder Mandel-Öle haben dabei eine mental-, Haut-, Darm- und Muskel-entspannende sowie Stoffwechsel-aktivierende Wirkung. Sie werden individuell nach Konstitution und aktuellem gesundheitlichem Zustand ausgewählt. Die speziellen Streichrichtungen und Bewegungen in der Massage sollen die Energien im Körper verändern. Dadurch kann das sogenannte Dosha – die vorherrschende eigene Konstitution – harmonisiert sowie das Gewebe und die Organe von außen aktiviert werden. Abhyanga hilft bei Schlafstörungen, Stress, körperlichen wie seelischen Belastungen und aktiviert die Regenerationsmechanismen des Körpers. Es ist eine wesentliche Komponente der sogenannten *Panchakarma-Kur*, einer ayurvedischen, Fasten- und innerlichen »Reinigungs«- und »Anti-Aging«-Kur mit den Komponenten: Synchronmassagen, Kräuter-Dampfbäder, Darmsanierung, Ausleitungen über Haut, Nase und Einläufe, vegetarische/vegane Ernährung, Yoga und Meditation.

Kommt es dennoch zu einem dramatisch ausgreifenden Schmerzgeschehen, gar zu Lähmungen der Beine, ist Eile geboten bei der Suche nach fachärztlichem Beistand. Ist doch der untere, in den Beckenbereich auslaufende Teil der Wirbelsäule ein besonders wichtiger, sozusagen das Scharnier unseres aufrechten Gangs.

Iliosakralbeschwerden

Iliosakralgelenk heißt das Verbindungsstück zwischen dem Kreuzbein – entstehend durch das Zusammenwachsen einzelner Wirbel in den ersten Lebensjahren – und den beiden Beckenschaufeln. Normalerweise sind diese auch als Darmbein bezeichneten Knochen spiegelsymmetrisch ausgebildet. Verankert an ihren Außenseiten befinden sich die Hüftgelenke, in deren Gelenkpfannen die Oberschenkelknochen Halt finden. Dieser Beckenring trägt erstens den Oberkörper, und zweitens sind daran die Beine aufgehängt. Er ist im wahrsten Sinne des Wortes von »zentraler« Bedeutung für unsere Stabilität. Damit die Beckenschaufeln nicht durch das Körpergewicht oder beim Tragen schwerer Lasten auseinandergedrückt werden, sind sie mit besonders starken Bändern versehen. Beim Anheben größerer Gewichte werden diese bis zum Äußersten gespannt, was wiederum dazu führt, dass die Gelenkflächen des Darmbeins einen verstärkten Druck auf das Kreuzbein ausüben.

In der Kindheit ist das Iliosakral- oder Kreuzdarmbeingelenk noch beweglich und flexibel. Die Gelenkflächen sind glatt und gut geschmiert. Wenn eine Beckenschaufel durch heftige Bewegung verrutscht, springt sie nach einiger Zeit in die Normalstellung zurück. Während der Pubertät bilden sich jedoch in den Gelenkflächen immer mehr Rillen und Fugen. Bei Reibung blockieren sie öfter. Erschütterungen oder Verschleiß können weiterhin dazu führen, dass sich die Gelenkflächen zueinander minimal verschieben. Solche Verkantungen machen sich nicht immer sofort bemerkbar, aber wenn, dann lösen sie heftige Schmerzen aus. Betroffene verwechseln den Schmerz nicht selten mit Hüftschmerzen oder einem Leistenbruch. Langfristig kann es durch chronische Schonhaltung und Muskelverspannung zu einem Schiefstand des Beckens oder sogar einer Arthrose und damit zu weiteren Problemen führen, auch zu Schmerzen, die mitunter bis hinauf zum Kopf oder sogar bis zu den Kiefergelenken ausstrahlen können.

Solche Schiefstellungen werden schnell als Folge ungleicher Beinlängen interpretiert, obwohl sich dahinter viel öfter eine Verkantung des Iliosakralgelenks verbirgt. Besonders betroffen sind davon Frauen, da es nach der Geburt eines oder mehrerer Kinder zu einer Erschlaffung der Bänder kommt. Die Beckenschaufeln, könnte man sagen, verlieren ihren stützenden Korsett-Charakter. Es stellen sich Schmerzen ein, die zwar selten stärker, aber durchaus unangenehm sind, zumal sie vom Po bis in die Oberschenkel ausstrahlen, manchmal sogar seitlich in die Waden. Die Betroffenen fangen an zu hinken. Es kann schrecklich schmerzen.

Und selbst wenn es sich wie die gebetsmühlenhafte Wiederholung des immer Gleichen anhören mag, gilt auch hier wieder: Jeder Betroffene kann selbst viel tun, um das Leiden zu mindern, in diesem Fall am besten mit einen regelmäßigen Beckenboden-Training nach therapeutischer Anleitung. Gerade beim Rücken, wo die meisten dazu neigen, spontan das Schlimmste zu befürchten und viel zu lange Bewegung gemieden wird oder zu viel operiert wurde, ist oftmals das Beste mit den einfachsten Mitteln auszurichten: Bewegung, Bewegung, Bewegung. Außerdem Wärme in Form von Wasser-, Moor-, Infrarot- oder elektrischen Wärmeanwendungen. Nicht selten helfen auch wärmende Wickel oder Pflaster mit pflanzlichen Bestandteilen des Chilis oder Senfs. Besonders aber auch manuelle Einrenkungen, Massagen, Tuina oder Akupunktur.

Leicht, schwingend, rhythmisch: Fast wie Wellen, die langsam ansteigen und wieder abfallen, um erneut anzusteigen, fühlt sich die Massage nach Dr. Ita Wegman an. Die Ärztin kreierte diese spezielle Massagetechnik Anfang des 20. Jahrhunderts auf der Grundlage der Anthroposophie. Später entwickelte die Ärztin Margarethe Hauschka die Massage weiter. Heute wird sie von speziell geschulten Therapeuten angewendet. Obwohl sie sich von der klassischen schwedischen Massage ableitet, werden die Haut und das Gewebe hier nicht geknetet oder gerieben, sondern in einem fließenden Rhythmus kreisend bewegt. Dadurch wirkt die rhythmische Massage gleichzeitig anregend und beruhigend, sie löst verdichtete Strukturen und bringt wieder Balance in den Körper. Sie stabilisiert das Herz-Kreislauf-System, hilft bei chronischem Schmerz und auch bei psychosomatischen Erkrankungen. Die Rhythmische Massage wirkt sehr gut bei Kindern und alten Menschen.

Piriformis-Syndrom

Dabei handelt es sich um ein weiteres Schmerzgeschehen, dessen Heftigkeit Ängste zu wecken vermag, die in der Regel viel Schlimmeres vermuten lassen, als tatsächlich dahintersteckt. Handelt es sich doch – nach allem, was wir bisher wissen – um eine Verspannung des Gesäßes sowie der Rücken- und der Oberschenkelmuskulatur, ausgehend von einem großen, birnenförmigen Muskel, auf Latein *Musculus piriformis*, der sich vom Kreuzbein zum Oberschenkelknochen erstreckt. Diese Diagnose ist häufiger des Rätsels Lösung, als man meinen möchte. Und nicht immer, aber doch sehr oft kann sie sich der Patient sogar selbst stellen: Man legt sich auf den Rücken und hebt das schmerzende Bein allein oder mit Hilfe anderer nach oben. Sind dabei keine Schmerzen zu spüren, kann es sich um eine Piriformis-Verspannung handeln. Zu Grunde liegen können eine Verkürzung der Haltemuskulatur, häufiges falsches Bücken und Heben, einseitiges Sitzen, unsymmetrische Fußbelastungen oder Stürze auf das Gesäß. Ebenso kommt das Piriformis-Syndrom bei Sportlern vor, die mit starker Muskelanspannung trainieren, ohne den entspannenden Dehnübungen die nötige Aufmerksamkeit zu schenken. Sind die Schmerzen aber erst einmal eingetreten, können lokale Triggerpunkt-Massagen, gezieltes Stretchen, Tapen, Physiotherapie oder Mikrotherapie helfen. Bei einer Chronifizierung hingegen bedarf es meist der medikamentösen Behandlung. Doch so weit muss es nicht kommen, wenn wir körperlich aktiv sind oder werden. Zu spät ist es dafür nie, was aber auch nicht zu dem Fehlschluss verführen sollte, jegliches Rückenleiden ließe sich schon irgendwie wegtrainieren.

Bandscheibenvorfall

B andscheibenvorfälle gehören fraglos zu den Krankheiten, die einem im Zusammenhang mit dem Rücken zuerst einfallen. Ist von den Bandscheiben die Rede, denken die meisten an Schmerzen und eingeschränkte Beweglichkeit, wenn nicht gleich an eine schwerwiegende Operation. Dabei verdanken wir den Bandscheiben unendlich viel. Wie abfedernde Puffer liegen sie – bestehend aus einem Gallertkern, den ein Faserring umschließt – zwischen den Wirbeln des Rückgrats. Diese natürlichen Stoßdämpfer sind eine Voraussetzung der unbeschwerten Biegsamkeit unseres Rückens. Da sie permanent unter

Druck stehen, ermüden sie im Laufe des Lebens (merklich oder unmerklich, wenn man Glück hat). Mit zunehmendem Alter beginnen die Gallertkerne ihre Elastizität zu verlieren, der umschließende Faserring erschlafft, kleine Risse können sich bilden. Wird ein Gallertkern unter Belastung zusammen- und nach außen gedrückt, kann sich der Faserring aufwölben. Es kommt zu einer Bandscheibenvorwölbung (*Protrusion*) – schlimmstenfalls zu einem Bandscheibenvorfall (*Prolaps*), wenn die Manschette, der äußere Faserring (Anulus fibrosus), bricht und der innere Gallertkern (Nucleus pulposus) herausgedrückt oder zu einem »Sequester« wird, wenn der Vorfall abreißt – zumeist im Wirbelkanal. Das austretende Gewebe drückt in den empfindlichen Spinalnerven- oder Rückenmarkskanal. Verschiedene Faktoren können dazu führen: dauerhafte Fehlbelastung der Wirbelsäule oder das Heben schwerer Lasten, eine zu schwache Rückenmuskulatur, Übergewicht, gelegentlich auch Verletzungen oder Unfälle.

Der *Hexenschuss* trifft den Rücken, *Ischias* das Bein und das *Iliosakralgelenk (ISG)* die Hüfte & Leiste

Die Beschwerden sind abhängig von der Lage und Schwere des Vorfalls. Nicht jeder ereignet sich im Lendenbereich, und nicht jeder ruft die gefürchteten Schmerzen hervor. Wo sie aber auftreten, stechend und meist noch ins Bein ausstrahlend, liegt die Vermutung eines Bandscheibenvorfalls nahe, erst recht, wenn Empfindungsstörungen wie Taubheit oder Kribbeln und eine Muskelschwäche hinzukommen. Bei Husten- oder Niesanfällen verstärken sich die Symptome. Liegt der Vorfall oberhalb des vierten Halswirbelkörpers, strahlen die Schmerzen manchmal bis in den Kopf aus.

Dennoch sollte nicht bei jedem Rückenschmerz gleich von einem

Bandscheibenvorfall ausgegangen werden. Nur in etwa vier Prozent aller Rückenleiden trifft diese Diagnose zu. Viel zu lange wurde auf ihre bloße Vermutung hin viel zu viel operiert. Rücken wurden versteift, obwohl die Schmerzen tatsächlich von einer massiven Verspannung der Muskulatur herrührten. Nur allzu oft war die Empfehlung einer OP am Rücken der Ausdruck purer Hilflosigkeit. Wenn sich die Beschwerden trotz medikamentöser Behandlung oder Physiotherapie nicht besserten, die Patienten weiter klagten, versuchte man es eben operativ. Zu mir kamen schon Patienten, die bis zu sechs Operationen hinter sich hatten und deren Beschwerden anstatt besser nur schlimmer geworden waren. Langzeitstudien zeigen, dass der Erfolg des ersten chirurgischen Eingriffs zwar vielversprechend ist: 70 bis 80 Prozent der Operierten geht es hinterher besser. Aber bei 15 Prozent verschlechtern sich die Symptome. Bald schon bedarf es eines zweiten Eingriffs, dessen Erfolgsaussichten deutlich geringer sind als die des ersten. Beim dritten Mal gibt es nur noch eine 25-Prozent-Chance, nachhaltig geheilt zu werden. Genauso groß ist das Risiko einer Verschlechterung. 10 bis 20 Prozent aller Bandscheibenoperierten stellen in Deutschland einen Rentenantrag. Nach Zweit- oder Mehrfacheingriffen ist der Anteil sogar doppelt so hoch.

Allerdings waren es nicht allein die Ärzte, die diese Entwicklung fast bis auf den Tag befeuert haben. Eine Studie des Hamburg Center for Health Economics (HCHE) hat ergeben: Bei jedem dritten Bandscheiben-Patienten wird operiert, weil die Patienten furchten, ohne Operation ihren Beruf nicht mehr ausüben zu können. Vor allem Männern mittleren Alters, auf der Karriereleiter bereits ein gutes Stück nach oben gestiegen, war der schnelle Eingriff lieber als eine längerfristige konventionelle Behandlung. Der Leistungsdruck ebnet den Weg für eine Vielzahl unnötiger und nicht selten falscher Therapien. Schon im Jahr 2002 beklagte der Sachverständigenrat für die Konzertierte Aktion im Gesundheitswesen eine deutliche Überversorgung mit Bandscheibenoperationen. Chirurgen in Deutschland operierten zwei- bis dreimal so oft an der Wirbelsäule wie ihre Kollegen in Frankreich oder England etwa 140 000 Bandscheiben-Operationen pro Jahr. Allein 2012 gab es 98 000 Prolaps-Operationen. Experten schätzen, dass etwa 30 Prozent der Patienten, die wegen Rückenschmerzen operiert wurden, dort keine ursächlichen Probleme haben.

CT UND MRT

Glücklicherweise haben wir heute mit der Computertomographie (CT) und der Magnetresonanztomographie (MRT) bildgebende Verfahren, die eine sehr viel exaktere Diagnose als das klassische Röntgen in früheren Zeiten erlauben. Das CT ist ein computergesteuertes Röntgenverfahren, bei dem der Körper von einem rotierenden Röntgenstrahler schichtweise in dünnen 0,1 bis fünf Millimeter breiten Schichten durchleuchtet wird. Werden die »Scans«, die Schnitte, nachher vom Computer aneinandergefügt, entstehen drei- oder, wenn sie bewegt werden, sogar vierdimensionale Ansichten. Die meisten Untersuchungen dauern wenige Sekunden, die Strahlenbelastung ist durch neue Techniken in den letzten Jahren stark reduziert worden. Völlig strahlenfrei arbeitet der Kernspintomograph, auch MRT genannt. Bei dieser Diagnosetechnik werden mit einem Magnetfeld im Körper Schnittbilder erzeugt. Der Aufbau der Organe wird so in haarscharfe Schwarzweißbilder umgesetzt.

Bis zu einem gewissen Grad mag es dafür objektive Ursachen geben. Erfreuen wir uns doch gerade in Deutschland einer ständig wachsenden Lebenserwartung, womit zugleich die Zahl der potenziellen Rückenpatienten ansteigt. Doch auch wenn es stimmt, dass die Gefahr mit den Jahren wächst, so ist doch der Bandscheibenvorfall keineswegs so etwas wie eine reine Alterserscheinung. Wichtiger als das numerisch gezählte ist das biologische Alter der Bandscheiben. Mit anderen Worten, sie altern umso langsamer, je länger sie ausreichend mit Flüssigkeit versorgt werden. Denn allein die Feuchtigkeit garantiert ihre Elastizität. Viel trinken und viel Bewegung zur Beschleunigung des Flüssigkeitstransports im Körper sind die einfachsten Mittel der Vorbeugung.

Erwiesenermaßen lässt sich das Risiko eines Bandscheiben-Problems durch regelmäßige Bewegung, besonders mit Musik wie beim Tanzen, sowie durch Stärkung von Rücken- und Bauchmuskulatur durch Sport und Fitness reduzieren, auch wenn der Verschleiß damit nicht dauerhaft aufzuhalten ist.

Doch selbst dann, wenn ein Bandenscheibenvorfall festgestellt wurde, muss der Patient nicht gleich »unters Messer«. Vorsichtige Bewegung, heiße Lavendelöl- oder Rosmarinbäder (15 Minuten), Massagen oder Akupunktur können lindernd wirken sowie auch eine Knierolle im Bett. Und sollte das alles nichts helfen, gibt es noch immer die Mikrotherapie. Bei lokaler Betäubung und unter computertomographischer Kontrolle werden kleinste Sonden in den Körper eingeführt, um die betroffene Bandscheibe ohne Schädigung des umliegenden Nervengewebes mit Medikamenten oder Instrumenten zu verkleinern. Die Durchmesser der Instrumente liegen zwischen 0,1 und drei Millimetern. Sie können punktgenau platziert werden. Der Patient wird zur Behandlung auf der Liege so positioniert, dass die zu therapierende Region optimal zu erreichen ist und im Tomographen sichtbar gemacht werden kann. Es gibt bereits Geräte, die so konzipiert sind, dass mit ihnen operiert werden kann – etwa ein offener Kernspintomograph. Die meisten Eingriffe erfolgen bei lokaler Betäubung. Während der Behandlung kann sich der Arzt mit dem Patienten unterhalten. Die Therapie ist in der Regel ohne Narkose ambulant und schmerzlos möglich.

Inzwischen gibt es auch flexible Mini-Implantate aus Titan, die man ebenfalls minimalinvasiv zwischen die Dornfortsätze der Wirbel einbauen kann, um das Rückgrat und einen verengten Wirbelkanal zu entlasten. Sie drücken die einzelnen Wirbel wie ein Federgelenk auseinander und passen sich jeder Bewegung an. Die Patienten, die bisher nur gebückt ohne größere Beschwerden gehen konnten, können sich plötzlich wieder aufrichten. Der Rückenmarkskanal muss nicht geöffnet werden, auch nicht bei einem endoskopischen Eingriff, der einem operativen Eingriff vorzuziehen ist.

Tatsächlich ist die konventionelle Operation mit dem Skalpell im Rücken nur dann unumgänglich, wenn bereits eine oder mehrere Nervenwurzeln geschädigt sind, der Vorfall seit längerer Zeit besteht oder sich rasant entwickelt. In diesen Fällen werden Haut und Muskulatur einige Zentimeter eingeschnitten. Meistens ist es notwendig, Teile des unteren und/oder oberen Wirbelbogens abzutragen sowie Anteile von Muskeln und Bändern zu lösen. Der vorgefallene Bandscheibenanteil kann dann ganz oder teilweise mit Zangen entfernt werden. Doch wo geschnitten wird, kann sich nachher auch Narbengewebe bilden, das nun abermals Druck auf die Nerven ausübt. Weitere Operationen müssen unter Umständen folgen. Das ist eines, wie das *Deutsche Ärzteblatt* schreibt, »der am wenigsten kalkulierbaren Risiken«. 10 bis 15 Prozent der offenen Bandscheibenoperationen führen zu Narbenverwachsungen und damit möglicherweise zu einem lebenslangen Schmerzschicksal. Deshalb sollte nur noch in wirklich dringenden Situationen, bei einem größeren Massenvorfall und/oder drohender Lähmung, dieser herkömmliche Weg der Behandlung eingeschlagen werden.

Andere Verfahren sind allemal schonender für den Patienten. Bei der Laserabtragung zum Beispiel, die ich Anfang der 1990er Jahre erstmals unter Sicht im Computertomographen und zusätzlich durch ein Miniendoskop mit einem Durchmesser von 0,6 mm durchgeführt habe, wird eine Kanüle in der Bandscheibe platziert. Über eine 0,1–0,4 mm dicke Glasfaser wird Laserenergie in die Bandscheibe »geschossen«. Der ausgetretene und schmerzverursachende Teil des Gallertkerns der Bandscheibe wird verdampft und die Bandscheibe schrumpft ein wenig in sich hinein. Der Eingriff wird bei örtlicher Betäubung durchgeführt und dauert kaum mehr als 30 Minuten. Der Patient kann nach kurzer Beobachtungszeit wieder entlassen werden.

Die perkutane Nukleotomie wiederum ist eine Methode zur Behandlung unkomplizierterer Bandscheibenvorfälle oder -vorwölbungen. Unter örtlicher Betäubung und kontrolliert ehemals unter Röntgen-Steuerung und heutzutage präziser in einem Computertomographen wird eine Kanüle bis in die betroffene Bandscheibe vorgeschoben. Danach wird der Gallertkern über diesen Kanal teilweise abgesaugt, per Wasserstrahl oder mit eingeführten Zangen entfernt. Während des etwa halbstündigen Eingriffs lassen sich ein bis fünf Gramm Gallertmasse abtragen.

Selbst darf ich mir zugutehalten, einer der Pioniere dieser »operativen und auch medikamentösen Mikrotherapie« – so habe ich sie definiert – zu sein. Bei letzterer Methode werden wirksame Mittel durch eine dünne Hohlnadel millimetergenau an der erkrankten Stelle der Wirbelsäule platziert, eben da, wo sie direkt wirken können und sollen. Mit hochprozentigem Alkohol lassen sich gereizte Nerven veröden; geringe Mengen Kortison bewirken das Abschwellen entzündeten Gewebes, ohne den Körper über die lokalisierte Stelle hinaus zu belasten. Verfahren wird nach dieser Methode bei vorgewölbten Bandscheiben sowie bei einem Bandscheibenvorfall oder der Behandlung schmerzenden Nervengewebes. So hatte einer meiner Patienten böse Probleme in der Region zwischen Lendenwirbelsäule und Kreuzbein. Ein Nerv war eingeklemmt. Der Mann konnte den Fuß nur noch unter größter Anstrengung mit höllischen Schmerzen bewegen. Wegen dieser »Fußhebeschwäche« war er arbeitsunfähig geschrieben. Nach der bestehenden Lehrmeinung hätte er operiert werden müssen, da die Folgen solcher Beeinträchtigungen der Reizleitung des Nervs eigentlich nicht rückgängig gemacht werden können. Weil er die OP dennoch scheute, habe ich ihn mikrotherapeutisch mit abschwellenden Medikamenten an der vorgefallenen Bandscheibe behandelt. Die Beinschwäche ließ sich fast völlig beheben, die Schmerzen verschwanden. Der Patient konnte wieder in seinen Beruf zurückkehren. Die Risiken einer OP waren ihm erspart geblieben.

Der Rückenschmerz und auch der Prolaps, der Bandscheibenvorfall, könnten ihren Schrecken längst verloren haben, würden wir uns als Ärzte intensiver um die medizinische Aufklärung und Vorsorge kümmern, jedenfalls mehr, als das bislang geschieht. Was wir aber nie ganz ausschließen können, weil auch der Zufall unser Leben bestimmt, sind Rückenleiden infolge unvorhersehbarer Verletzungen. Über sie Bescheid zu wissen, kann für den Fall der Fälle nicht schaden.

Schleudertrauma

Der Begriff dürfte den meisten weniger geläufig sein als der des Bandscheibenvorfalls. Gleichwohl bezeichnet er eine gar nicht so selten auftretende Krankheit mit schweren Folgen. Zurückzuführen ist sie auf Verletzungen, die durch heftige, kurz aufeinanderfolgende Gegenbewegungen des Körpers verursacht werden, zum Beispiel bei einem Unfallgeschehen oder tätlichen Auseinandersetzungen, auch bei dem unmenschlich gewaltsamen Schütteln eines Kleinkindes oder Babys. Die Kräfte, denen die Wirbelsäule dabei kurzzeitig ausgesetzt ist, sind so groß und nachhaltig wirksam, dass sich noch Jahre später Funktionsstörungen einstellen. Es kommt zu einer Überdehnung der Hals- und Schultermuskeln sowie der Bänder, Sehnen und Gelenkkapseln. Ein psychisches Trauma kann die weitere Folge einer derart massiven Erschütterung sein. Die ausgelösten Verspannungen potenzieren sich dann dadurch, dass die Betroffenen zur Vermeidung der Schmerzen eine »Schonhaltung« einnehmen, was wiederum zu einer neuerlichen Verspannung der Muskulatur führt. Ein Teufelskreis, wenn die Verletzungen nicht rechtzeitig erkannt und behandelt werden. Langfristig kann sich eine Arthrose einstellen, ein das altersübliche Maß übersteigender Gelenkverschleiß. Um dem vorzubeugen, bedarf es nicht zuletzt einer traumapsychologischen Betreuung, sobald das Schleudertrauma als solches diagnostiziert wurde.

Die Palette der Symptome, die den Verdacht auf diese auch als »Peitschenhieb-Syndrom« bezeichnete Verletzung nahelegen, reicht von einer leichten Bänderzerrung bis hin zu Kopfschmerzen, Übelkeit und Konzentrationsstörungen. Oft entwickeln die Patienten scheinbar unerklärliche Beschwerden. Durch eine Kernspintomographie kann dabei ausgeschlossen werden, dass Blutungen oder sonstige Verletzungen vorliegen. Wenn dem so ist, sollte mit einer krankengymnastischen Behandlung begonnen werden. Schon nach wenigen Wochen ist eine Linderung der Schmerzen zu erreichen. Die Beweglichkeit wird gefördert. Wichtig vor allem: Die Patienten können wieder ihren gewohnten Alltag leben. Sie werden von ihren Beschwerden abgelenkt. Die Gefahr einer psychischen Verfestigung des Schmerzerlebnisses verringert sich entscheidend. Andernfalls kann das Schleudertrauma leicht zu einer fortdauernden Lebensbelastung werden. Deshalb sollte man nach jedem Unfall oder ähnlichen Erschütterungen eine Röntgen- und und vor allem eine Kernspinaufnahme machen lassen. Frakturen und Muskeldehnungen sind auf diese Weise schnell zu erkennen und anschließend krankengymnastisch zu behandeln. Zu den schmerzhaften Spätfolgen des Peitschenhieb-Syndroms muss es nicht kommen, schenkt man seinem Rücken die gebührende Aufmerksamkeit, umso mehr, je mehr sich die Lebensjahre reihen. Denn so hart die Wirbel auch gebaut sind, der Zahn der Zeit nagt an ihnen.

ATLASTHERAPIE

Mit dem Wort Atlas bezeichnen Mediziner den ersten Halswirbel, also den, der direkt unter dem Schädel sitzt. Er ist etwas ganz Besonderes: Er hat keinen Dornfortsatz, und er ist die Verbindung zwischen Schädelbasis und Wirbelsäule. Bei jeder Kopfbewegung wird er gebraucht – beim Nicken wie beim Drehen. Erstaunlicherweise hat die Forschung herausgefunden, dass er auch eine zentrale Rolle bei der Behandlung von starken Kopfschmerzen oder sogar Migräne spielt. Ebenso wenn Menschen Schwindel entwickeln oder unter einem Tinnitus leiden. Ist der Atlaswirbel irritiert und steht gefühlt, wie die Therapeuten sagen, sozusagen »schief«, kann die Körperstatik durcheinanderkommen. Das wirkt sich bis zu den Füßen aus und kann zu massiven Schmerzen im Rücken führen. Außerdem beeinflusst der Atlasquerfortsatz direkt hinter den Ohren den Parasympathikus, also den Part des vegetativen Nervensystems, der für die Entspannung zuständig ist. Übrigens tut die Atlastherapie auch Säuglingen und Kindern gut, etwa wenn sie in ihrer motorischen Entwicklung verzögert sind oder nach der Geburt einen Kopfschiefstand haben. Sie darf nur von zertifizierten Therapeuten durchgeführt werden.

Osteoporose

Abgeleitet wurde der Begriff von »ostéon«, dem altgriechischen Wort für »Knochen«. Als medizinischer Terminus bezeichnet er eine der am meisten verbreiteten Alterserkrankungen, ein Knochenleiden, das auch vor der Wirbelsäule nicht haltmacht. Lebenslang befindet sich unser Knochengewebe in einem Zustand des Auf- und Abbaus, Kalzium und Phosphat werden eingelagert und wieder abgebaut. Trotzdem verlieren wir ab dem 20. Lebensjahr jährlich 0,4 Prozent unserer Skelettmasse. Im Fall der Osteoporose verläuft dieser Prozess noch zehnmal schneller. Die Stabilität der Knochen nimmt stark ab. Sie verlieren an Gewicht und brechen leichter, weshalb man auch oft vom »Knochenschwund« spricht. Zwar erneuert sich das Gewebe fortlaufend. Nur deshalb können gebrochene Knochen wieder zusammenwachsen. Doch lässt die Dichte im Prozess der Alterung nach. Der Knochen verliert Mineralsalze. Seine Erweichung, die Osteoporose droht.

Allein in Deutschland sind etwa acht Millionen Menschen davon betroffen. Über 300 000 Knochenbrüche pro Jahr, Frauen in der Überzahl. Bei ihnen wird der Knochenabbau durch den Abfall der Geschlechtshormone nach den Wechseljahren zusätzlich beschleunigt. Generell, bei Frauen wie bei Männern, kann die Osteoporose genetisch bedingt oder durch falsche Ernährung provoziert sein, ebenso wie durch die Nebenwirkungen verschiedener Medikamente, zum Beispiel des Kortisons, eines entzündungshemmenden und damit schmerzlindernden Präparates nicht nur für Rheumapatienten. Alkohol, Koffein, Zucker, alles kann, im Übermaß genossen, die Entwicklung der Osteoporose vorantreiben, dann zumal, wenn Bewegungsmangel hinzukommt. Sind es doch nicht zuletzt Druck und Zug der Bewegung, die stärkend auf die Knochen einwirken.

Manchmal macht sich dieser Prozess schmerzhaft bemerkbar. Typisch ist die erhöhte Neigung zu Knochenbrüchen. Betreffen sie die Wirbel, verändert sich die Statik des gesamten Rückgrats. Es kommt zu Einschränkungen der Beweglichkeit. Die Betroffenen »schrumpfen«, sie werden sichtlich kleiner. Mitunter entwickelt sich ein Rundrücken. Der Volksmund spricht vom »Witwenbuckel«. Auf jeden Fall erfordern Schmerzen und wiederholte Brüche eine fachärztliche Diagnose. Fällt sie positiv aus, werden Medikamente oder Infusionen zur Verzögerung des Krankheitsgeschehens eingesetzt. Überdies besteht inzwischen auch die Möglichkeit, vorhandene Wirbelbrüche mit Hilfe von Zement zu stabilisieren. Ohne chirurgische Intervention, wird er, Röntgen- oder CT-gesteuert, mikroinvasiv injiziert.

Vorbeugend können Frauen durch eine Knochendichtemessung während der Wechseljahre ihr Risiko, an einer Osteoporose zu erkranken, schon frühzeitig einschätzen lassen. Sollte sie zunehmen, haben sie die Chance, dem mit entsprechender Ernährung, reich an Kalzium, entgegenzuwirken: viel Milchprodukte, grünes Gemüse, Mineralwasser. Das zudem besonders benötigte Vitamin D enthalten Seefische, Eier und nochmals die Milch. Auch das Sonnenlicht trägt zu seiner Bildung im Körper bei. Bewegung, bevorzugt an der frischen Luft, vermindert den Abbau von Muskel- und Knochenmasse. Was für unser gesamtes »Gerüst« gilt, gilt eben auch immer für unser »knöchernes Kreuz«. Sollte die Knochendichte weiter nachlassen oder Laborwerte einen niedrigen Vitamin-D-Spiegel ergeben, ist eine Vitamin-D-Verschreibung meist indiziert.

Sport und Bewegung
stärken Knochen und Muskeln
und trainieren das Gleichgewicht

Arthrose

Die Arthrose ist eine schmerzhafte, verschleißbedingte, nicht entzündliche Gelenkkrankheit, bei der der Knorpel, die »Abfederung« und Gleitfläche zwischen den Knochen, abgebaut wird. Sie kann alle Gelenke befallen, auch die der Wirbelsäule, wo die Knorpel beidseits an jedem Wirbelkörper sitzen. Typisch für eine Arthrose sind daher steife, schmerzende Gelenke, besonders nach ausgedehnten Ruhepausen (Anlaufschmerz), etwa nach dem Aufstehen oder nach längerem Sitzen. Bei gleichmäßiger Bewegung können sich die Schmerzen wieder legen. Insofern unterscheidet sich die Arthrose von einer entzündlichen Gelenkerkrankung, der Arthritis, bei der die Steifheit und der Schmerz oft Stunden, schlimmstenfalls dauernd anhalten. Fahrradfahren bereitet Knie- oder Hüftgelenks-Arthrosepatienten im frühen Stadium meist wenig Probleme, stoßweise Belastungen wie das Absteigen einer Treppe oder steiler Wege verschlimmern die Schmerzen. Viele Arthrosen sind lange unauffällig, bis sie in einem späteren Stadium Ruhe-, Dauer- und Nachtschmerz verursachen. Zu knöchernen Verdickungen der Gelenke kann es über kurz oder lang kommen, auch zu Versteifungen im Endstadium.

Arthrose ist bis heute nicht heilbar, der Knorpelverlust nicht rückgängig zu machen. Wohl aber lässt sich der Abbau der Substanz verzögern und damit auch der Schmerz lindern. Besonders wichtig sind – Sie werden sich kaum noch wundern – erstens ein gezieltes Training der Muskulatur, um Druck von den Gelenken, im Rücken von den Wirbeln zu nehmen, zweitens die Vermeidung körperlicher Fehlbelastungen sowie drittens die Reduktion möglichen Übergewichts. Medikamente erlösen temporär von den Schmerzen. Gleiches gilt für Massagen, Wickel und andere naturheilkundliche Anwendungen. Minimalinvasive/endoskopische Eingriffe und der schon erwähnte operative Einsatz von künstlichen Gelenken oder Bandscheiben können unter Umständen zu einer dauerhaften Erlösung von den Arthroseschmerzen führen. Welcher Behandlungsweg einzuschlagen ist, muss der Arzt von Fall zu Fall entscheiden. Der Patient aber sollte vor allem darauf achten, seine Gelenke und das Kreuz nie über die Schmerzgrenze hinaus zu belasten. Starke Schmerzen sind allemal ein Alarmzeichen.

Auch andauernder negativer Stress vermag die Arthrose zu befördern. Gerade im hochsensiblen Rückenbereich kann die ständige Anspannung zu einer Verkrampfung der Muskulatur führen, was dann wiederum die Durchblutung hemmt. Die Diagnose lautet früher oder später: Arthrose. Geht es um den Rücken, sind meist die Knorpel der kleinen Wirbelgelenke nachhaltig angegriffen. Sie bewegen den Rücken und sind zugleich ein integraler Bestandteil unseres stützenden »Rückenmuskel-Korsetts«. Besonders wichtig dafür sind die tiefer gelegenen Muskelgruppen. Damit wir im Sturm des Lebens aufrecht bleiben wie die Yacht auf See, sind sie durch Sehnen mit der Wirbelsäule, dem körpereigenen Mast des Menschen, verspannt. Ohne diese Verspannung würden wir schlaff wie ein Bettlaken am Boden liegen. Zwischenzeitlich bedürfen die Muskeln, insbesondere die des Rückens, dann aber auch wieder der Ent-Spannung, um ausreichend durchblutet und somit ernährt zu werden.

Doch genau damit tun wir uns heute schwerer als unsere Vorfahren. Nicht, dass wir körperlich härter arbeiten müssten. Diese Belastung hat uns der Fortschritt glücklicherweise vom Hals geschafft. Dafür aber sitzen wir – es war hier schon wiederholt die Rede davon – unterdessen länger denn je. Muskelschwund folgt der Bequemlichkeit ebenso auf dem Fuß wie ein Zustand unablässiger Verspannung. Die Wirbelsäule verliert ihre normale Form. Es verändern sich die *Lordose*, die Rückwärtskrümmung in Hals- und Lendenwirbelsäule, sowie die *Kyphose*, die Vorwärtskrümmung in der Brustwirbelsäule, begleitet von strukturellen Verformungen der Wirbelkörper. Die kleinen Wirbelgelenke stellen sich starr, sie blockierenn und versteifen.

Der Verlauf einer Arthrose gliedert sich in vier Stadien. Im ersten weicht der unterversorgte oder ermüdete Knorpel langsam auf. Seine Zellen beginnen abzusterben. Die Elastizität verringert sich zunächst unbemerkt. Nur manchmal, bei starken Krafteinwirkungen, treten unverhoffte erste Schmerzen auf. Die Diagnose bleibt vage. Da zumal der Rücken viel Knorpelgewebe in den vielen Gelenken enthält, ist es nicht selten schwierig, diesen Schmerz sicher lokal zuzuordnen, anders als etwa bei einer Arthrose der Knie- oder Hüftgelenke. Stück für Stück wird der eine Knorpel weiter abgerieben, zerfasern die einstmals glatten Oberflächen und werden rissig.

Die Gelenkspalten verschmälern sich. Die Gelenkinnenhäute reagieren entzündlich mit vermehrter Wasserbildung. Die Knorpelschicht verliert im zweiten Stadium ihre abfedernde Kraft. Sie wird zunehmend schneller zerstört. Der Kranke bekommt akute Schmerzen. Je weiter die Knorpelschicht im dritten Stadium schrumpft, desto mehr bildet sich neuer Knochen nach außen und in das Gelenk hinein – da, wo er nicht hingehört. Nach dem vollständigen Verlust des Knorpels im vierten Stadium versteifen die Gelenke zusehends.

Mit den Osteophyten, den knöchernen Auswüchsen, zu denen es im Verlauf einer Arthrose kommt, versucht der Körper zunächst, die angegriffenen Gelenke wie mit einem Gipsverband ruhigzustellen. Nur hat diese Vorsorge insofern einen Haken, als sie selbst beträchtliche Schmerzen verursacht. Erst nach Jahren, nach der vollständigen Verknöcherung des jeweiligen Gelenks, wird der natürlich erstrebte Zustand der Schmerzfreiheit erreicht – um den Preis einer erheblichen Bewegungseinschränkung. Dank der modernen Chirurgie, der Möglichkeit, natürliche Gelenke durch künstliche Implantate zu ersetzen, kommt es heute allerdings kaum noch so weit. Und ohnehin gilt auch hier wieder: Wer die Symptome einer Arthrose rechtzeitig erkennt, weil er seinen Körper ernst nimmt, muss sich von ihr nicht in die Knie oder an den Stock zwingen lassen.

Arthritis

Gern verwechselt mit der Arthrose wird die Arthritis, eine Gelenkentzündung, die kein krankhafter Prozess des körperlichen Abbaus ist. Als Folge einer Arthrose kann sie hervorgerufen werden. In diesen Fällen wird die Gelenkinnenhaut durch die Abnutzung des Knorpels derart gereizt, dass sich das Gelenk schmerzhaft entzündet. Die Arthritis kann aber auch auf einen Autoimmunprozess wie bei einer *rheumatischen Arthritis* – hierbei greift der Körper eigene Strukturen an – oder eine Infektion zurückzuführen sein. Die Erreger sind von einem anderen Entzündungsherd im Körper in das Gelenk gewandert. So kann zum Beispiel eine Mandelentzündung zu einer Arthritis führen. Zu vermuten ist die Krankheit, wenn das schmerzende und erhitzte Gelenk gerötet, geschwollen und nur noch eingeschränkt beweglich ist. Mitunter sammelt sich dann auch Flüssigkeit oder Eiter im Inneren an. Man spricht von einem entzündlichen Gelenkerguss, der im Einzelfall auch antibiotisch behandelt werden muss.

Weitere Symptome können je nach Ursache der Krankheit dazukommen: Schmerzen in der Nacht, Steifheit am Morgen. Geschwollene Fingergrund- und -mittelgelenke zählen zu den untrüglichen Kennzeichen rheumatisch verursachter Arthritis. Typisch für eine durch hohe Harnsäurekonzentration ausgelöste *Gicht-Arthritis* sind Schmerzen im großen Zeh, die z. B. durch harnreduzierende Medikamente und Alkoholverzicht behandelbar sind. In jedem dieser Fälle akuter Gelenkentzündung helfen zuerst Ruhigstellen, Hochlagern und Kühlen. Naturheilverfahren wie Akupunktur, Wickel mit Heilerde, Kurkuma oder Kohl, Ernährungsumstellung oder Fastenkuren können ergänzend wirken. Eine Alternative zur Schulmedizin sind sie nicht. Wer darauf vertrauen würde, liefe Gefahr, sich Gelenk- und Gewebeschäden zuzuziehen.

Das Kreuz mit dem Kreuz –
und der Arzt in uns

Etwas vereinfacht ließe sich sagen: Am Rücken hängt, zum Rücken drängt doch alles, vom Scheitel bis zur Sohle. So kann uns etwa der Fuß schmerzen, obwohl er an sich völlig gesund ist. Denn aus den Wirbeln – erinnern wir uns – treten Nervenbündel, die zu jeweils unterschiedlichen Bereichen des Körpers führen. Wenn diese Versorgungswege gestört sind, weil etwa ein Bandscheibenvorfall oder eine Arthrose in den kleinen Wirbelgelenken die Nerven quetscht, können noch die entferntesten Körperpunkte betroffen sein. Kopfschmerzen und Schwindelgefühle, aber auch Schlaflosigkeit und Nackenverspannungen können damit zusammenhängen, dass in der Halswirbelsäule Nerven gereizt sind, insbesondere vom Atlaswirbel, wo Nerven liegen, die die Blutzufuhr zum Gehirn steuern. Störungen in der Brustwirbelsäule machen sich gern als Druck und Schmerz in der Herzgegend bemerkbar. Was scheinbar auf Herzprobleme hindeutet, hat dann mit dem Herzen selbst gar nichts zu tun. Oder ein anderes Beispiel für den gleichsam fremdgesteuerten Schmerz: Am obersten Lendenwirbel treten die Nerven aus, die den Dickdarm und die Leisten versorgen. Störungen in diesem Bereich sind in der Lage, Bauchdruck und eine Reizung des Darms auszulösen. Weil der Rücken selbst aber auch mehr ist als ein Verbund von Knochen, Muskeln, Sehnen und Nerven, nämlich ein psychosomatisch reagierendes Organ, kann er seinerseits Schmerzen empfinden, obwohl er an sich störungsfrei funktioniert. Psychische Faktoren wie Angst, Traurigkeit oder negativer Stress führen dazu, dass sich die normale Spannung zu einer schmerzhaften Verspannung steigert. Unbewusst nehmen wir Schonhaltungen ein. Ein forcierter Gelenkverschleiß oder ein Bandscheibenvorfall (Prolaps) können die böse Folge sein.

Wo und wann immer Rückenschmerzen auftreten, bedarf es deshalb einer ganzheitlichen Betrachtung. Gefordert ist das diagnostische und therapeutische Zusammenwirken von Haus- und Fachärzten mit Krankengymnasten, Osteopathen, Physiologen und Naturheilkundlern sowie mit Psychologen und Psychotherapeuten. Erst auf dieser Grundlage – man kann das nicht oft genug wiederholen – sollte dann auch die Entscheidung für einen operativen Eingriff erfolgen, minimalinvasiv oder chirurgisch, wenn alle sonstigen Möglichkeiten ausgeschöpft sind. Die medizinische Aufklärung des Patienten spielt dabei immer eine besondere Rolle. Mit guter Information lässt sich oftmals am effektivsten vorbeugen. Kann doch gerade beim Rücken jeder selbst sehr viel mehr für sich tun, als den meisten bewusst ist.

CRANIO-SACRAL-THERAPIE

Die Cranio-Sacral-Therapie hat sich aus der Osteopathie entwickelt und fokussiert sich auf den craniosacralen Rhythmus, der sich im feinen Pulsieren der Gehirn- und Rückenmarksflüssigkeit (Liquor) zeigt. Diese Flüssigkeit umfließt das Zentralnervensystem und versorgt es mit Nährstoffen und Sauerstoff. Der Therapeut oder die Therapeutin versuchen, Verspannungen und das Pulsieren des Liquors am Schädel zu spüren. Durch ganz feine Manipulationen und leichte Berührung mit den Händen lassen sich unter anderem Verspannungen, Rücken- und Kopfschmerzen sowie leichter Schwindel behandeln.

Glauben Sie mir, wer sich bewegt, lebt nicht nur gesünder, sondern auch sehr viel fröhlicher als die »couch potatos« oder die Stubenhocker, wie man früher sagte. Ob im Alltag oder in der Freizeit, bei der Gymnastik zwischendurch oder bei Sport und Spiel, Bewegung macht den Kopf frei. Sie vertreibt schlechte Laune und hilft zugleich, die Organe besser zu durchbluten – zumal den Rücken, dem wir kaum einen größeren Gefallen tun können, als uns ausreichend zu bewegen.

Sicherlich mag es nicht immer einfach sein, sich nach einem anstrengenden Arbeitstag auch noch sportlich »auf Trab« zu bringen. Leichter fällt es aber schon, wenn man mit Spaß bei der Sache ist, nicht nur pflichtschuldig oder weil es die anderen eben auch tun. Deshalb sollte man sich zuerst überlegen, was einem liegt, welches »meine« Sportart sein könnte. Möchte ich mich überwiegend im Freien bewegen oder lieber in der Halle trainieren? Suche ich Geselligkeit oder bin ich eher ein Einzelkämpfer? Was kann ich mir zeitlich und finanziell leisten? Die Antworten werden von Fall zu Fall ganz verschieden ausfallen, und nicht jeder kann sich alles zutrauen. Um da sicher zu gehen, sollte man nach Möglichkeit einen Arzt zu Rate ziehen und mit ihm klären, welche Sportart der eigenen Konstitution, dem derzeitigen Gesundheitszustand am besten entspricht.

Wer neu mit einer Sportart beginnt, tut gut daran, sich die sprichwörtliche Latte nicht zu hoch zu legen. Anstrengung ja, Überanstrengung nein. Gerade Ungeübte sollten vorsichtig sein. Zwar ist das Schwimmen eine besonders schonende Form des Krafttrainings für den Rücken. Der Auftrieb des Wassers trägt den Schwimmer und belastet die Wirbelsäule kaum, das Herz-Kreislauf-System wird gestärkt, der Stoffwechsel angeregt. Beim Brustschwimmen aber kommt es oft zu einer Überstreckung der Brust- und Halswirbelsäule, weil der ungeübte Schwimmer dazu neigt, den Kopf steil aus dem Wasser zu recken. Angeratener wäre in diesem Fall das Rückenschwimmen. Oder denken wir an das Wandern. Es stärkt das Herz-Kreislauf-System, trainiert die Muskeln und belebt den Stoffwechsel. Wer unter Herz-Kreislauf-Problemen leidet, sollte aber nicht zu hoch hinaus wandern. Man muss wissen, was man sich zumuten kann und darf. Nicht die ehrgeizige, die fröhliche Bewegung ist der Schlüssel zum Erfolg,

Nein, es gibt sie nicht, die eine Therapie, mit der man die Rückenschmerzen einfach abschalten könnte. Entscheidend ist vielmehr der individuelle Ansatz. An sich eine Selbstverständlichkeit, der aber noch zu selten Rechnung getragen wird. Viel zu oft werden mögliche Behandlungswege durch die Fixierung der Therapeuten auf bestimmte »Schulen« verbaut oder von den Patienten ausgeschlossen, weil sie sich das Heil von der schnellen OP versprechen. Denken Sie nur an das Beispiel des Managers, von dem ich berichtet habe. Nicht alles muss Hokuspokus sein, nur weil sich die Schulmedizin davon noch keine Vorstellung machen konnte oder wollte. So habe ich bei meinen weltmedizinischen Exkursionen nach Asien wiederholt feststellen können, dass es durchaus möglich ist, körperlichen Schmerzen mit bewusster Atmung zu begegnen. Die Meister der meditativen Bewegungslehren, des Yoga, des Tai-Chi oder Qigong, wissen seit Jahrtausenden, wie man atmend auf das unbewusste Nervensystem und mithin den Schmerz einwirken kann. Die richtig erlernte Atemtechnik wirkt erstens beruhigend, indem sie den Muskeltonus, die Anspannung, löst; und zweitens stärkt sie damit auch noch das Immunsystem.

Besonders zu empfehlen ist bei chronischen Rückenschmerzen das sanfte Tai-Chi, die meditative Kampfkunst der Chinesen. Wissenschaftliche Untersuchungen haben belegt: Wer über langjährige Tai-Chi-Erfahrung verfügt, ist seltener von Verformungen der Wirbelsäule betroffen. Das indische Yoga wiederum, von dem ich einzelne Übungen selbst praktiziere, ermöglicht eine optimale Mischung aus langsamer Bewegung, tiefer Atmung, vorsichtiger Dehnung und Konzentration. Bei chronischen Rückenschmerzen ist es besser als Gymnastik, bewies eine nach streng wissenschaftlichen Anforderungen erstellte Studie aus den USA. Ärzte an der Essener Universitätsklinik für Integrative Medizin fanden heraus, dass gestresste Frauen nach drei Monaten Yoga-Training weit weniger Rückenschmerzen hatten und außerdem viel besser mit Stress umgehen konnten.

Auch die bereits erwähnte Osteopathie, die äußerliche Behandlung des Körpers mit den Händen, wurde von meinen operierenden Kollegen gern als »Handauflegen« lächerlich gemacht, obwohl dieser angeblich faule Zauber auf der Erfahrungserkenntnis körperlicher Funktionsmechanismen gründet, deren wissenschaftlicher Nachweis längst erbracht worden ist. Was die »kundigen Hände« tatsächlich bewirken können, mag der Fall einer meiner Patientinnen zeigen. Sie klagte über quälende Schmerzen im unteren Rücken, die bis in den linken Oberschenkel ausstrahlten. Ich empfahl ihr einen Osteopathen, den sie nach einigem Zögern aufsuchte. Nachdem sie bereits alles Mögliche bis hin zur chirurgischen Behandlung eines Bandscheibenvorfalls befürchtet hatte, konnte ihr nun mit gezielten Handgriffen geholfen werden. Zwar nicht sofort, aber nach einigen Behandlungen verschwand der Schmerz. Dem Osteopathen war es gelungen, die muskulären Verspannungen des Rückens zu lösen, nicht auf geheimnisvolle Weise, sondern weil er mit sachkundigem Gespür in das Beziehungsgeflecht von Knochen, Muskeln, Nerven und Sehnen eingriff. Das kann nicht jeder, der es von sich behauptet. An Scharlatanen mangelt es nicht in der alternativmedizinischen Szene. Fundierte medizinische Kenntnisse sind auch hier die Voraussetzung jeden Heilungserfolgs. Deshalb muss man sich zum Beispiel in Holland mit einem abgeschlossenen Hochschulstudium für den Beruf qualifizieren. In Deutschland sind wir eben erst dabei, einen ähnlichen Weg einzuschlagen.

Doch nicht allein da, im Bereich der professionellen Therapien, tut weitere Aufklärung Not. Auch jeder für sich kann viel dazu lernen, um sich zum Therapeuten seines Rückens auszubilden. Es ist gar nicht so schwer. Nutzen Sie zunächst jede Gelegenheit, sich zu dehnen. Das entlastet die beanspruchten Muskeln und macht sie beweglicher. Am besten gleich morgens nach dem Aufstehen strecken, tief und bewusst mehrmals ein- und ausatmen, rekeln, tagsüber dann nach längerem Sitzen im Büro und abends vor dem Fernseher immer wieder mal stretchen. Nie in einer starren Haltung sitzen. Mal weit zurücklehnen, mal auf die Ellenbogen stützen oder, oder, oder. Auf den Wechsel kommt es an und darauf, Spaß dabei zu haben. Rhythmische Bewegung ist perfekt für den unteren Rücken im Lendenwirbelbereich. Das trainiert die Muskulatur und lockert zugleich die kleinen Gelenke samt Bandscheiben. Bei Verspannungen im Nacken den Kopf um 90 Grad nach links drehen, hinab dehnen und Schulter absenken. Danach das Gleiche von rechts beginnend. Beides 3-mal hintereinander. Der Nacken entspannt sich. Ebenso kann die Selbstmassage mit einem Tennisball helfen, verhärtete Muskeln zu lockern. Dazu mit dem Rücken so an eine Wand stellen, dass die Hacken die Fußleiste berühren. Einen Tennisball zwischen das Schmerzareal und die Wand klemmen, um sich daran hin und her, rauf und runter zu rollen. Das ganze dreimal täglich fünf bis zehn Minuten, wenn es die Zeit erlaubt.

Denn nichts wäre verkehrter, als die Entspannungsübung selbst wieder zum Stress ausarten zu lassen. Wohlfühlen setzt Ruhe voraus, auch bei den Entspannungsübungen. Ich habe mir dafür täglich eine halbe Stunde reserviert, egal, wo ich gerade unterwegs sein mag. Was ihm persönlich gut tut, muss aber jede und jeder für sich herausfinden. Da sind keine Vorschriften zu machen, allenfalls Empfehlungen. Spazieren, schwimmen, joggen, tanzen oder wandern, alles zahlt sich aus, wenn man es gern tut. Es fällt so auch leichter, den »inneren Schweinehund«, der einen doch immer nur wieder in den Sessel lockt, zu überwinden. Die Anstrengung, die das gelegentlich, nach einem langen Arbeitstag oder morgens in der Frühe, kosten mag, lohnt allemal. Ein schmerzfreier und beweglicher Rücken macht einfach glücklich! Man steht wieder aufrechter, fühlt sich freier; die Schultern sind zurückgenommen. Das Lächeln fällt leichter. Probieren Sie es! Und sei es nur Ihrem Rücken zuliebe. Er hat jede Aufmerksamkeit verdient. Wir sind es ihm schuldig. Denn schließlich: Was wären wir ohne seine stützende Kraft.

Wenn die Seele leidet und der Geist ermüdet

Sie hat keine Form wie das Herz, die Leber, die Lunge oder die Nieren. Es gibt keinen Ort in uns, an dem sie sich aufspüren ließe, auch nicht mit Röntgen und Ultraschall. Nicht einmal in der »Röhre« lässt sie sich blicken, weder bei der Magnetresonanz- noch bei der Computertomographie. Und dennoch wohnt sie uns inne: die Psyche, das unsichtbare und unfassbare Organ. Was wäre der Körper, die Physis, ohne das Fühlen und Denken eines Jeden, ohne emotionale, geistige und psychische Steuerung? Wie so viele Fachwörter der Medizin geht auch der Terminus »Psyche« zurück auf die griechische Mythologie. Darin ist er der Name einer liebreizenden Königstochter, die noch Venus hoch droben auf dem Olymp in den Schatten stellte. Weil sie das nicht ertrug, befahl die Göttin der Schönheit ihrem Sohn Amor, die Rivalin mit einem Pfeil unglücklicher Liebe zu verletzen. Doch der gedungene Rächer erlag der Anmut seines Opfers. Der Göttersohn und die Irdische wurden ein Paar, das klassische Inbild unsterblich Verliebter. Maler und Bildhauer haben die Szene wieder und wieder gestaltet. Als Symbol bezwingender Schönheit überdauerte die Gestalt der Psyche alle Epochen der europäischen Kunstgeschichte. Medizinisch adaptiert steht der Name seit dem Ausgang des 19. Jahrhunderts für die seelische, die geistige und die emotionale Seite unseres Lebens. Für eine Kraft, die die Physis stärken oder schwächen kann, zugleich aber abhängig ist von unserer körperlichen Verfassung.

In der Balance liegt das Geheimnis jeglichen Wohlbefindens. Weder geht es dem Menschen gut, wenn er unentwegt arbeiten muss, immer unter Druck steht und im Stress ist, noch fühlt er sich wohl, wenn er nicht mehr gefordert wird, tagaus, tagein die Beine hochlegt. Nichts ist schwerer zu ertragen als eine Reihe von guten Tagen, sagt das Sprichwort. Denn tatsächlich brauchen wir beides: Anspannung und Entspannung. Die Belastung ergibt sich, solange wir im Arbeitsleben stehen, von selbst. Für die Entlastung müssen wir sorgen. Wollen wir gesund bleiben, sollten wir das eine wie das andere im Auge behalten und manchmal ganz einfach innehalten, zur Ruhe kommen. Wenn uns die schlechte Laune überfällt, Sorgen die Stimmung trüben, weil wir überlastet sind, niedergedrückt von der kaum zu bewältigenden Arbeit oder von familiären Problemen, wenn wir uns antriebslos fühlen, gelähmt von den Verhältnissen daheim oder auf der Arbeit, dann ist es Zeit, unserem Körper etwas Gutes zu tun, um die Seele zu streicheln. Sonst laufen wir Gefahr, dass sich das Unwohlsein infolge der »Verstimmung« körperlich manifestiert, etwa mit Bauch- oder Rückenbeschwerden. Sie erinnern sich: Eines belastet dann schnell das andere, die Psyche die Physis und umgekehrt. Schlafstörungen, Angstzustände und Depressionen folgen unversehens.

Verstimmungen

Normalerweise stellen Verstimmungen an sich kein Problem dar, das ärztlicher Behandlung bedürfen würde. Jeden bedrücken sie ab und an, wenn auch in unterschiedlichem Maße. Der Aufklärer Johann Gottfried Herder (1744–1803), Freund Goethes und Schillers, sprach davon, dass jeder Mensch »eine eigene Stimmung aller sinnlichen Gefühle zueinander« habe. Der Philosoph Wilhelm Dilthey

(1833–1911) präzisierte den Begriff Ende des 19. Jahrhunderts, indem er die »Stimmung« abhob von eher unbeständigen und kurzfristigen Gefühlszuständen. Der Weltzugang und die Weltanschauung einer Person sei von der Grundstimmung eines jeden getragen, erklärte der Mitbegründer der Psychologie als akademische Disziplin. Noch eine Philosophen-Generation später ging Martin Heidegger (1889–1976) davon aus, dass ein wesentlicher Unterschied zwischen den Gefühlen und Affekten einerseits und der Stimmung eines Menschen andererseits bestehe. Während die Emotionen auf ein bestimmtes Objekt bezogen und aktuell veranlasst seien, würden die »Stimmungen« den »Menschen in seinem Grund« prägen; etwas schlichter und weniger philosophisch ausgedrückt: Sie prägen die Art seines Welterlebens individuell und von vornherein.

Man muss diesen philosophischen Exkurs nicht unbedingt in Erinnerung behalten. Wichtig war er hier nur insofern, als »Stimmungen« bis heute als eine »das Erleben prägende, länger anhaltende Gemütsverfassung« gelten. So die gebräuchliche medizinische Definition des 1987 verstorbenen Arztes Willibald Pschyrembel. Ein Mensch kann von seinem Naturell eher heiter oder traurig gestimmt sein. Er kann eine fröhliche Veranlagung haben oder zu Gereiztheit und Trübsinn neigen. Die Gemütsverfassung allein besitzt keinen Krankheitswert. Der Melancholiker und der Euphorische erleben die Ereignisse ihres Daseins lediglich unterschiedlich. Temporäre Verstimmungen, Erregungszustände, wie sie durch den Verlust eines nahestehenden Menschen oder durch berufliche Niederlagen ausgelöst werden, sind schlimme, mitunter einschneidende Erlebnisse, aber nichts, was einen zwangsläufig aus der Bahn werfen müsste. Sie gehören zum Leben. Die Bewältigung solcher existentiellen Krisen und Erschütterungen ist eine der wichtigsten Aufgaben unserer Psyche. Dass das aber auch über ihre Kräfte gehen kann, steht außer Frage. Man denke nur daran, womit die Soldaten im Krieg fertig werden müssen, was sie danach zu »verarbeiten« haben, Schuld und Leid ohnegleichen. Zum Glück ist das nichts mehr, womit wir immer rechnen müssten, wenigstens nicht – von einigen Krisenherden in der nahen Vergangenheit abgesehen – in Europa. Bei allem, was uns heute widerfahren kann, pendelt sich der gestörte Gemütszustand in den allermeisten Fällen mit der Zeit wieder auf die Grundstimmung ein – nach traurig erschütternden sowie nach überaus glücklichen Ereignissen. Auch die Freude währt nicht ewig.

Und dennoch, obwohl es kein Leben ohne Stimmungsschwankungen gibt, die Eintönigkeit eines ewigen Gleichmaßes nur schwer erträglich wäre, gibt es außergewöhnliche, länger andauernde Abweichungen von einem als Norm bestimmten Stimmungsspektrum, die seelische Erkrankungen nach sich ziehen können. Von »affektiven Störungen« sprechen Ärzte und Psychologen. Weil sie nicht Herr ihrer Empfindungen bei veränderter Stimmungslage sind, sind die Betroffenen kaum noch fähig, ihr Verhalten sozialverträglich zu regulieren. Sie neigen zu Rückzug, Isolation und Abgrenzung, resignativ des Öfteren, aggressiv mitunter und unzufrieden mit sich selbst durchweg. Stehen an der Schnittstelle zur Depression oder Manie.

WER HILFT BEI PSYCHISCHEN PROBLEMEN?

Depressive Verstimmungen und vielerlei Stresssymptome sind in unserer Gesellschaft zu Massenleiden geworden, die sich schnell zu manifesten Krankheitsbildern ausweiten können. Man sollte sich deshalb nicht scheuen, fachliche Hilfe in Anspruch zu nehmen. Aber an wen wendet man sich mit welchen Beschwerden? Das ist nicht pauschal zu beantworten, am besten fragt man den Hausarzt um Rat. Denn was früher dem »Nervenarzt« vorbehalten war, hat sich heute stark ausdifferenziert. Es gibt Fachärzte für Psychosomatische Medizin, für Psychiatrie und für Neurologie sowie psychotherapeutisch qualifizierte Psychologen und Heilpraktiker. Psychosomatiker, Neurologen und Psychiater haben ein Medizinstudium absolviert und sich in ihrer jeweiligen Fachrichtung spezialisiert. Der Psychosomatiker ist insbesondere für den Zusammenhang von Körper und Seele durch seine vertiefte Ausbildung qualifiziert. Beim *Neurologen* steht nicht die Psyche, also das seelische Wohl im Vordergrund, er beschäftigt sich vielmehr mit der Diagnostik und Therapie von Erkrankungen des Nervensystems (inklusive Gehirn und Rückenmark). Ein *Psychiater* wiederum ist ein Facharzt für die Behandlung psychischer Erkrankungen wie beispielsweise Depression, Magersucht, Schizophrenie oder Demenz. Als Ärzte dürfen alle drei auch körperliche Untersuchungen vornehmen, Atteste ausstellen und Medikamente verschreiben. Diese Maßnahmen sind den Psychologinnen und *Psychologen* verwehrt, sie sind keine Ärzte. Sie beschäftigen sich in ihrem Studium mit dem Verhalten von Menschen, ihrem Denken und Fühlen. Nur nach einer mehrjährigen Zusatzausbildung in einem oder mehreren psychotherapeutischen Verfahren können sie auch psychotherapeutische Dienste anbieten, deren Kosten von den Krankenkassen übernommen werden. Die psychologischen Psychotherapeuten behandeln beispielsweise depressive Verstimmungen, Ängste, Zwänge, Essstörungen, Süchte, auch chronische Schmerzzustände oder psychosomatische Erkrankungen und arbeiten häufig mit Psychiatern zusammen, sobald eine medikamentöse Begleitbehandlung angeraten ist.

Warum es so weit kommt, konnte die Wissenschaft bisher nicht zufriedenstellend klären. Sicher ist nur, dass genetische Faktoren mit äußeren Einflüssen aus dem sozialen Umfeld bei der Entwicklung affektiver Störungen zusammenwirken. Treten sie gesondert, entweder depressiv oder nur manisch-euphorisch auf, spricht man von *unipolaren* Störungen, von *bipolaren*, wenn beide Formen in einem Fall diagnostiziert werden. Heißt, der Patient kann sich abwechselnd »himmelhoch jauchzend« überschlagen und kurze Zeit später »zu Tode betrübt« in sich versacken. Beide Formen der psychischen Fehlsteuerung, die uni- wie die bipolare, stellen kranhafte Zustände dar. Die WHO, die Weltgesundheitsorganisation, ermittelte, dass jedes Jahr mindestens 350 bis 400 Millionen Menschen, etwa sieben Prozent der Weltbevölkerung, an einer Depression leiden – Tendenz stark steigend. Über 50 Prozent von ihnen erhalten keine Behandlung, entweder weil die Patienten sich schämen oder vergessen, ihre Stimmungslage mitzuteilen, oder weil Ärzte oder medizinisches Personal die depressiven Verstimmungen nicht erkennen. Mindestens 25 Prozent der Betroffenen, die einen Arzt aufsuchen, sind eigentlich an einer Depression erkrankt, werden aber wegen »Rücken oder Bauch« behandelt, anstatt psychisch. Ungefähr zehn Prozent der Erwachsenenbevölkerung werden wegen Depressionen mit Psychopharmaka versorgt.

Laut der Psychotherapeuten-Kammer in Nordrhein-Westfalen leiden circa 4,4 Millionen Deutsche (8,3 Prozent) an einer Depression, ein bis zwei Prozent der Bevölkerung würden jährlich neu erkranken. Frauen fast doppelt so häufig wie Männer. 4,4 Prozent haben eine weniger ausgeprägte Depression (Disthymie), mit leichterem chronischen Verlauf von »guten und schlechten Tagen«, wobei die Erkrankungstage überwiegen. Depressionen mit bipolaren Störungen, wobei die manischen und euphorischen Phasen im Vordergrund stehen, sind deutlich seltener zu finden (0,8 Prozent). 60 Prozent haben eine Zweiterkrankung und leiden beispielsweise an einer Suchtkrankheit oder Angststörung. Die depressiven Episoden können in jedem Lebensalter auftreten.

THERAPIE-PRINZIPIEN
BEI EINER BIPOLAREN STÖRUNG

· Psychotherapeutische Behandlung
· Medikamente zur Normalisierung von Stimmung, Antrieb
  und Schlaf

Ziel*:
· (Wieder)Aufbau einer Tagesstrukturierung
· Aufbau von Aktivitäten bei Depression
· Reizreduzierung bei Manie
· Erarbeiten eines ausgewogenen Tag-und-Nacht-Rhythmus
· Erkennen und Verringerung des individuellen Stresses
· Erkennen der Reize / Situationen für Rückfälle
· Verbesserung der sozialen Kompetenzen
· Verarbeitung der Erkrankung (Coping)

*nach Deutscher Gesellschaft für Bipolare Störungen e. V.)

Unterstützend:
· Regelmäßige *Bewegung*, wenn möglich in der Natur, denn
  Lichtexposition durch Sonne, *Lichttherapie* zeigt gute
  Wirksamkeit
· Regelmäßige *Ernährung* (leicht, zuckerarm, vollwertig)
· *Wachtherapie* durch kontrollierten Schlafentzug
· *Angehörige* einbeziehen

In den 28 EU-Ländern beliefen sich die direkten Kosten für die Gesundheitsversorgung sowie die indirekten Kosten für die geringere Beschäftigungsrate und die soziale Absicherung im Jahr 2019 auf rund 600 Milliarden Euro. So enorm das auf den ersten Blick anmuten mag, es handelt sich um medizinisch notwendige sowie um volkswirtschaftlich sinnvolle Aufwendungen, kann doch die Nicht-Behandlung einer affektiven Störung weitere Erkrankungen nach sich ziehen, vieles, dessen Therapie nachher sehr viel teurer wäre. Gleich, ob es sich um psychisch verursachte Rückenleiden handelt oder um geistig emotionale Beeinträchtigungen, Migräne, Asthma, Magengeschwüre oder Herzkreislaufbeeinträchtigungen mit der Folge einer fortdauernden Arbeitsunfähigkeit. Mehr und mehr Menschen nutzen psycho- und verhaltenstherapeutische Angebote, auch über das Internet. Hier finden sich gute Interventionsmöglichkeiten zur Selbsthilfe. Aber auch hierbei gilt es, kompetent begleitet zu werden, vom Hausarzt ebenso wie von einer erfahrenen Psychotherapeutin und Coachin, am besten mit naturmedizinischen Kenntnissen.

ARBEITSUNFÄHIG DURCH DEPRESSION

Laut einer Studie der Weltgesundheitsorganisation WHO kosten Depressionen und Angststörungen der Weltwirtschaft jedes Jahr circa eine Billion US-Dollar durch Produktionsausfälle und Fehlzeiten. Jeder Dollar, der für eine bessere Gesundheit besonders zur Behandlung von Ängsten und Depressionen investiert werde, würde einen Gewinn von 3 bis 4 Dollar erbringen. Eine Studie aus dem *Lancet Psychiatry* führte den Nachweis, dass Investitionen in psychische Gesundheit lohnenswert seien und die Weltgesundheit und Arbeitsproduktivität der Länder davon stark profitieren würden. Sonst würden nicht nur die Menschen, sondern auch die Gesundheitssysteme und die Weltwirtschaft »erkranken«. Bis zum Jahr 2030 würde die Welt ohne bessere Gesundheitsfürsorge 50 Millionen Arbeitsjahre verlieren. Insgesamt wurde schon 2016 errechnet, dass bis 2030 ungefähr 150 Milliarden US-Dollar Investment in Gesundheit zusätzliche Gewinne von 310 Milliarden erzeugen könnte.

Zur Reaktivierung der Selbstheilung helfen in der Regel Ruhe, Bewegung und Rhythmus. Neben der psychotherapeutischen Behandlung empfehlen sich die Verhaltens- und Gesprächstherapie, körperorientierte Ansätze und Familientherapie ebenso wie Kunst-, Musik- und besonders auch Tanztherapie. Zur Unterstützung eines regelmäßigen und erholsamen Schlafes ist der bisher geliebte Sport weiterzuführen, ebenso sind der Aufenthalt im Freien, Joggen, Waldlauf, Wandern, Gartenarbeit sowie Atemtherapie und Meditation therapeutisch wichtige ganzheitliche Ansätze, um depressive Verstimmungen zu lösen. Darmsanierung mit Symbioselenkung und Mikronährstoffen je nach Stuhlbefund sowie Aromatherapie mit stimmungsaufhellenden Ölen wie Orange, Basilikum, Bergamotte, Melisse oder Lorbeer sind weitere Elemente naturmedizinischer Unterstützung. Starke Antriebsschwäche kann mit Bitterstoffen in der Nahrung und Tees zur Aktivierung genutzt werden, Johanniskraut-Präparate zur Stimmungsaufhellung als Alternative zu Antidepressiva. Alles muss aber grundsätzlich ärztlich initiiert und mit allen anderen Maßnahmen abgeglichen werden. Die medikamentöse Behandlung einer Depression gehört in die Hand von Psychiatern, Neurologen und erfahrenen Internisten in Zusammenarbeit mit Psychologen, Naturheilkundlern und körperorientierten Disziplinen wie Physiotherapie, Osteopathie und Massage.

Burn-out & Stress

Manchmal scheint es fast, als gehöre es unterdessen zum guten Ton, über das eine oder das andere, am bestem über Beides zu klagen. Zeigt es doch, wie man sich aufopfert, dass einem mehr abverlangt wird, als recht und billig wäre. Und wenn das auch nicht immer stimmt, schnell mal als Vorwand dient, sich dies oder jenes vom Hals zu schaffen, vielleicht auch nur Aufmerksamkeit und Mitleid zu erregen, so steht doch außer Frage, dass keiner dem Stress entgeht. Auf der Arbeit, in der Schule, im Urlaub, sogar an Weihnachten, immer gibt es irgendetwas, das uns »Stress macht«, heute mehr denn je. Es sei die Leistungsgesellschaft, die uns psychisch erschöpfe und fertigmache, heißt es dann schnell. Dabei gab es Stress schon immer. Ohne ihn hätte die Menschheit nicht überlebt. Ist der Stress doch nichts weiter als eine natürliche Reaktion auf äußere Reize, ein Alarmsystem, das den Körper in Abwehrbereitschaft versetzt. Nur so konnten unsere Vorfahren in der Wildnis durchkommen. Der Stress, den der Anblick eines Mammuts oder Säbelzahntigers auslöste, veranlasste sie zur Flucht oder zum Angriff. Wachheit und Aufmerksamkeit waren plötzlich gesteigert. Vom Gehirn gingen Signale an die Muskulatur, der Körper geriet in einen Spannungszustand, der die Rettung ermöglichte.

Natürlich sind wir derartigen Bedrohungen heute nicht mehr ausgeliefert. Von dem einen oder anderen Hund abgesehen, gibt es keine wilden Tiere, vor denen wir davonlaufen müssten. An Reizen aber, die uns in innere Anspannung versetzen, fehlt es nicht: Termindruck, Mobbing, Beziehungsprobleme, Prüfungsangst, alles kann Stress auslösen. Und nicht jeder erlebt das auf gleiche Weise. Während der eine in herausfordernden Situationen völlig cool bleibt, bekommt ein anderer den berühmten »Kick«, und wieder andere erstarren förmlich oder geraten gar in Panik. Stress kann sich so oder so auswirken, er kann uns euphorisch beflügeln so wie er uns zu lähmen vermag. Der positive »Eustress« setzt Kräfte und Ideen frei, er bringt uns voran und führt am Ende zu erlösender Entspannung. Jeder kennt dieses beglückende Erfolgserlebnis. Ganz anders dagegen der negative »Disstress«. Er entsteht, wenn sich jemand überfordert fühlt, seelisch, intellektuell oder auch körperlich, während einer Prüfung, im Zuge einer Scheidung oder von der Arbeit, die sich unerledigt auf dem Schreibtisch stapelt. Weil keine Lösung in Sicht ist, steigert sich die Spannung immerfort.

Überreiztheit, Schwindel, Weinkrämpfe, Herzrasen sind typische

Stress-Symptome. Schwerwiegende Krankheiten bis hin zum Herzinfarkt können folgen, wenn man nicht rechtzeitig für Entspannung sorgt. Dabei kann der Sport ebenso wie vieles sonst, was einem Freude macht, helfen. Denn wenn er auch zum Leben gehört, so darf der negative Stress doch keineswegs zum Dauerzustand werden. Wo er entsteht, existieren ungelöste Probleme. Werden sie nicht bewältigt, aus eigener Kraft oder mit der Hilfe anderer, kann sich chronischer Stress in krankhaften Zuständen manifestieren, körperlich beispielsweise mit dem Entstehen von Magengeschwüren und psychisch überwiegend mit einem Burn-out.

STRESSFOLGEN

Disstress kann neben psychischen Verstimmungen oder Krankheiten auch Herzkreislaufprobleme, Gefäßverkalkungen oder Diabetes auslösen und verstärken – Diabetes beispielsweise durch vermehrt im Körper freigesetzten Zucker (Glukose) aus den Speichern in Leber und Muskeln. Durch die Zurückdrängung des Immunsystems, bedingt durch einen erhöhten körpereigenen Cortisol-Spiegel im Blut, ist die Abwehrlage, das Immunsystems, geschwächt, virale oder bakterielle Infektionen können die Folge sein. Sowohl die Bereitstellung von Zucker als auch eine Erhöhung des Herzschlages und die Anspannung der Muskulatur sind wichtige stressbedingte Körperreaktionen, um »das gefährliche angreifende Tier« besiegen oder fliehen zu können. Heute steckt das gefährliche Tier in den Einflüssen unserer Um- und Mitwelt, in der Hektik unserer Zeit, im veränderten Ernährungs- und Lebensstil und in uns selbst. Unser inneres »Haustier« wird zu selten besänftigt!

Ähnlich wie bei der Verstimmung gibt es bei dem Gefühl, ausgebrannt zu sein, eine große Spannbreite. Sich bar aller Energie, seelisch ausgebrannt zu empfinden, ist zunächst eine durchaus normale Reaktion auf körperliche oder seelische Belastungen. Auch eine wiederkehrende Erschöpfung während angespannter Lebensphasen hat noch keinen Krankheitswert, weil die meisten Menschen über Regenerationskräfte verfügen, die ausreichen, neue Energie für neue Aufgaben zu gewinnen. Ist allerdings dieser Regenerationshaushalt überfordert und kann den Kräfteverlust nicht mehr kompensieren, beginnt eine Abwärtsspirale, die in völliger Arbeitsunfähigkeit oder sogar im Suizid zu enden droht.

Die Weltgesundheitsorganisation WHO bezeichnet den Stress als eine der größten Gesundheitsgefahren des 21. Jahrhunderts. Das dadurch entstehende Ausgebrannt- oder Erschöpftsein in den unterschiedlichsten Schweregraden und Erscheinungsformen betrifft bis zu 20 Prozent der Bevölkerungen. Weniger bekannt ist, dass die »Niedergeschlagenheit« auch ein erheblicher Risikofaktor für schwere andere Volkserkrankungen wie Diabetes, Herzinfarkt, Schlaganfall oder Osteoporose darstellt. Burn-out kann unbehandelt die Lebenserwartung deutlich reduzieren.

Laut AOK, der Allgemeinen Ortskrankenkasse, steigt die Zahl derart verursachter Arbeitsunfähigkeitsfälle seit wenigen Jahren sprunghaft. Kamen 2005 noch 13,9 solcher Krankheitstage auf 1000 Mitglieder, so waren es 2018 bereits 120,5. Hochgerechnet auf alle gesetzlich Krankenversicherten, ergibt das 176 000 Burn-out-Fälle und 3,9 Millionen Krankheitstage allein für das Jahr 2018. Besonders betroffen sind emotional belastende Berufe, wie beispielsweise Krankenschwestern und -pfleger, Altenpflegerinnen, Ärztinnen und Ärzte, aber auch Verkäuferinnen und Auslieferungsfahrer. Ihnen gilt unser großer Respekt und Dank. So hat eine AOK-Studie unter Verkäuferinnen und Altenpflegerinnen 308,3 Arbeitsunfähigkeitstage pro 1000 Mitglieder registriert, das Dreifache des Durchschnitts. Zu vermuten ist, dass sich die

Konfrontation mit den Stress-Symptomen anderer Menschen potenzierend auf die eigene Psyche auswirkt. Es entsteht ein Stressklima, das ansteckend wirkt, woraus sich wiederum die forcierte Ausbreitung von Burn-out in unseren Tagen erklären mag. Gleichwohl ginge in die Irre, wer annehmen wollte, es handele sich hier einzig und allein um einen Kollateralschaden der Moderne.

AUSGELANGWEILT? DAS BORE-OUT-SYNDROM

Das *Burn-out*-Syndrom ist inzwischen hinlänglich bekannt. Es hat längst Eingang in die Umgangssprache gefunden, gelegentlich kokettiert man damit sogar im Alltag. Gemeint ist damit aber nicht das »Ausgebrannt-Sein«, das wir alle schon mal nach einem anstrengenden oder stressigen Tag empfinden, sondern ein anhaltender Zustand körperlicher, geistiger und emotionaler Erschöpfung aufgrund dauerhafter beruflicher Überlastung. Die Symptome ähneln denen der Depression und sind überaus ernst zu nehmen. Weit weniger bekannt ist ein gewissermaßen gegenteiliges Syndrom, obwohl es sehr viel verbreiteter sein dürfte: das *Bore-out*-Syndrom, das sich mit »Ausgelangweilt-Sein« übersetzen ließe. Die Folgen – etwa Antriebsschwäche, verminderte Leistungsfähigkeit, Schlafstörungen – sind interessanterweise oftmals die gleichen wie beim Burn-out, resultieren aber nicht aus Überlastung, sondern im Gegenteil aus einer permanenten Unterforderung, aus der Diskrepanz zwischen den zu erledigenden Aufgaben und den eigenen Fähigkeiten, aus dem »Sich-unnötig-Fühlen«. Das gibt natürlich niemand gern zu, weshalb dann, vorwiegend im Dienstleistungsbereich, trotz »innerer Kündigung« lange so getan wird, als hätte man jede Menge zu tun. Stress ist sozial sehr viel angesehener als Nichtstun. Sowohl gegen Burn-out wie gegen Bore-out gibt es keine spezifische Therapie. Am ehesten müsste die unterfordernde Situation aktiv geändert werden. Wenn Entspannungstechniken wie beispielsweise Autogenes Training, Yoga, Qigong oder sogar auch Kampfsportarten bzw. der Lieblingssport nicht weiterhelfen, ist es ratsam, medizinisch-psychologische Hilfe in Anspruch zu nehmen.

Die aus dem Englischen übernommene Bezeichnung Burn-out ist zwar relativ neu, keineswegs aber die psychische Erkrankung an sich. Den Zustand totaler psychischer Erschöpfung kennt die Menschheit seit jeher. Shakespeare etwa verwendete das Verb »to burn« genau in diesem Sinn. Bei ihm bezeichnet es stets den Vorgang eines emotionalen »Ausbrennens«. Zum medizinischen Terminus avancierte »Burn-out« schließlich in den siebziger Jahren des vorigen Jahrhunderts. Inzwischen wird die Krankheit mehr als 60 Berufen und Lebenssituationen charakterisierend zugeordnet. Annähernd 130 Symptome wurden bislang zusammengetragen. An vorderster Stelle stehen emotionale Erschöpfung, Unzufriedenheit mit der eigenen Leistung, das Gefühl einer Depersonalisierung, eines »Sich-selbst-fremd-Werdens«, sowie Überdruss und Pessimismus, beides nicht selten zugleich.

Hinsichtlich der Ursachen des Burn-out ist die Forschung bislang zu keinen eindeutigen Ergebnissen gekommen. Manche Autoren betonen äußerliche Faktoren wie eine berufliche Überforderung oder einen Widerwillen gegenüber dem eigenen Beruf, die innerliche Ablehnung einer Arbeit, von der man meint, dass sie einem nicht entspricht und keine Möglichkeit der Selbstverwirklichung bietet. Andere Hypothesen gehen von einer Veranlagung zum Perfektionismus aus, von einem Ehrgeiz, der zerstörerisch wirkt, weil sich das erstrebte Ziel immer nur halbwegs erreichen lässt. Was sich jenseits all dieser Hypothesen in der Praxis zeigt, ist das Zusammenwirken äußerer und innerer Faktoren: einer bestimmten Veranlagung und fremder, scheinbar nicht mehr beherrschbarer Lebensumstände. Nicht zu vergessen die Konfrontation mit Situationen und Menschen, denen man sich ohnmächtig ausgeliefert fühlt, im beruflichen oder familiären Umfeld. Ganz wesentlich für die Diagnose ist dabei, dass es sich um eine langanhaltende, chronische Belastung in Dauerstress-Situationen handelt.

Nachfolgende Therapien zielen zum einen darauf ab, mit einer sogenannten Verhaltensprävention Situationen zu ändern, die verletzend wirken. Zum anderen soll die Konfliktfähigkeit des Patienten durch die Entwicklung eines individuellen Konfliktmanagements und die Modifizierung falscher bis überzogener Bewertungsmaßstäbe geweckt und gestärkt werden. Ärzte und Psychologen sprechen von einer »Bewältigungsstrategie« oder noch bildlicher von »Coping«, zu Deutsch »überwinden«. Wenn sich Krankenkassen mit der Übernahme der Behandlungskosten schwertun, so rührt das nicht zuletzt daher, dass das Krankheitsbild des Burn-out so vielgestaltig, man könnte auch sagen diffus ist, dass es sich kaum eindeutig von dem anderer psychischer Störungen abgrenzen lässt. Oftmals deuten bestimmte Symptome auf dieses oder jenes hin.

Dessen ungeachtet sind Stress und Burn-out sowie depressive Verstimmungen oder Erkrankungen sehr ernst zu nehmende Probleme.

Die erste Anlaufstelle bei dem Verdacht auf ein Burn-out oder eine depressive Verstimmung ist der Hausarzt oder eine Ärztin des Vertrauens. Sie kennen Ihren Allgemeinzustand und werden Entspannungstechniken empfehlen, Autogenes Training oder Progressive Muskelentspannung, bevor Medikamente verschrieben werden. Innere Ruhe durch Aufenthalt in der Natur, durch Bewegung, wie Spaziergänge oder leichtes Joggen, Strandläufe am oder Schwimmen im Meer, zu finden, kann Wunder wirken. Auch Yogaübungen oder Meditation durch *Einfach-nur-im-Liegestuhl-sitzen* und weit (aufs Meer) *in-die-Ferne-starren* haben sich bewährt. Erschöpfungszustände können aber auch leicht mit anderen Erkrankungen verwechselt werden, beispielsweise mit einer Schilddrüsenunterfunktion, mit Eisenmangel, chronischen

Infekten oder dem Beginn einer Tumorerkrankung. Hier werden Laboranalysen, eine Bildgebung wie Ultraschall oder Kernspintomographie weitere Informationen liefern. Nur nach dem Motto »Entspann Dich einfach mal, Du hast Ruhe verdient«, sollte man nicht vorgehen. Nicht selten ist in beiden Fällen – zunehmende Verstimmungslagen durch Erschöpfungszustände oder körperliche Erkrankungen – eine möglichst schnelle psychologische Mitbetreuung angezeigt.

THERAPIEMASSNAHMEN BEI STRESS, BURN-OUT & DEPRESSION

- Aktives Stressbewältigungstraining / Stressmanagement durch Psycho- & Verhaltenstherapie
- Autogenes Training
- Progressive Muskelentspannung
- Biofeedback, Neurofeedback
- Tai Chi
- Qigong
- Yoga
- Osteopathie/Craniosacraltherapie
- Massage
- Fußreflexzonenmassage
- Schwimmen, Wasser-/Hydrotherapie (z. B. Kneipp), aufsteigende Fußbäder
- Aromatherapie
- Akupunktur
- Neuraltherapie
- Pilates
- Medikamente
- Heilpflanzen

Die Behandlung von Burn-out und Depressionen jedenfalls gehören in professionelle und erfahrene Hände von Psychologen und auch Neurologen und Psychiatern. Zunächst sollte mit einer Psychotherapie, Verhaltenstherapie und/oder Coaching begonnen werden, Psychoanalyse oder Tiefenpsychologie können im Einzelfall sinnvoll sein. Falls medikamentös zu behandeln ist, werden bei Unruhe, Nervosität oder Schlafstörungen und bei Suizidgedanken beruhigende Medikamente verordnet. Erste Wahl bei Schlafstörungen sind Antidepressiva, weil dadurch insgesamt der Schlaf harmonisiert und damit erholsam werden kann. Körperliche Begleittherapien oder Heilpflanzen wie Baldrian, Johanniskraut, Kamille, Lavendel, Melisse oder Pestwurz gehören zum integrativen Therapieansatz dazu, wie ich es bereits in meinem Buch »Weltmedizin« formuliert hatte.

Depressive Episoden

Depression ist ein weiterer medizinischer Terminus, der heute gern als Schlagwort gebraucht wird, sobald sich jemand weniger gut fühlt, als es ihm lieb wäre. Dieser inflationäre Gebrauch des dramatisierenden Begriffes verschleift jedoch Wesentliches. Schließlich hat jeder, um das noch einmal zu betonen, im Laufe seines Lebens Phasen der Traurigkeit oder gedrückter Stimmung durchzumachen, in der Regel ausgelöst durch schmerzliche oder bedrohliche, jedenfalls seelisch erschütternde Vorkommnisse. Misserfolge oder ein Misslingen in Bereichen der zwischenmenschlichen Beziehungen oder beruflicher Tätigkeit sind die häufigsten Anlässe psychischer Verstimmungen. In den meisten Fällen werden diese Irritationen aber rasch wieder vergessen oder durch spätere Erfolgserlebnisse verdrängt. Die Stimmung bessert sich unversehens, ohne dass einem das sonderlich auffiele. »Das Leben geht weiter«, sagt der Volksmund. Ungeachtet des steigenden oder fallenden Stimmungsbarometers existieren, lieben und arbeiten die Menschen unverdrossen von einem Tag auf den nächsten. Ihre seelische Widerstandskraft, fachsprachlich als »*Resilienz*« bezeichnet, bewahrt sie vor dem seelischen Absturz in finstere Tiefen, in Abgründe, aus denen die Dämonen der Angst aufsteigen – wie auf einer Graphik Francisco Goyas (1746–1828). Der spanische Maler zeigt sich darauf selbst, vor Erschöpfung eingeschlafen, mit dem Kopf auf einem Tisch und umgeben von unheimlichen Nachtgeistern, die seiner Seele im Traum entsteigen. Der Künstler kannte, was er zeichnete. Halluzinationen und Wahnvorstellungen waren ihm vertraut. Nach dem, was die Biographen über ihn berichten, liegt die Diagnose einer Depression nahe.

Bezeichnend für die Krankheit sind erstens, dass die gedrückte Stimmung unbeeinflusst von aktuellen Ereignissen auftreten kann, und zweitens, dass dieses psychische Tief länger, bisweilen über Wochen anhält. Der Antrieb ist gemindert, auch der, etwas zur Verbesserung des Zustandes zu unternehmen. Auf eine fatale Weise stehen sich depressiv Erkrankte selbst im Weg, apathisch und emotionslos. Einerseits leiden sie unter Schlaflosigkeit und Früherwachen, andererseits und zugleich quält sie ein übertriebenes Schlafbedürfnis. Dazu kommen öfter Appetitlosigkeit und der Verlust sexuellen Verlangens, des Selbstwertgefühls überhaupt. Plötzlich auftretende Schuldgefühle steigern sich zu einer umfassenden Selbstanklage, münden in unablässiges Grübeln. Schlimmstenfalls führen sie nicht bloß zur Erwägung des Selbstmords, sondern auch zu dessen Ausführung. Dieser Gefahr sollte bei der Vermutung einer Depression von vornherein Aufmerksamkeit geschenkt werden, erst recht, wenn deutliche Anzeichen innerer Unruhe, Angst oder Zustände lebensmüder Niedergeschlagenheit erkennbar werden. Entscheidend sind immer die eingehend erfragte Lebensgeschichte und die akute Gefühlslage. Je nach Ausprägung der Symptome wird bei der ärztlichen Beurteilung der Krankheit zwischen depressiven Episoden und einer langanhaltenden depressiven Störung, die mindestens zwei Jahre dauert, unterschieden. Nach drei Episoden von 90 Prozent. In beiden Fällen können Intensität und Zahl der Symptome von Fall zu Fall differieren.

In leichteren Fällen genügt meist schon die ambulante Therapie. Dabei wie auch bei schweren Verläufen verbindet sich die medikamentöse idealerweise mit der psychotherapeutischen Behandlung. Der Einsatz bestimmter Pharmaka gründet auf der experimentell gestützten Vermutung, dass die genetische Veranlagung zur Depression von einem mangelhaften oder gestörten Umsatz der Neurotransmitter herrührt, jener Botschafter also, von denen die Erregung einer Nervenzelle auf andere Zellen übertragen wird. Da es sich um stimmungsaufhellende Hormone handelt, wird ihr Mangel oder der gestörte Transfer im Körper schulmedizinisch als eine Hauptursache depressiver Zustände angesehen. Um dem ausgleichend zu begegnen, werden Antidepressiva verschrieben, Mittel, die die stimmungsrelevanten Serotonin-, Noradrenalin- und Dopaminspiegel erhöhen. Naturmedizinische Begleittherapien – wie beim Burn-out beschrieben – gehören zur fachärztlichen Expertise dazu. Weil sich depressive Zustände aber nicht bloß mit körperlichen Fehlfunktionen erklären lassen, sondern der ganze Mensch mit seinem Fühlen und Denken sowie seinen sozialen Bezügen beteiligt ist, ist zur Erzielung nachhaltiger Erfolge allemal eine Psychotherapie zusätzlich angeraten. Mit ihr können, wie der Begründer dieser medizinischen Disziplin Sigmund Freud (1856–1939) herausfand, verdrängt und traumatisch fortwirkende Ereignisse aufgedeckt und bewältigt werden –, auch noch, wenn sie schon weiter zurückliegen, womöglich in der Kindheit erfahren oder erlitten wurden.

Lange wurde das alles von der naturwissenschaftlich fixierten Schulmedizin als fauler Zauber abgetan. Dass der Mensch über mehr verfügt als über Haut und Knochen und die körperlich fassbaren Organe, wollte den Fachärzten nicht einleuchten. Wo es nichts gab, an das sie sich im wahrsten Sinne des Wortes halten konnten, reagierten sie verunsichert, noch bis in die fünfziger und sechziger des vorigen Jahrhunderts. Heute kommt das kaum noch vor. Die Brandmauern der Vorurteile sind gefallen, sogar bei den Krankenkassen. Unter den vielen Formen der Psychotherapie werden inzwischen drei anerkannt und bezahlt: die langzeitige Tiefentherapie, die analytische Therapie und die kurz- oder mittelfristige Verhaltenstherapie. Die ersten beiden Formen arbeiten intensiv die Vergangenheit des Patienten auf. Die dritte sucht erlernte, aber unangemessene Denk- und Verhaltensmuster durch adäquate zu ersetzen.

Für andere Richtungen der Psychotherapie ist das vorherrschende Symptom einer Depression der aktuelle Sinnverlust, nicht die Verdrängung der Vorgeschichte. Bei der auf den österreichischen Neurologen und Psychiater Victor E. Frankl zurückgehenden Existenzanalyse wird versucht, dem Patienten seinen verlorenen »Sinn-Horizont« wiederzugeben. Die Therapeuten gehen davon aus, dass der Mensch weniger ein festgelegtes, faktisches, sondern vielmehr ein veränderbares, auf neue Möglichkeiten ausgerichtetes Wesen ist. Entscheidender Wesenszug sei sein Streben nach Sinn.

Der Streit der verschiedenen Richtungen tobt, seit Sigmund Freud den Stein der Erkenntnis in das Haifisch-Becken konkurrierender Mediziner und Wissenschaftler warf. Er ist heute so virulent wie ehedem. Und die Patienten dürfen sich glücklich schätzen, dass dabei vieles entwickelt wurde, das ihnen hilft, wenn die Seele leidet, sie sich ihrer selbst nicht mehr sicher sind. Schließlich ist es noch gar nicht so lange her, keine 100 Jahre, dass Menschen, die sich auffällig verhielten, irgendwie verstört wirkten, kurzerhand in die »Irrenanstalt« eingewiesen wurden, verschnürt in Zwangsjacken, eingesperrt in Gummizellen oder festgeschnallt an eiserne Gitterbetten. Später dann wurden sie mit Elektroschocks traktiert. Und das alles meist nur, weil die »Gesunden« nicht wussten, wie sie mit den seelisch Bedrückten umgehen sollten. Weil das befremdliche Verhalten der psychisch Kranken Angst machte, wurden sie ausgesondert, in »Heil«-Anstalten versteckt und ihrer

Rechte beraubt. Nur hinter vorgehaltener Hand sprach man über ihr Schicksal. Es galt als Tabu. Lieber glaubte die Gesellschaft, sie seien vom Teufel besessen, als dass man sie in ihrem Sosein ernst genommen hätte, ihnen empathisch begegnet wäre. Dabei dürften die Wenigsten der für »verrückt« Erklärten tatsächlich geistesgestört gewesen sein; noch waren sie die Hysteriker, von denen die Ärzte sprachen, sobald die Patienten Symptome einer Depression zeigten.

Persönlichkeitsstörungen

Persönlichkeitsstörungen und stressbezogene psychische Veränderungen sind Phänomene, mit denen die Schulmedizin lange nichts anzufangen wusste. Nicht so die Schamanen, Heilerinnen und Medizinmänner der alten Naturvölker. Sie heilten stets in dem Glauben, dass die fleischliche Existenz nicht alles ist, was den Menschen ausmacht, dass er vielmehr von »Geistern« beherrscht werde, die es von Fall zu Fall zu beruhigen gelte, mit kultischen Handlungen und mythischem »Zauber« oder auch mit Kräutern, die dann tatsächlich wirkten.

Während die Seelenkundigen der Vorzeit bereits von der Existenz einer Psyche ausgingen, lange bevor sich das Wort als Terminus zur Bezeichnung eines medizinischen Sachverhalts etablierte, suchte die naturwissenschaftlich dogmatisierte Schulmedizin nach physischen Erklärungen, die wenig zum Verständnis der psychischen Leiden beitrugen, eher zu fatalen Irrtümern führten. Man denke nur an die schrecklichen Versuche, die emotionalen Ausbrüche der psychisch Gefährdeten durch körperliche Fixierung zu unterbinden. Noch zur Zeit meines Studiums wurden auffällige Persönlichkeitsstörungen kurzerhand als hysterische Erkrankungen abgetan. Die Diagnose ergab sich im Handumdrehen. Mehr als des Vorurteils bedurfte es dazu nicht. Heute können wir aufatmend sagen: Alles gewesen, Schnee von gestern. Die unaufhaltsam fortschreitende Erkenntnis hat dem Spuk ein Ende gemacht, den Ewiggestrigen das Wasser abgegraben.

Hysterie

Die *Hysterie* ist eine Erkrankung, die es jetzt nicht mehr gibt, nicht unter diesem Namen und auch nicht in dem Sinne, in dem zuerst die alten Ägypter und nach ihnen der Grieche Hippokrates (480–370 v. Chr.) Krankheiten der Gebärmutter sowie die davon ausgelösten Leiden als Hysterie bezeichneten. Der durch die Jahrhunderte verwendete Begriff leitet sich aus »Hystera«, dem griechischen Wort für Gebärmutter, her. Platon (428/27–348/47) gebraucht das Bild von der »herumirrenden« Gebärmutter als Krankheitsauslöserin und spielte damit bereits auf ein übertriebenes sexuelles Verlangen als Verursacher der Hysterie an. Im Mittelalter und während der Frühen Neuzeit wurde sie als Beweis einer Buhlschaft mit dem Teufel angesehen. Frauen, die unter Krämpfen und Konvulsionen litten, galten als Hexe und mussten um ihr Leben bangen. Oft endeten sie auf dem Scheiterhaufen. Die Kirche und der Massenwahn kannten keine Gnade. Zwar machten die Ärzte dem Dämonenglauben nachher, im Zuge der reformatorischen Aufklärung während des 15. und des 16. Jahrhunderts, den Garaus, hielten sich dafür aber wieder an die antike Überlieferung, derzufolge die hysterische Erkrankung vom Unterleib der Frau ausgehen sollte. Erst im 17. Jahrhundert löste man sich von dieser Annahme. Vor allem durch Sigmund Freud wurde dann zum Ausgang des 19. Jahrhunderts endlich das Tor zu der entscheidenden Erkenntnis aufgestoßen und die »Hysterie« als »psychogene Neurose« diagnostiziert. Freilich blieb selbst Freud dem, was er in Frage stellte, noch insofern verhaftet, als er die Neurosen, die nervlich bedingten Störungen menschlichen Wohlbefindens, als Folgen sexueller Triebkonflikte verstand.

Heute wissen wir, dass das natürlich eine Rolle spielen kann, aber keineswegs als der einzige und allemal ausschlaggebende Grund einer psychischen Erkrankung zu verstehen ist. Allein in der Umgangssprache hat sich der Gebrauch des Wortes Hysterie erhalten. Medizinisch exakt spricht man dagegen von einer *dissoziativen Persönlichkeitsstörung* oder einer histrionischen, die sich durch ein egozentrisches und extrovertiertes sowie durch ein dramatisch auftrumpfendes und manipulierendes Verhalten auszeichnet. Die Betroffenen sind genusssüchtig, nehmen auf die Belange anderer wenig Rücksicht, sind aber selbst schnell gekränkt. Ständig erheischen sie Anerkennung und Aufmerksamkeit. Sie spielen sich vor, was sie gern wären. Die deutsche Übersetzung des lateinisches Wortes Histrio, von dem der Terminus abgeleitet wurde, lautet »Schauspieler«, was allein schon für sich sprechen mag.

Dissoziative Störung

Geradezu gegenteilig verhält es sich bei einer dissoziativen Störung, einer anderen stressbezogenen Belastungsreaktion. Sie kann mit dem völligen Ausfall normaler Erinnerung verbunden sein. Die Patienten verlieren ihr »Identitätsbewusstseins«, die Wahrnehmung unmittelbarer Empfindungen und die Kontrolle ihrer Körperbewegungen. Sofern dies auf eine akute Überlastung der Psyche zurückgeht, verbessert sich der Zustand bei »Entlastung« nach wenigen Wochen. Liegt das krankhafte Geschehen allerdings in Persönlichkeitskonflikten oder Problemen im Umgang mit anderen Menschen begründet, kann es auch zu einem chronischen Verlauf kommen. Die Beweglichkeit ist dauerhaft eingeschränkt. Gefühlsstörungen bestehen konstant. Kurzum, psychische Konflikte werden in den Körper delegiert. Bei der Behandlung der Rückenleiden, der Magen-Darm-Beschwerden und der Herz-Kreislauf-Erkrankungen war hier schon wiederholt die Rede davon. Auch die Möglichkeiten therapeutischer Intervention wurden bereits angesprochen: Psychotherapie und der Einsatz von Psychopharmaka. Während der erste Behandlungsansatz bei beiden Formen der Persönlichkeitsstörung erfolgversprechend ist, ist bei der Verordnung von Psychopharmaka im Fall einer histrionischen Störung Zurückhaltung geboten. Ist es doch gerade der Überschwang, mit dem die Patienten zu kämpfen haben, da er nicht zuletzt einer sozialen Isolierung Vorschub leistet. Denn wer will schon immer Aufschneider in seiner Nähe haben. Da die Angeber aber selbst nicht wissen, jedenfalls in dem meisten Fällen, dass ihr nervendes Verhalten aus einer psychischen Fehlsteuerung resultiert, wie sollen es dann die anderen wissen, wie könnten sie dem psychisch Gestörten mit Nachsicht begegnen. Ohne therapeutische Unterstützung bleiben die Betroffenen sich selbst ausgeliefert. Es ist so tragisch wie unvermeidlich: Mit dem, wovon sie sich Zuwendung erhoffen, schaden sich die Erkrankten zwangsläufig. Was sie aufziehen, macht den anderen nicht selten Angst – wiederum ein psychisches Phänomen, das hier betrachtet sein will.

KRITERIEN DER DEPRESSION DER WELTGESUNDHEITSORGANISATION (ICD-10)

- Gedrückte Stimmung
- Interesseverlust und/oder Freudlosigkeit –
  auch bei schönen Ereignissen
- Verminderter Antrieb, Schwunglosigkeit,
  erhöhte Ermüdbarkeit
- Erschöpfung (Burn-out)

- Angst, innere Unruhe
- Verminderte Konzentrationsfähigkeit und Aufmerksamkeit
- Fehlendes Selbstvertrauen und Selbstwertgefühl
- Gefühle von Wertlosigkeit
- Starke Unsicherheit beim Treffen von Entscheidungen
- Gedankenkreisen, Grübelneigung
- Negative Zukunftsperspektiven, Hoffnungslosigkeit, Pessimismus
- Starke Schuldgefühle, Selbstvorwürfe
- Hartnäckige Schlafstörungen
- Verminderter Appetit, Gewichtsverlust
- Libidoverlust, d. h. nachlassendes Interesse an Sexualität
- Tiefe Verzweiflung, Todesgedanken, Suizidgedanken

Dauer: mindestens zwei Wochen

Angststörungen

Angst ist, ganz allgemein, ein Gefühl, auf das der Körper in vielfältiger Weise reagiert. Manche zittern am ganzen Leib, andere verhalten sich panisch, und wieder andere fühlen sich wie gelähmt. In jedem Fall übersteuert das Nervensystem. Es kommt zu einer Verspannung der Muskulatur. Schlaflosigkeit und Konzentrationsstörungen verstärken das auslösende Angstgefühl zusätzlich. Weil aber niemand so gern als Angsthase dastehen möchte, sind von diesem letztendlich pathologischen Angstgeschehen mehr Menschen betroffen, als die Statistik verrät. Das ist umso bedenklicher, als sich die Angstzustände bis zu einer Einschränkung der Bewegungsfähigkeit steigern können. Ärzte sprechen von einer »Kinesiophobie«, einer krankhaften Angst vor körperlicher Aktivität. Wer sie hat, bewegt sich äußerst vorsichtig, was über einen längeren Zeitraum unter anderem zu einem Verkümmern der Rückenmuskulatur führen muss. Wenn die Übervorsichtigen dann doch einmal aktiv werden müssen, ermüden ihre zurückgebildeten Muskeln rascher als zuvor. Die Schmerzen nehmen zu. Und das wiederum bewirkt, dass sich die Patienten noch weniger bewegen, sich die Muskulatur abermals zurückbildet. Und so weiter und so fort. Ein Teufelskreis, eine Spirale, auf der manche unversehens abwärts gleiten, bis sie womöglich in einen Zustand der Immobilität geraten.

Ich erinnere mich an den Fall eines etwa vierzigjährigen Geschäftsmannes. Nach einem Bandscheibenvorfall, der langwierig kuriert werden musste, bewegte sich der erfolgreiche Unternehmer zunehmend weniger. Er hatte Angst, mit bestimmten Bewegungen neue Schmerzattacken auszulösen. Um das zu verhindern, legte er schon abends seine Unterwäsche so auf den Boden, dass er sich am kommenden Morgen nur darüber stellen musste, um Teil für Teil mit einer speziell entwickelten Greifzange hochzuziehen – alles nur, um sich nicht bücken zu müssen. Auch beim Einsteigen ins Auto sowie bei der Arbeit am Schreibtisch hielt er sich an genau ausgeklügelte Verhaltensmuster. Ein besonders krasser Fall, keine Frage. Dafür macht er aber auch besonders deutlich, wie dringend solche Patienten psychologische Hilfe brauchen, um überhaupt noch wahrnehmen zu können, dass sie nicht mehr schwer krank sind, es unter Umständen niemals waren. Soweit wie in dem beschriebenen Fall muss es nicht kommen – nicht, wenn den angstauslösenden Schmerzen rechtzeitig begegnet wird. Niemand sollte sich deshalb scheuen, über seine Schmerzen und drohenden Ängste rechtzeitig zu sprechen. Kein Arzt, der seinen Beruf ernst nimmt, wird ihn für wehleidig halten.

Auch wenn es stimmt, dass wir auf die Angst angewiesen sind, weil sie uns in Gefahrensituationen psychisch und körperlich mobilisiert – Sie erinnern sich an die Geschichte mit dem Säbelzahntiger –, so können sich die Ängste gleichwohl verselbständigen und krankhaft steigern. Nirgends sind die Grenzen zwischen »noch gesund« und »fast krank« so fließend wie bei der Angsterfahrung. Deshalb spricht man in der modernen Medizin und Psychologie auch nicht von Ängsten, sondern von Angststörungen. Ängste an sich sind eher unspezifisch. Sie können jede andere psychische Erkrankung begleiten oder körperliche Ursachen haben, eine Herzerkrankung oder Atemnot zum Beispiel. Anders verhält es sich mit den primären Angststörungen, die selbst wieder verursachend wirken. Zu ihnen zählt insbesondere die sogenannte *Panikstörung*. Sie ist charakterisiert durch Attacken, die weder durch bestimmte Situationen noch Umstände ausgelöst werden. Der Patient fühlt sich alarmiert und unwohl, unerklärlich verängstigt. Körperliche Symptome dieser Anfälle sind Herzklopfen, Zittern, Schweißausbrüche, Atemnot, Brustschmerz und Schwindel. Die Attacken kommen wie aus heiterem Himmel, dauern einige Minuten und verschwinden dann wieder. Mit ihrer Wiederholung entwickeln die Patienten zusätzlich eine Angst vor der Angst und neuerlichen Panikattacken. Sie neigen zu einem ausgeprägten Vermeidungsverhalten. Werden die Attacken mit bestimmten Orten oder Situationen in Verbindung gebracht, entwickeln die Betroffenen Vermeidungsstrategien, unbewusst mitunter. Das erklärt sich von selbst.

Wie und warum es aber überhaupt zu Panikattacken kommt, lässt sich bisher nicht sagen. Die Forschung bewegt sich im Bereich der Mutmaßungen. Kann sein, es gibt eine besondere genetische Disposition dafür, oder eine autonom reagierende Reizbarkeit wirkt auslösend. Auch die vermehrte Produktion stimulierender Botenstoffe wie des Noradrenalins, also das Zusammenwirken körperlicher und psychischer Faktoren, könnte nach Ansicht mancher Wissenschaftler eine Rolle spielen. Daher konzentriert sich die medikamentöse Behandlung auch auf Präparate, die den Haushalt der Botenstoffe im Gehirn regulieren, um kurzfristig beruhigend und angstlösend zu wirken. Außerdem wird psychotherapeutisch versucht, den Patienten mit der Vermittlung eines Reaktionsmanagements die Angst vor der Angst zu nehmen. Panikattacken sollen sich weniger bedrohlich steigern, weil sie von vornherein als eine temporäre Verstörung wahrgenommen werden. Die Erfolgsrate dieser Therapie liegt ungewöhnlich hoch, bei ungefähr 75 Prozent.

Ein ähnliches therapeutisches Verfahren hilft auch bei den »Generalisierten Angststörungen«, die latent, nicht anfallsartig auftreten: Der Patient macht sich fortdauernd Sorgen wegen seiner Lebensgestaltung. Er leidet unter muskulären Verspannungen, Konzentrationsschwäche, emotionaler Anspannung, Unruhe, Schlaflosigkeit. Geringste Anforderungen des Alltages können ihn maßlos aufregen, beunruhigen und überfordern. Bei 80 Prozent der Patienten ist die generalisierte Angststörung mit einer Depression verbunden.

Für beide Formen der Angststörung, für die generalisierte sowie für die Panikstörung, gilt, dass sie nicht oder kaum objektbezogen, das heißt als Angst vor irgendetwas oder irgendwem, auftreten. Anders verhält es sich mit den Phobien: mit übersteigerten, bisweilen panischen Ängsten, die durch bestimmte Objekte, Situationen, Räumlichkeiten oder Menschen ausgelöst werden. Auch sie sind als krankhafte Reaktionen ernstzunehmen, selbst wenn es manchen lächerlich vorkommen möchte, dass jemand beim Anblick einer Spinne oder einer Schlange wie Espenlaub zittert oder leichenblass erstarrt, womöglich kreischend die Flucht ergreift. Auch beim Anblick von Blut können Männer wie Frauen in Ohnmacht fallen. So ist es mir als Jugendlicher beim Blutabnehmen ergangen. Grund war der Schmerz bei der Behandlung und die ruppige Art des Umgangs mit mir und meiner Ängstlichkeit. Seitdem weiß ich, wie Menschen in Angstsituationen ticken. Gleich, wie beherzt sie sonst auftreten mögen. Ihren Ängsten sind die Phobie-Geplagten mehr oder weniger hilflos ausgeliefert, wobei es eben nur bestimmte, einzelne und von Fall zu Fall andere, an sich harmlose Phänomene sind, die sie psychisch erschüttern.

Zu den verbreiteteren Phobien zählt die Angst vor dem Aufenthalt in geschlossenen Räumen: die *Klaustrophobie*. Wer darunter leidet, steigt lieber Treppen, als dass er sich in einen Fahrtstuhl drängt. Die Enge im Flugzeug treibt ihr oder ihm Schweißperlen auf die Stirn. Mit jedem Gedanken an den beschränkten Platz fühlen sie sich bedrängter, als sie es tatsächlich sind. Die Vernunft versagt vor der Angst, auch bei der *sozialen Phobie*. Sie packt ihre Opfer überwiegend in Situationen, in denen sie einer Bewertung ausgesetzt sind oder auch nur glauben, dass das der Fall sein könnte; etwa vor oder während einer Prüfung, auf Partys oder bei öffentlichen Veranstaltungen. Immer dann, wenn sie sich beobachtet wähnen, fürchten sie über die Maßen, den Maßstäben nicht genügen zu können, sich zu blamieren oder peinlich aufzufallen. Dabei geht es nicht um die übliche Prüfungsangst, um das Bibbern, dem kaum jemand entgeht, wenn er das Abi, den Meister- oder den Uni-Abschluss bestehen muss.

Phobien lassen sich nicht rational kontrollieren, nicht von vornherein, zumal sie sich schon früh, meist in der Kindheit entwickeln. Die Behandlung entspricht der anderer Angststörungen. Die Patienten bekommen Botenstoff regulierende Medikamente, wie man sie gegen Depressionen (Antidepressiva) verschreibt. Allerdings sollten diese angslösenden Präparate immer mit einer gewissen Vorsicht und kurzfristig verordnet werden, grundsätzlich nur dann, wenn der begründete Verdacht besteht, dass die oder der Behandelte selbstmordgefährdet sein könnte. Wichtigstes Element jeder Therapie zur Eindämmung von Phobien ist ohnehin die Psychotherapie, zumal die statistische Rückfall-Rate bei einem ausschließlich medikamentösen Vorgehen deutlich höher ist. Am besten scheint die Kombination zu sein, die von erfahrenen Neurologen und Psychiatern durchgeführt werden sollte.

ANGSTTHERAPIEN

Bei den meisten professionellen Psychotherapien zielt der Behandlungsansatz eher auf die Ursachen als auf die Symptome ab. Es wird davon ausgegangen, dass es verzerrte Wahrnehmungen und Deutungen sind, die in bestimmten Situationen oder beim Zusammentreffen mit besonderen Erscheinungen und Objekten zu Angstanfällen führen. Bekommen die Betroffenen keine Hilfe, weil die Umwelt das »hysterische« Gebaren als pure Spinnerei belächelt und verspottet, können sich wiederkehrende Attacken chronisch verfestigen und als Phobie manifestieren. Mit einer *Gesprächstherapie* kann dem sowohl vorgebaut als auch heilend begegnet werden. Die Patienten müssen lernen, die Ängste zu überwinden, indem sie ihre übertriebenen Reaktionen als solche erkennen. Schließlich sind Phobien nicht bloß ein seelisch belastendes Krankheitsgeschehen. Wie alle psychischen Störungen können sie organisch unbegründete körperliche Schmerzen verursachen, im Rücken, im Magen, am Herzen. Selbst die Haut ist manchmal davon betroffen, mit Juckreiz und Brennen unter anderem. Der Schmerz kann beides zugleich sein: emotional spürbare Reaktion auf körperliche Verletzung und Fehlfunktion sowie psychischer Verursacher eines scheinbar körperlichen Leidens. Ein Notruf ist er in diesem wie in jenem Fall.

Schmerzen

Schmerzen gehören zu den Grunderfahrungen der menschlichen Existenz. Noch der Gesündeste kann ihnen nicht ein Leben lang entgehen. Ein schmerzfreies Dasein von der Wiege bis zur Bahre gibt es nicht. Die Natur hat uns vor diesem trügerischen Glück bewahrt. Denn würden wir keine Schmerzen spüren, kämen wir nie auf die Idee, dass uns etwas fehlen könnte, wir etwas für uns tun oder ärztliche Hilfe in Anspruch nehmen sollten. Bakterien und Viren hätten freie Bahn, Magen- und Darmgeschwüre könnten vor sich hin wuchern, noch mit gebrochenen Knochen würden wir irgendwie weiter humpeln. Wir würden uns die Finger verbrennen und uns in eisigem Wasser Erfrierungen zuziehen, ohne es zu bemerken.

Zum Glück verhält es sich anders. Seit dem 18. Jahrhundert sind sich die Ärzte einig im Verständnis der Schmerzen als Wächter, die Alarm schlagen, sobald etwas im Körper aus dem Ruder läuft. Kurzum, der Schmerz bewahrt uns vor Schlimmerem, unter Umständen vor dem Tod. Wer Schmerzen spürt, versucht sich vor schmerzerregenden Umwelteinflüssen und Substanzen in Sicherheit zu bringen, er nimmt eine Schonhaltung ein, um einen schmerzenden Körperteil zu entlasten, er lässt sich behandeln. Und was von alledem täte er, würde ihm der Schmerz nicht im Nacken sitzen? Vermutlich nichts oder zu wenig.

Auffassungen früherer Zeiten, wie sie allen voran die Stoiker während der griechischen Antike vertraten, etwa um 300 v. Chr., waren der Not mangelnder Behandlungsmöglichkeiten geschuldet. Weil sie nicht wussten, wie sie ihrer Herr werden sollten, erhoben sie die »Apathie«, das Ertragen der Schmerzen, zu einem Ziel bewusster Menschwerdung. Die Ergebung in das Leid sollte über die Qual erheben, sein Erdulden über den Schmerz triumphieren. Auf einer eher trivialen Ebene haben sich diese Vorstellungen in der europäischen Indianerromantik des 19. Jahrhunderts erhalten. Ich erinnere mich noch gut, wie ich jedes Mal vor dem Besuch beim Zahnarzt zu hören bekam: Indianer kennen keinen Schmerz. Um nicht als Feigling dazustehen, hatte ich als Kind das Bohren ohne lokale Betäubung zu ertragen, wie weh es immer tun mochte. Ist das heute noch vorstellbar?

Viel zu lange wurde der Schmerz mythisch und religiös bemäntelt, im Christentum als Strafe Gottes, die zur Buße veranlasste. Das war blanker Unsinn, bestenfalls ein psychischer Krückstock für alle jene, denen man ärztlich noch nicht zu helfen wusste. Doch darf auch hier wieder das Kind nicht mit dem Bade ausgeschüttet werden. Die schulmedizinisch bevorzugte Annahme, Schmerzen würden allein durch eine äußerliche oder innerliche Beschädigung des Körpers, seiner Glieder und Organe, verursacht, geht ebenso fehl wie der Glaube an die Verordnung des Leidens aus dem Jenseits. Richtig ist vielmehr, dass es sich beim Schmerz um ein komplexes psychosomatisches Geschehen handelt. Ausschließlich physiologisch, physisch und organisch begründete Erklärungen greifen deshalb von vornherein zu kurz.

Kaum ein Schmerzpatient – von rund 14 Millionen chronisch Betroffenen geht die Deutsche Schmerzgesellschaft aus –, kaum einer von ihnen, bei dem der körperliche Schmerz isoliert auftreten würde, ohne die Psyche in Mitleidenschaft zu ziehen, was nun wiederum Verspannung, Verkrampfung, Herzklopfen, Schwitzen, Übelkeit und Angst, Depression und Aggression zur Folge haben kann. Jedes Schmerzsignal ist eine Funktion des Nervensystems, ausgeführt zu wesentlichen Teilen von speziellen Schmerzsensoren, den *Nozizeptoren*. Allerdings wäre es zu einfach, würde man annehmen, organische Schädigungen lösten lediglich ein nervliches Signal aus, das nachher als Schmerz empfunden wird. Schmerzbekämpfung bestünde dann allein in der Ausschaltung seiner organischen Ursache. Damit wär's getan. Wunde geheilt, alles gut. Oftmals ist es ja auch genauso. Aber oft auch nicht.

Die medizinische Erfahrung zeigt, dass Schmerzen ebenso autonom, ohne organische oder traumatisierende Ursachen auftreten, dass sie chronisch fortwirken können, obwohl der ursprüngliche Auslöser längst verschwunden, der blockierte Wirbel wieder befreit oder das Magengeschwür ausgeheilt ist. Weil das Schmerzgedächtnis die Erinnerung an den Schmerz bewahrt, tritt er noch auf, wenn schon nichts mehr vorliegt, auf das er aktuell zurückzuführen wäre. Der unbegründete Schmerz erweist sich selbst als ein psychisches Leiden, von dem in Deutschland etwa fünf Millionen Frauen und Männer verschiedenen Alters betroffen sind. Dass viele von ihnen in der Not immer weiter zu den vertrauten Schmerzmitteln greifen, ist zwar menschlich verständlich, hilft aber wenig. Schon gar nicht lässt sich das Problem damit ein für allemal bewältigen. In Gegenteil, eine medikamentöse Therapie, die sich weiterhin auf die nicht mehr existenten Ursachen früheren Schmerzgeschehens fixiert, birgt die Gefahr einer zusätzlichen Verfestigung des Schmerzgedächtnisses in sich. Sinnvoller und vielfach erfolgversprechend ist eine Psychotherapie, verbunden mit dem Erlernen von Entspannungstechniken, die nicht zuletzt ablenkend wirken. Bis zu einem gewissen Grad kann die Verordnung von *Placebos* helfen, von Scheinpräparaten, die zwar keine pharmakologische Wirkung haben, deren Einnahme dem Patienten aber die Illusion einer solchen vermittelt. Der Glaube versetzt bekanntlich Berge, auch in der Medizin und bei Leiden, die selbst durch den Glauben, sie haben zu müssen, verursacht sind. Damit soll jedoch kein Schmerz klein geredet oder gar der Eindruck erweckt werden, die Betroffenen seien nur Simulanten – nein, das nicht, weil es nicht stimmt.

Jeder Schmerz ist einer zu viel; und jeder, der ihn empfindet, hat Anspruch auf Hilfe. Nur dazu bedarf es eben auch der genauen Diagnose, unter Umständen der Feststellung, dass es nur mehr das Schmerzgedächtnis ist, das immer neue Attacken auslöst. Als etwas, dem therapeutisch begegnet werden muss, verdient es nicht weniger Beachtung als die Tatsache, dass bei gleichen oder ähnlichen Ursachen manche

Menschen starke Schmerzen empfinden, während andere kaum etwas spüren. Ein Segen ist die geringere Empfindlichkeit – denken Sie kurz an die Alarmfunktion des Schmerzes zurück – aber keineswegs. Vor allem verrät das keinen Heroismus, der uns Bewunderung abnötigen sollte, so sehr man darüber staunen mag, zu welchen Höchstleistungen bereits lädierte oder angeschlagene Sportler im Fieber des Wettkampfs noch fähig sind. Was alles weiß nicht allein die Fußballgeschichte davon zu berichten: Bert Trautmann, Torwart von Manchester City, mit gebrochenem Halswirbel im englischen Cupfinale 1956; Franz Beckenbauer mit ausgerenkter Schulter im WM-Halbfinale 1970 gegen Italien; Sebastian Schweinsteiger mit blutender Wunde unter dem Auge 2014 im Endspiel gegen Argentinien. Wenige Beispiele nur, die zeigen mögen, wie abhängig das Schmerzempfinden von der jeweiligen Situation und der psychischen Disposition des Einzelnen ist. In der Medizin spricht man von der Plastizität des zentralen Nervensystems. Als wesentlicher Faktor ist sie bei jeder Schmerztherapie individuell zu beachten.

Aber natürlich ist bei stärkeren Schmerzen vor allem schnelle Hilfe geboten, möglichst noch bevor sie sich psychisch belastend auswirken. Hunderttausende von Soldaten, die an den Fronten des Ersten wie des Zweiten Weltkriegs nur notdürftig behandelt werden konnten, sind nicht nur körperlich, sondern auch seelisch abgewrackt heimgekehrt. Manche waren von den schrecklichen Erlebnissen seelisch so ruiniert, dass sie sich wie der österreichische Lyriker Georg Trakl, einer der sprachmächtigsten seiner Zeit, das Leben nahmen. Nur mit äußerster Disziplin und dank seiner sportlichen Aktivitäten konnte mein Vater nach der Amputation seines rechten Unterarms im Feldlazarett nachher wieder ins normale Leben zurückfinden. Die Macht des Schmerzes kann gar nicht bedrohlich genug eingeschätzt werden. Nicht von ungefähr heißt es, er könne die Menschen um den Verstand bringen. Glücklicherweise besteht die Gefahr heute und in Europa zumal bloß noch in tragischen Ausnahmefällen. Die Schmerzmedizin hat sich als eine Disziplin innerhalb der Schulmedizin etabliert. Es besteht kein Mangel an Techniken und Medikamenten, die temporär schmerzbefreiend wirken.

In leichteren Fällen helfen frei verkäufliche Präparate wie Aspirin, Paracetamol, Ibuprofen, oder Diclofenac, auch äußerlich in Salbenform anzuwenden. Die Präparate wirken schnell, sind kurzfristig nicht selten nützlich, aber länger eingenommen mit Nebenwirkungen verbunden, die vor allem die Schleimhäute des Magen-Darm-Trakts zersetzend angreifen. Wenig vermögen sie ohnehin gegen stärkere bis sehr starke Schmerzen auszurichten. Wo sie auftreten, ist die ärztliche Verschreibung von Opium- und Morphium-haltigen Präparaten zur Betäubung der Schmerzempfindung angezeigt. Wieder anders verhält es sich, steht der Schmerz im Zusammenhang mit nervlichen Schädigungen. Dann sind es *Antiepileptika*, die in der Regel verordnet werden, ebenso wie bei einem krampfartigen Schmerzgeschehen als Begleiterscheinung mancher Krebserkrankungen. Seltener kann überdies die thermische Ausschaltung von Nervenendigungen mit Hitze- oder Kältesonden bei starken Schmerzen sinnvoll sein. Ich habe die mikrotherapeutische Methode zunächst dann auch als Krebstherapie unter Steuerung im Computertomographen Anfang der 90er Jahre des letzten Jahrhunderts und später für die lokale Behandlung des Rückenschmerzes eingeführt.

Neben solchen schulmedizinischen Behandlungsmöglichkeiten gibt es naturheilkundliche Verfahren, die oftmals langsamer, aber schonender und vielfach auch nicht weniger lindernd anzuwenden sind: kalte Packungen bei Gelenkschmerzen, Prellungen oder Verrenkungen; warme Wickel oder Kompressen bei Bauchweh; heiße Duschen bei heftigem Rückenschmerzen. Nicht zu vergessen: Massagen, Akupressur und Akupunktur, Moor- oder Wasser- bzw. Balneotherapien oder Ernährungs- und Fasten-Ansätze etwa der Ayurvedischen Medizin, die auch Yoga, Atemtechniken und Meditation beinhaltet, um Schmerzen zu lindern oder zu heilen. So oder so, gleich, ob man schulmedizinisch oder natur- und pflanzenheilkundig vorgeht, immer sollte die Therapie verhindern, dass der Schmerz psychisch expandiert, womöglich eine Depression nach sich zieht, die den Schmerz dann zusätzlich verstärken würde. Wegen dieser engen Verzahnung von physischem und psychischem Geschehen bedarf die Diagnose eines Schmerzleidens einer psychologischen sowie einer schulmedizinischen, Labor- und Technik-gestützten Untersuchung, auch der Hinzuziehung naturheilkundlicher Kompetenz.

Können doch jegliche Schmerzen, insbesondere Kopf-, Rücken-, Herz- und Magenschmerzen, durch unterschiedlichste Faktoren verursacht, verstärkt oder auch wieder abgeschwächt werden. Körperliche Beeinträchtigungen kommen dabei ebenso ins Spiel wie der Gemütszustand, das familiäre und berufliche Umfeld. Denken Sie nur an das Kind, dem organisch nichts fehlt und das dennoch Tag für Tag mit Bauchschmerzen aus der Schule kommt, weil es von seinen Mitschülern gehänselt oder ausgelacht wird, wenn es im Sportunterricht an der Kletterstange versagt – weil es gemobbt wird, wie wir heute sagen. Jeder Schmerz hat seine eigene Geschichte. Wer könnte davon nicht erzählen. Wie vielen tut der Zahn weh, wenn sie nur an den nächsten Kontrolltermin beim Zahnarzt denken. Wie viele Manager werden nach stundenlangen Vorstandssitzungen gleichsam auf Kommando von chronischen Spannungskopfschmerzen geplagt, nur weil sie nicht mehr wissen, wie sie bewältigen sollen, was ihnen wieder einmal aufgehalst wurde. Noch nachts schleicht sich der Schmerz in unsere Träume. Selbst die Müdesten kann er um den verdienten Schlaf bringen.

Schlafstörungen

Nicht schlafen zu können ist ärgerlich, aber nicht immer ein Anlass, sich weitere Sorgen zu machen. Waren es nur die ausgelassen feiernden Nachbarn oder eine summende Mücke, die einen nicht zur Ruhe kommen ließen, ist der Ärger tags darauf schnell vergessen. Vorübergehende Ein- und Durchschlafstörungen kommen in vielen beruflichen, privaten und krankheitsbedingten Stressphasen vor. Sie verlieren sich mit dem Verschwinden der auslösenden Faktoren. Von heute auf morgen schläft man wieder ein wie gewohnt. Nicht so, wenn der Schlaf gestört ist, ohne dass es dafür einen äußeren Anlass gibt. Man geht todmüde ins Bett und kann doch nicht einschlafen, beginnt Schäfchen zu zählen und wälzt sich von einer Seite auf die andere. Oder man wacht mitten in der Nacht auf, und die Augen wollen einem partout nicht wieder zufallen. Langsam, ganz langsam verstreicht die Zeit. Benommen von der Nacht, verlässt man das Bett am Morgen, ohne Kraft für den neuen Tag geschöpft zu haben. Denn der erholsame Nachtschlaf ist die einzige Möglichkeit der Regeneration für den Körper; er braucht ihn, um seine Batterien aufzuladen. Ist er gestört, erst recht über einen längeren Zeitraum, dann reagiert unser Organismus mit Tagesmüdigkeit, Sekundenschlaf und einem deutlichen Leistungsabfall. In diktatorisch beherrschten Ländern war tage- oder wochenlanger Schlafentzug eine der subtilsten Foltermethoden überhaupt. Doch der gestörte Schlaf kann sich eben auch ergeben, ohne dass er mutwillig herbeigeführt wurde, sondern als Folge nervlicher Überlastung, provoziert durch Schmerzen und seelische Belastungen, durch beruflichen Stress nicht zuletzt. Wer von früh bis spät wie im Hamsterrad läuft, ist abends so »überdreht«, dass er nicht mehr abschalten kann.

Ein- und Durchschlafstörungen machen den Großteil der medizinisch relevanten Schlafstörungen aus. Als *primäre Insomnie* werden sie bezeichnet, wenn sie ohne organische oder psychische Erkrankungen auftreten, andernfalls ist eine *sekundäre Insomnie* zu diagnostizieren. Vielfach tritt sie zusammen mit Herzrhythmusstörungen, Burn-out oder Depressionen auf, kann aber ebenso Ursache dieser und anderer Krankheiten sein. Auch gehen die Schlafstörungen häufig mit etwas einher, das den Betroffenen zunächst weniger auf die Nerven geht als denen, die neben ihnen liegen: dem Schnarchen, das sich gern einstellt, sobald die Schlaflosen endlich doch einschlafen, wie betäubt wegsacken. Nicht ganz ungefährlich ist dies insofern, als es zu Atemaussetzern, einer sogenannten *Schlafapnoe* führen kann. Zunächst aber handelt es sich beim Schnarchen um ein durchaus normales Lebensgeräusch, verursacht durch flatternde Bewegungen des weichen Gaumens und des Zäpfchens, seltener des Zungengrunds oder Rachens, was nun wiederum zu einer Verengung der Atemwege führt.

Auch Tiere, Hunde und Katzen, schnarchen mitunter. Als Kinder haben wir uns darüber amüsiert. Weniger lustig ist das nächtliche Sägen für viele Paare. Wenn einer der beiden Partner ein starker Schnarcher ist, bleibt dem anderen oft nur der Auszug aus dem Ehebett, die Entscheidung für getrennte Schlafzimmer. Sogar zu Scheidungen soll es schon gekommen sein. Immerhin schnarcht jeder zweite Mann ab 40 und jede zweite Frau ab Mitte 50, nach der Hormonumstellung während der Wechseljahre. Sogar zehn Prozent der Kinder schlafen schon derart geräuschvoll. Jeder dritte stärkere Schnarchende bekommt im Laufe des Lebens eine »Obstruktive Schlafapnoe«, eben jene periodischen Atemstörungen und -aussetzer, die zu einer Minderbelüftung der Lunge führen. Angesichts der Verbreitungszahlen ist von einer bislang unterschätzten Volkskrankheit auszugehen. Die Folgen können erheblich sein, für das Herz, die Gefäße, den Stoffwechsel, das Denken und Fühlen, die Psyche insgesamt. Die Schlafapnoe ist wie so oft in der Medizin beides zugleich, Ursache und Wirkung. Überwiegend tritt sie bei einem Zusammentreffen von Übergewicht, Bluthochdruck, Diabetes und Fettstoffwechselstörungen auf. Selbst bei moderaten

Atemflussverminderungen infolge des Schnarchens kann es schon zu bedenklichen Schwankungen der nächtlichen Herzfrequenz und des Blutdrucks kommen. Der Schlaf gestaltet sich nicht zu der Erholungsphase, auf die der Körper angewiesen ist. Wer unter einer Schlafapnoe leidet, nicht selten, ohne es zu wissen, fühlt sich tagsüber abgeschlagen, müde und antriebslos.

Erstmals erkannt wurde die Krankheit in den siebziger Jahren des letzten Jahrhunderts. Kaum jemand ist vorher auf die Idee gekommen, sich in ärztliche Behandlung zu begeben, nur weil er schnarcht. Heute wissen wir, wie ernst diese »Peinlichkeit« zu nehmen ist, da es sich immer auch um das Symptom einer Atemstörung handeln kann. Etwa eine Milliarde Menschen weltweit leiden aktuell darunter, um die 30 Millionen allein in Deutschland. Bei der häufigsten Form der Erkrankung, der Obstruktiven Apnoe, verschließen sich die oberen Atemwege für eine kurze Zeit, teilweise mehrfach in der Minute, wenn sie dramatische Zustände erreicht. Starkes Schnarchen mit kurz- oder längerzeitigen Atemaussetzern ist die Folge. Bei der »Zentralen Apnoe« indes wird die Funktion der Atemmuskulatur durch eine Störung im zentralen Nervensystem beeinträchtigt. Als Verursacher dieses Schadens kommen beispielsweise Schlaganfall, Herzschwäche oder sogar eine Zecken-Infektion in Frage. Beide Apnoe-Formen können auch als Mischformen auftreten und weiteres nach sich ziehen, Herz-Kreislauf-Probleme und neurologische Folgeerkrankungen. Um bei der Diagnose sicher zu gehen, empfiehlt sich die Videoüberwachung der Nachtruhe in einem Schlaflabor mit Registrierung von Atemfrequenz, Herzrhythmus, EKG und Messung der Hirnaktivität im EEG.

Wird eine Apnoe festgestellt, kann den Patienten auf verschiedene Weise geholfen werden, starken Schnarchern mit der Verordnung eines Beatmungsgerätes, das die Atmung während der Nacht automatisch reguliert und somit Aussetzer verhindert. Bei einer leichten bis moderaten Schlafapnoe können die Patienten individuell angepasste Schienen verordnet bekommen, die den Unterkiefer nach vorne schieben, um den Zungenrückfall und schlimmstenfalls damit die Verlegung des Rachenrums zu verhindern. Schlanke Patienten und auch Menschen, die weitgehend in Rückenlage schlafen, profitieren davon besonders.

Während die Apnoe insofern gefährlich ist, als die Patienten davon meist weniger mitbekommen, weil sie ja doch schlafen, wenigstens solange es zu keiner Krise kommt, wirken die Ein- und Durchschlafstörungen belastend, weil sie bewusst erlebt werden. Allerdings eröffnet das auch die Möglichkeit, schon frühzeitig etwas dagegen zu tun. Anfangs ist schon viel gewonnen mit pflanzlichen Produkten, über die die Kräuterapotheken seit alters her verfügen, mit Baldrian, Hopfen, Melisse, Passionsblume, Lavendel, inzwischen auch mit medizinisch anerkannten Cannabispräparaten. Bei schweren Insomnien und einem steigenden Leidensdruck ist die ärztlich kontrollierte Behandlung mit Psychopharmaka wie *Amitryptilin* im Einzelfall sinnvoll. Eine grundsätzliche Ablehnung dieser Therapie, wie man sie vor allem von den Dogmatikern der Naturheilkunde zu hören bekommt, ist nicht zu rechtfertigen. Zwar stimmt es, dass Psychopharmaka süchtig machen und damit nervenschädigend wirken können, nur ist die Gefahr bei einer fortdauernden Schlafstörung nicht weniger groß. Es können beispielsweise schwere Herzschädigungen bis hin zum Flimmern auftreten. Partner, Familien und sonstige Beziehungen können davon belastet werden, die Betroffenen selbst geistige Beeinträchtigungen erfahren, zunehmend vergesslicher werden. Der Ausfall einzelner Areale des Gehirns infolge andauernder Schlaflosigkeit ist nicht auszuschließen. Auch in diesem Fall kann sich die psychische Belastung physisch manifestieren, etwa indem sie der Demenz Vorschub leistet.

Demenz

Der Weg in die geistige Umnachtung ist eine Einbahnstraße, keine Abbiegung, nirgends, kein Punkt, an dem eine Umkehr möglich wäre. Weiter und weiter verengt sich die Sackgasse. Schleichend beginnt die Reise ins Nichts. Wohin sie führt, fällt nicht gleich auf, weder den Dementen selbst noch ihrer Umwelt. Auch mich hat das merkwürdig veränderte Verhalten meines Vaters erst stutzig gemacht, als ich ihn immer öfter ratlos, irgendwie abwesend erlebte, mich wunderte, dass ihm ganz Selbstverständliches nicht mehr einfiel, er spürbar um Erinnerungen ringen musste, obwohl er sich kurz darauf wieder völlig normal verhielt. Zwar zitterten seine Hände schon länger zwischendurch. Auch ging er, der doch früher gern kräftig ausschritt, jetzt eher trippelnd. Doch schob ich das lange auf sein hohes Alter. Kein Gedanke zunächst daran, dass er Parkinson, die »Schüttellähme«, haben könne, eine Erkrankung des Zentralen Nervensystems, die gern zusammen mit der Demenz auftritt. Bis zu seinem 86. war mein Vater geistig topfit gewesen. Nur gelegentlich klagte er, dass sein Gehirn nicht mehr so funktionieren würde wie früher. »Dietrich, da ist irgendwas in meinem Kopf«, sagte er dann und klopfte sich zornig auf den Schädel. Ich versuchte, die Zweifel wegzulächeln, bis sich die Ausfälle häuften, es wiederholt vorkam, dass er mich nicht erkannte. Die böse Diagnose lag auf der Hand. Es gab keine Zweifel, mein Vater wurde dement. Alles sprach dafür, dass er wie in 60 Prozent aller Demenz-Fälle an der nach ihrem Entdecker benannten Alzheimer-Krankheit litt. Das alles war mir dann doch sehr schnell klar. Nur, was half es.

Bis heute gibt es keine Möglichkeit, das physisch angegriffene Gehirn zu reparieren. Allenfalls besteht die Chance einer medikamentösen Verzögerung der Zerfallsprozesse. Ansonsten kann lediglich liebevolle und nachsichtige Betreuung dazu beitragen, das Schicksal der geistig Verdämmernden zu lindern. Geht doch die Demenz nicht bloß mit dem Abbau des Denk- und Erinnerungsvermögens einher, sondern auch mit Persönlichkeitsveränderungen, die zu ungeduldigem bis aggressivem Verhalten führen. Wenn ich meinem Vater beim Nachdenken auf die Sprünge helfen oder ihn beim Gehen stützen wollte, konnte es geschehen, dass er nach mir schlug. Seiner Frau, der lebenslang geliebten, begann er ablehnend, fast tobsüchtig zu begegnen. Sie hat dann meist still in sich hinein geweint, erschöpft von der Ohnmacht, etwas gegen den geistigen Verfall, das Entgleiten der gemeinsamen Vergangenheit im Kopf des Mannes tun zu können. Das Unvorstellbare war hinzunehmen, der Partner ein anderer geworden. Die zuerst noch sporadisch auftretenden Erinnerungslücken waren zum Dauerzustand geworden. Krankhaft hatte sich verfestigt, was anfangs noch durchaus normal anmuten mochte.

Denn natürlich hat jeder immer mal wieder und schon in jüngeren Jahren einen kurzen Blackout, Momente, in denen das Gehirn plötzlich dicht macht. Fast 40 Prozent aller Deutschen wollen bereits in solchen Augenblicken der Irritation erste Anzeichen einer drohenden Demenz erkennen. Das ist aber eine Panik, zu der in seltensten Fällen medizinisch begründeter Anlass besteht, so verständlich das Erschrecken immer sein mag, angesichts des öffentlichen Interesses an dem Thema.

Seit Jahren wächst es zusehends, nicht zuletzt im Zuge steigender Lebenserwartung. Amerikanische Wissenschaftler prophezeien gar schon den Ausbruch einer globalen Alzheimer-Epidemie. Das mag übertrieben sein, ist allerdings auch nicht völlig abwegig. Weltweit sind aktuell rund 50 Millionen von der Krankheit betroffen, 1,6 Millionen in Deutschland. Bis 2050 rechnet das Bundesgesundheitsministerium mit einer Verdopplung auf drei Millionen. Weltweit könnte sich die Zahl der Demenz-Patienten auf 140 Millionen erhöhen. Heute schon kommen pro Jahr 300 000 neue Fälle hinzu, zwei Drittel im Alter von 80 und mehr Jahren. Kaum zu verzeichnen sind dagegen Erkrankungen vor dem sechzigsten Lebensjahr. Statistisch ist das ebenso belegbar wie die Tatsache, dass die überwiegend depressiv verlaufende Demenz zu einer Verkürzung der Lebenszeit führt. Im Mittel sterben die Betroffenen sechs Jahre nach der Diagnose.

Liegt ein Anfangsverdacht vor, kommt es zuallererst darauf an, zwischen *normaler* Vergesslichkeit und *echter* Demenz zu unterscheiden. Wer etwas vergessen hat, sich wenig später aber wieder daran erinnert, war vielleicht nur gerade auf etwas anderes konzentriert oder müde, mehr nicht. Außerdem wissen wir unterdessen, dass unser Gehirn, wenn es Probleme lösen soll, auch Erinnerungen ausblendet, um Platz für neue Eindrücke zu schaffen. Ein von der Demenz angegriffener Geist wäre gar nicht in der Lage, derart abwägend zu reagieren. Der Kranke weiß einfach nicht mehr, dass er eben eingekauft oder eine Verabredung getroffen hat, eine Freundin abholen wollte. Wer bloß mal seinen Schlüssel verlegt hat, kann die Wege, die er gegangen ist, gedanklich zurückverfolgen, bis ihm plötzlich ein Licht aufgeht, wo das verzweifelt gesuchte Objekt liegt. Den Dementen indes ist dieser Weg versperrt. Hinter ihnen tut sich ein schwarzes Loch auf. In der Not erfinden sie sich Geschichten um den Verlust, vermuten einen Diebstahl oder sonst was, das sie davor bewahrt, sich das Vergessen eingestehen zu müssen. Ab wann also müssen wir fürchten, geistig abzubauen?

Die eingeprägte Einkaufsliste, Namen und Geburtstage können einem schon mal entfallen. Auch muss sich niemand Gedanken machen, vergisst er mal, mit dem Hund Gassi zu gehen. Bei einer Demenz indessen könnte der Hundebesitzer vergessen haben, dass er überhaupt einen Hund besitzt. Genauso wie er sich etwas kocht, das dann stehen bleibt, weil er sich nicht erinnert, dass er essen wollte. Auch kann es vorkommen, dass die Betroffenen in einer Stunde gleich mehrmals dieselbe Geschichte erzählen. Werden sie darauf aufmerksam gemacht, ist ihnen das überaus peinlich, jedenfalls solange die Ausfallzeiten noch mit lichten Momenten wechseln. Viele möchten darüber verzweifeln. Sie trauen sich kaum noch, mit anderen zu reden, aus Angst, die falschen Dinge zu sagen, für dumm gehalten zu werden, seltsam zu erscheinen. Sie ziehen sich oft zurück vor den Fernseher. Depressionen folgen auf dem Fuß.

Verschiedene Risikofaktoren können den Ausbruch und das Fortschreiten der Krankheit begünstigen. In den wenigen Fällen, in denen sie jüngere Patienten trifft, sind das Infektionen wie HIV oder Nervenschädigungen durch Alkohol und sonstige Suchtmittel. In späteren Jahren besteht ein erhöhtes Risiko nach Herzinfarkten, Schlaganfällen und sonstigen Gefäßerkrankungen. Was aber grundsätzlich dazu führt, dass die einen an Demenz erkranken und andere nicht, selbst wenn sie gleichen Risikofaktoren ausgesetzt sind, lässt sich bis heute nicht sagen. Die genetische Disposition, Umweltfaktoren, Stress, Ernährung, chemische Gifte, exorbitante Lärmbelastung oder andauernde Zustände emotionaler Überforderung, alles könnte eine Rolle spielen.

Wissenschaftlich am besten begründet ist die *Beta-Amyloid-Hypothese*. Danach führen Eiweiß-Ablagerungen im Gehirn, Plaques, zum Absterben der Zellen. Das Gehirn schrumpft organisch. »Bis zu 30 Prozent des Gehirns und aller von ihm gesteuerten Funktionen« würden verloren gehen, so die Schätzung der Deutschen Alzheimer Gesellschaft. Das sei, sagt einer ihrer Vertreter, der Gerontologe Winfried Teschauer, »kaum noch mit dem Leben vereinbar«, weder mit seinen organischen noch mit seinen psychischen Abläufen. Verliert ein Patient zum Beispiel den Schluckreflex, kann Nahrung in die Lunge gelangen. Erstickung droht. Kommt es zur Depression, schwindet noch der letzte Rest an Lebensmut. Nur während man dann mit einiger Sicherheit davon ausgehen mag, dass die psychische Störung auf die Demenz zurückzuführen ist, bleibt nach wie vor offen, was denn genau zu deren Ausbruch führte. Hier liegt noch ein offenes Feld vor der Forschung, denkt man bloß an die prognostizierte Expansion der Krankheit infolge steigender Lebenserwartung weltweit. Würden die Deutschen noch wie 1960 im Durchschnitt mit weniger als 70 Jahren sterben und nicht wie heute mit über 80, wäre der Kampf gegen die Demenz ein medizinisches Problem neben anderen. So aber entwickelt es sich schneller und schneller zu einem besonders vordringlichen, auf dessen Bewältigung wir aber erst unzulänglich vorbereitet sind. Was da auf uns zukommt, lassen schon die gestaffelten Schweregrade der Demenz erahnen. Symptomatisch sind

- bei *leicht*: Störungen des Kurzzeitgedächtnisses, Schwierigkeiten, sich in fremder Umgebung zurechtzufinden, Wortfindungsstörungen, Stimmungsschwankungen;
- bei *mittel*: Störungen des Langzeitgedächtnisses, Nichterkennen von vertrauten Personen, Orientierungsschwierigkeiten auch in vertrauter Umgebung, zwanghaftes Verhalten, Unruhe, Wahnvorstellungen;
- bei *schwer*: komplette Hilfsbedürftigkeit, fortschreitender Verlust motorischer Fähigkeiten, ein auf wenige Wörter reduzierter Sprachschatz oder die völlige Sprachunfähigkeit, körperliche Komplikationen wie Schluckstörungen.

Und als ob das nicht schon schlimm genug wäre, kommt noch hinzu, dass wir bisher keine Mittel und Verfahren kennen, mit denen sich die Demenz abwenden ließe. Die Chance, das Krankheitsgeschehen wenigstens zu verzögern, besteht gleichwohl. Wer geistig aktiv und auch sonst in Bewegung bleibt, sein soziales Netzwerk pflegt, trotz mancher Ausfälle mit Freunden, mit Kollegen, mit der Familie in Kontakt bleibt, sich zudem eher sparsam als üppig ernährt und ausreichend trinkt, kann durchaus Lebenszeit gewinnen, Jahre in guter Verfassung. Die Schulmedizin kann dazu medikamentös Hilfe leisten, etwa mit der Gruppe der sogenannten Antidementiva. Hilfreich für die beteiligten Ärzte, Pflegenden und Angehörigen könnte das ABCDEFG-Schema sein.

ABCDEFG – SCHEMA BEI DEMENZ

Arznei: Thromboseprophylaxe, Vitamine und andere symptomadaptierte Medikamente, Antidementiva

Bewegung: Gymnastik, Physio- und Ergotherapie, leichte sportliche Aktivitäten, Spazierengehen, Koordinationstraining, Klavier- oder Xylophonspielen oder andere geliebte Instrumente

Cerebrales Training: Gedächtnis-, Orientierungs-, Ruhe-/ Schlaf-/Wahrnehmungs-Training

Diät: ballaststoffreiche, leichte Vollkost mit viel Obst und Gemüse, eiweißreich, fettarm, viel Flüssigkeit und zunehmend häufiger Suppen

Emotionale Zuwendung: liebevolle Fürsorge, Verständnis, Geduld

Führung: Feste Bezugsperson, Organisieren von Hilfen, pflegerischen Diensten, strukturierter Alltag

Gesprächsführung: unaufgeregt, liebevoll, deeskalierend

Weiterhin spielen die Ergo- und Bewegungs-, Kunst- und Musiktherapie und jede Form der Bewegungstherapie wie Tanzen oder vorher bereits geliebter Sport eine wichtige Rolle. Auch Massagen, Akupressur und Ayurvedische Ernährungs- und Bewegungstherapie. Phytotherapeutisch können viele Ansätze leichtere Beschwerden lindern. Nach brasilianischen Studien bietet die Behandlung mit Rosmarin präventiv und therapeutisch eine Rolle in der Behandlung leichter Vergesslichkeitsstörungen. Ginko fördert die Mikrozirkulation des Blutes, Melisse die Denkleistung. Denn auch der Geist will trainiert sein, soll er potentiellen Bedrohungen länger standhalten.

Allerdings soll hier auch nicht verschwiegen werden, dass wir gesamtgesellschaftlich nicht annähernd auf die Probleme vorbereitet sind, vor die uns die wachsende Zahl der an Demenz Erkrankten stellen wird. Schon bald werden sie eine größere Gruppe in der immer älter werdenden Gesellschaft ausmachen. Das ist an sich nichts, was uns belasten müsste, gar dazu führen darf, Vorurteile gegenüber den Älteren zu schüren. Auch sie waren einmal jung, so wie die Jugend von heute in die Jahre kommen wird, schneller als es einem anfangs vorkommen mag. Längst scheint es mir deshalb an der Zeit, nicht nur verstärkt zu forschen, um der Demenz medizinisch Herr zu werden. Auch politisch und moralisch sollten wir uns mehr als bisher auf das Zusammenleben mit denen vorbereiten, die geistig in eine Welt entschwinden, zu der wir keinen Zugang haben, noch nicht.

Derzeit jedoch sind selbst unsere medizinischen Strukturen damit noch hoffnungslos überfordert. Viele Ärzte und Krankenschwestern sowie anderes medizinisches Personal sind nicht wirklich auf Patienten vorbereitet, die sich geistig scheinbar verabschiedet und dennoch Anspruch auf Fortleben in Würde haben. Die auseinanderbrechenden Familienverbände verschärfen das Problem obendrein. Die »Alten« müssen froh sein, wenn sie ihren letzten Platz in einem Pflegeheim finden. Oft kostet das mehr, als sie sich leisten können. Was übrig bleibt, ist ein Unterschlupf in bedrängten Verhältnissen. Ich habe das allzu oft gesehen und mit den Zähnen geknirscht, wenn es dann hieß: alles eine Frage des Geldes. Genau das darf es eben nicht sein, nein und nochmals nein. Wo Mangel besteht, ist für Abhilfe zu sorgen. Selbst die Altenheime sind auf die Betreuung geistig behinderter Patienten selten gut genug vorbereitet. Die Spezialabteilungen der Krankenhäuser verfügen noch bei weitem nicht über die notwendigen Kapazitäten. Patienten mit Alzheimer oder anderen Demenzerkrankungen und Verwirrtheitszuständen landen in den Abteilungen für Innere Medizin. Das dortige, ganz anders befähigte Personal muss dann zusehen, wie es halbwegs mit ihnen klarkommt. Hier könnte zukünftig die Telemedizin mit Sprechstunden der Ärzte und Krankenschwestern (Telepflege) ein wichtiges Versorgungsloch schließen helfen.

Was wir brauchen, sind integrierte Strukturen, medizinisch durch Politik, Krankenkassen und Ärzte aufgeklärte Familien, gerontopsychiatrische Pflegedienste sowie entsprechende Abteilungen in Krankenhäusern und Altersheimen. Warum strukturieren wir Kliniken nicht um, statt sie zu schließen oder auch nur einzelne Abteilungen dicht zu machen? Wie dankbar würden die Patienten und deren Angehörige ein solches Netzwerk von stationärer, ambulanter und Altenheimversorgung annehmen.

In Anbetracht des rasanten Zuwachses an Menschen im Rentenalter gilt es nicht bloß, das Alter zu respektieren, wie es sich früher von selbst verstand. Wir müssen das Altersdasein vielmehr kultivieren und fördern, wollen wir nicht selbst zum eigenen Ende als bloße Kostenfaktoren behandelt werden. Auf der Agenda unserer Tage steht die Gestaltung neuer generationsübergreifender Formen des Zusammenlebens. Das wäre ein wesentliches Element der von mir seit langem geforderten »ars vivendi et moriendi«. Auf diesen Wunsch für die Zukunft einer humanen Weltmedizin werde ich im Ausblick zurückkommen.

Erfahrung – Fortschritt – Weltgesundheit

Ein Ausblick

Wie wird es aussehen, das Gesundheitswesen der Zukunft, die schöne neue Welt der Medizin von morgen? Wird jeder die bestmögliche Versorgung an jedem Ort bekommen? Werden wir uns trotz der Schließung kleiner Krankenhäuser und zahlreicher Arztpraxen auf dem Lande überall aufgehoben fühlen? An Vertröstungen auf bessere Zeiten fehlt es nicht. Allzu gern wird uns das Blaue vom Himmel heruntergesprochen, zwar nicht gleich für den nächsten Tag, aber doch für die Zeit danach, irgendwann. Ich kann da nicht mithalten. Als praktizierender Arzt und forschender Wissenschaftler weiß ich nur, wo uns jetzt der Schuh drückt und bisher gedrückt hat; ich bin mir aber auch sicher, dass es möglich werden wird, Leiden abzuwenden und Krankheiten zu heilen, gegen die wir bisher nichts auszurichten vermögen. Parkinson und Multiple Sklerose (MS), beides entzündliche Erkrankungen des zentralen Nervensystems, von denen wir noch nicht sagen können, wie und warum sie entstehen, werden einmal heilbar sein. Der Krebs, dem 2019 weltweit mehr als zehn Millionen zum Opfer fielen, circa eine Viertelmillion allein in Deutschland, muss keine ewige Geißel der Menschheit sein. Bald schon könnte die Forschung Mittel und Wege finden, dem unkontrollierten Zellwachstum, der Verbreitung von Metastasen, Einhalt zu gebieten. Was heute von Fall zu Fall gelingt, wäre dann eine zuverlässig kalkulierbare

Therapie einer gezielten personalisierten Medizin. Selbst bei Bedrohungen, die so unerwartet über uns kommen wie COVID 19, tun sich Wege auf, die Gefahr zu bannen.

Geht es um die Gesundheit, wachsen wir über uns selbst hinaus. Das lehrt uns die Geschichte seit Jahrtausenden. Nichts hat die Phantasie und den Erkenntnisdrang so befeuert wie der Kampf gegen den Schmerz. Von Anbeginn wollten die Menschen wissen, wie und warum es dazu kommen konnte, dass sie dies oder jenes peinigt. Weil sie Hilfe in der Not, die Heilung ihrer Leiden ersehnten, haben sie sich vor Tausenden von Jahren an die Götter gewandt. Als Herren der Schöpfung und des Schicksals wurden den Allmächtigen wundersame Kräfte zugeschrieben. Darüber naseweis den Kopf zu schütteln, besteht kein Grund. Stimuliert der Glaube, woran auch immer, doch allemal die menschlichen Selbstheilungskräfte. Die imaginierten Götter, könnte man sagen, fungierten gleichsam als die ersten Psychotherapeuten der Medizingeschichte. Sie genossen ein Vertrauen, das noch heute durchscheint, wenn von den Ärzten als den »Halbgöttern in Weiß« die Rede ist, obwohl doch jedem klar ist, dass sie auf der Basis wissenschaftlich gewonnener Erkenntnis behandeln oder anwenden, was sich in der Praxis der Naturheilkunde bewährte. Angefangen bei der Kräutermedizin und dem Wissen um die Behandlung des Schmerzes (etwa mit Mohn, Kokain, vielfältigen Massage- oder Psycho- und Meditationstechniken) der frühen Naturvölker über die Heilkunst der alten Ägypter, der Griechen oder der Tibeter und die Lehren der pflanzenkundigen Hildegard von Bingen im 12. oder eines Paracelsus im 16. Jahrhundert spannt sich der Bogen des medizinischen Fortschritts bis zur Hightech-Medizin und Psychotherapie unserer Tage und weiter noch in die Zukunft.

Das menschliche Urbedürfnis, gesund zu leben, wird diese Entwicklung immerfort und schneller mit jeder neuen Erkenntnis befördern. Was sie uns bisher brachte, liegt auf der Hand. Deutschland verfügt über ein Gesundheitswesen, das keinen Vergleich scheuen muss. Die

Fachärzte sind hervorragend ausgebildete Spezialisten ihrer jeweiligen Disziplin, Krankenhäuser und Praxen technisch sehr gut ausgestattet, überwiegend auf dem neuesten Stand, in der Radiologie sowie bei den Kardiologen, den Haut- und den Augenärzten oder den Zahnmedizinern, um nur einige Fachrichtungen wahllos herauszugreifen. Einen Mangel an Intensivbetten, wie er im ersten Schock der Corona-Pandemie befürchtet wurde, hat es nie gegeben. Die Vernetzung von ambulanter Medizin mit der stationären Therapie bedarf zwar weiterer Optimierungen, ist aber trotzdem gut organisiert im Vergleich mit vielen anderen Ländern.

Dass in diesem bislang vielleicht besten aller Gesundheitssysteme dennoch nicht alles zum Besten bestellt ist, liegt weder am fehlenden Geld noch an einem Mangel therapeutischer Kompetenz. Über beides verfügen wir wie nie zuvor. Nur ist es bisher nicht gelungen, etwas zu schaffen, in dem alle Teile einander ergänzend zusammenwirken. In den ersten Wochen der Corona-Krise wurde das um sich greifende Infektionsgeschehen als ein Notstand angesehen, dessen Management Politiker und Virologen unter sich ausmachten. Die Gesundheitsämter hatten organisatorisch zu funktionieren, ohne dass jemand auf den Gedanken gekommen wäre, auch ihre Erfahrung und Kompetenz zu nutzen. Was die praktizierenden Ärzte in Praxen, Kliniken oder Ämtern zu sagen gehabt hätten, spielte keine Rolle. Sie wurden, wenigstens anfangs, gar nicht erst zu einer medizinischen Beurteilung der Lage herangezogen.

Warum, frage ich mich, kommt es immer wieder zu einem solchen ans Chaos grenzende Organisationsversagen? Unvergesslich für mich eine zufällige Begegnung, die noch gar nicht so lange zurückliegt. Ich kam spät nachts an einer Unfallstelle vorbei. Drei Sanitätswagen und ein Hubschrauber waren vor Ort. Ein Verletzter lag völlig alleingelassen auf der Straße, während Ärzte und Sanitäter heftig darüber diskutierten, in welche Klinik der Mann eingeliefert werden sollte. Ein Erlebnis am Rande und sicher keines, das man so ohne weiteres verallgemeinern sollte. Dennoch ein Bild, das mich nicht loslässt. Veranschaulicht es doch im Kleinen, in welcher Misere unser Gesundheitssystem im Großen steckt.

Woran liegt es, dass so vieles, was da geschieht, so unsinnig anmutet, eher bürokratisch geregelt als umsichtig bedacht, organisiert und ausgeführt? Liegt es an den Ärzten, die derart überlastet sind, dass ihnen kaum noch Zeit bleibt, über den engeren Bereich der eigenen Disziplin hinauszuschauen, sich mit anderen, mit Naturheilkundlern oder Psychotherapeuten abzusprechen? Liegt es an den Kassen, die für die Kosten alternativer Heilverfahren nicht aufkommen wollen, nur weil die Schulmedizin eifersüchtige Zweifel an deren Wirksamkeit hegt? Liegt es an der Politik, die laviert, weil sie es sich mit keinem verderben möchte? Die eine Vermutung ist am Ende wohl so falsch oder richtig wie die andere. Mit Schuldzuweisungen ist dem Problem nicht beizukommen. Vielmehr bedarf es der Einsicht aller in die Notwendigkeit ihres Zusammenwirkens, wenn unser Gesundheitssystem so funktionieren soll, dass alles, worüber wir verfügen, effizient genutzt werden kann: die modernste Technik und das über Jahrhunderte tradierte Wissen der Natur- und Erfahrungsheilkunde zusammen mit den wissenschaftlich fundierten Verfahren der Schulmedizin. Schließlich geht es immer nur um das eine: das Wohl der Patienten. Allein in ihren Diensten steht, wer sich mit der Medizin befasst, politisch, wirtschaftlich, pflegend und therapeutisch. Jeder in diesem System trägt seinen Teil dazu bei, der Minister wie die Krankenschwester, der Kassenangestellte wie der Altenpfleger, der Apotheker wie die Experten der Pflanzenheilkunde, der Chirurg wie der Physiotherapeut. Alle müssen sie sich sagen lassen: Wer heilt, hat recht. Gleich, ob das mit Massagen, mit Kräutern, wie sie schon in den Klostergärten des Mittelalters wuchsen, oder mit computergestützten Operationen und neu entwickelten Medikamenten gelingt.

Mit spektakulären Heilungserfolgen allein ist es aber noch nicht getan. Vor und nach der Herztransplantation bedürfen die Patienten auch einer pflegerischen Betreuung, die sie psychisch stabilisiert. So richtig es ist, keine Kosten zu scheuen, wenn es um die Ausbildung spezialisierter Fachärzte geht, so nötig wäre eine Aufwertung der Pflegeberufe. Anders als das Wirken der Ärzte erfreut sich die Tätigkeit der Krankenschwestern und ihrer männlichen Kollegen kaum noch gesellschaftlicher Anerkennung. Selten reicht ihr Ansehen über das angelernter Hilfsarbeiter hinaus, ungeachtet der anspruchsvollen Ausbildung über Jahre hin. Während mehr junge Frauen und Männer Medizin studieren wollen, als an Universitäten und Hochschulen unterkommen können, fehlt es in der Pflege zunehmend an qualifiziertem Nachwuchs. Weder das Image noch die Bezahlung sind so attraktiv, dass es für Schulabgänger verlockend wäre, sich für die Kranken- oder Altenpflege zu entscheiden. Das einzige, was sie da mit Sicherheit erwartet, ist eine Arbeitsbelastung, die über die Kräfte geht, körperlich und psychisch gleichermaßen.

Statistiken zeigen, was die Stunde geschlagen hat: Pflegende gehören zu den Berufsgruppen mit den meisten Arbeitsunfähigkeitstagen. Nicht verwunderlich, wenn man weiß, dass zwei Drittel der Krankenschwestern schwerer heben müssen als ein Bauarbeiter, drei Viertel im Schichtdienst arbeiten, während der Woche sowie an Sonn- und Feiertagen. Viele haben ein Überstundenkonto, das sie infolge des akuten Personalmangels gar nicht mehr abbauen können. Ständig stehen sie unter dem Druck der »Minutenpflege«, schnell waschen, kämmen, anziehen, Essen austeilen und dann hastig weiter zum nächsten Patienten. Wer da nicht mithält, wer es nicht über sich bringt, Kranke und Alte ruckzuck, mit Blick auf die Stoppuhr abzufertigen, verdirbt das betriebswirtschaftliche Ergebnis – im Krankenhaus, im Seniorenheim, bei der ambulanten Pflege. In der Hetze des medizinischen Alltags, getrieben von Kostendiskussion und Einsparpolitik, laufen wir Gefahr, das Wesentliche aus dem Blick zu verlieren. Verwaltungen und Ärzte werden mit ständig neuen Erlassen lahmgelegt, kleinere Krankenhäuser geschlossen, weil die größeren ohnehin besser ausgestattet seien, irgendwo weit weg, nahezu unerreichbar für ältere Menschen auf dem Land.

Der dann als würdelos empfundene Umgang mit den Patienten ist nicht mehr und nicht weniger als ein hausgemachtes Problem, eine Folge des bedenkenlos verursachten Personalmangels. Während in Norwegen vier Patienten auf eine Pflegekraft kommen, sind es in Deutschland zehn. Damit liegen wir europaweit auf dem letzten Platz; nur Spanien schneidet nicht besser ab. Und wie um alles in der Welt, wie wird die Bilanz erst in wenigen Jahre aussehen, etwa ab 2025, wenn die ersten aus der Generation der »Babyboomer« in Rente gehen, die um 1960 geborenen Kinder des Wirtschaftswunders? Wie viele Pflegerinnen und Pfleger werden wir dann brauchen, Personal, das jetzt bereits ausgebildet werden müsste?

Geht es so weiter, läuft unser Gesundheitssystem Gefahr, selbst zum »kranken Mann« zu werden, so herausragend wir bei der technischen Ausrüstung und den fachärztlichen Leistungen sonst auch dastehen mögen. Nur was haben wir von der gelungen OP, von der erfolgreichen Chemo- oder Strahlentherapie, wenn niemand da ist, der sich um die Nachsorge kümmert, dessen menschliche Zuwendung den organisch Geheilten Hoffnung gibt, ihnen hilft die Ängste vor dem zu bannen, was womöglich doch wieder kommen könnte? Wer diesen Teil der Therapie geringer schätzt als die Behandlung im engeren Sinne, die chirurgische oder medikamentöse Intervention auf dem neuesten Stand der Forschung, hat das Wichtigste nicht verstanden. Ein hartes Urteil. Ich weiß. Ich habe in den Jahrzehnten meiner ärztlichen Praxis aber auch erfahren, dass dem Menschen nur zu helfen ist, wenn wir ihn ganzheitlich behandeln, ihn als die Einheit von Körper-Geist – so nenne ich die untrennbare psychosomatische Einheit – und Seele respektieren. Schließlich gleicht kein Mensch dem anderen aufs Haar. Selbst eineiige Zwillinge können seelisch völlig unterschiedlich veranlagt sein. Auch gibt es keine Krankheit, die jeder genauso wie andere erleben würde. Nichts, das sich in der Heilkunst über einen Kamm scheren ließe. Deshalb wird es auch nicht gelingen, unser Gesundheits-wesen mit dem Übergang zu einer gleichsam automatisierten Fließ-band-Behandlung von scheinbar nur körperlichen »Defekten« für die Zukunft fit zu machen. Zwar könnten wir alle, Patienten wie Ärzte, ein Lied davon singen, dass sich diese ökonomische Rationalisierung schon länger in den Praxisalltag einzuschleichen droht, doch hat das bislang noch nicht dazu geführt, dass die Praxen weniger überlastet wären. Im Gegenteil spricht alles dafür, dass die bloß einseitig Behan-delten bald schon wiederholter Untersuchungen bedürfen, dass sie zu Dauergästen in den Wartezimmern werden und ständig mehr Zeit be-anspruchen.

Es bleibt dabei, ohne individuelle Zuwendung und ein ganzheitli-ches Verständnis aktueller Leiden ist den Patienten im wahrsten Sinne des Wortes bestenfalls halbwegs zu helfen. Sie mögen danach wieder funktionieren. Sind sie aber auch »gesund«? Und was eigentlich ver-stehen wir unter »der« Gesundheit? Gibt es sie überhaupt, so eindeu-tig fassbar? Ganz abgesehen davon, dass die Behauptung, der gesunde sei der normale Zustand, so nie stimmte, stimmt sie in der modernen Welt mit ihren immer neuen, unnatürlichen Bedrohungen gleich gar nicht. Man denke nur an die psychischen Belastungen der vielfach ver-netzten Arbeitswelt, an das plötzliche Auftauchen bisher unbekannter Epidemien oder an die bedrohliche Zunahme der Allergien oder Al-koholkrankheiten. Immer weiter dehnt sich das Feld. Wie ist es über-haupt abzustecken? Ist jemand, der eine Kniegelenk-Arthrose hat und schlecht geht, nun krank oder nur körperlich »angeschlagen«?

Während wir ziemlich genau sagen können, worin diese oder jene Krankheit besteht, verfügen wir über keine für alle Menschen glei-chermaßen verbindliche Bestimmung des »Gesunden«. Dafür sind wir ganz einfach zu verschieden. Ob und wie weit sich jemand gesund fühlt, ist immer auch eine Frage seines Selbstverständnisses. Natür-lich gibt es Krankheiten, leichte und schwere, unter denen jeder lei-det, mehr oder weniger. Deshalb muss er sich aber noch nicht aus der

Gemeinschaft der Gesunden ausgeschlossen fühlen. Dazu geben ihm oft erst die anderen Anlass, indem sie ihn als Kranken oder Behinderten behandeln. Meist geschieht das aus der Befangenheit gegenüber einem Menschen, der einfach nur anders ist als man selbst. Und das Mitleid, das wir uns dann gern zugute halten, kränkt oft mehr, als es guttut. Denn die Gesundheit resultiert, man kann das nicht oft genug wiederholen, nicht allein aus der Unversehrtheit des Körpers. Sie ist auch eine Sache der eigenen Haltung und des individuellen Empfindens. Wer in seiner körperlichen oder geistigen Funktionsfähigkeit eingeschränkt ist, kann sich durchaus den anderen gegenüber als ebenbürtig und gesund empfinden. Eine Tatsache, die wir uns viel zu selten bewusst machen, wenn wir von »den Behinderten« sprechen. Im Grunde eine begriffliche Stigmatisierung, die schon der Ausgrenzung Vorschub leistet. Um zu erkennen, wie diese Wortwahl an der Realität vorbeigeht, muss man nur an die großartigen Leistungen der Athletinnen und Athleten bei den Paralympics denken. Oder an den Sportjournalisten Marcel Bergmann, der noch im Rollstuhl China bis hinauf auf die »Große Mauer« durchquerte. Er konnte das, weil er sich nicht behindert, sondern gesund fühlte, trotz seines »Handicaps«, wie die Engländer sagen. Ein Begriff, der mir sehr viel angemessener erscheint, da er nicht gleich die ganze Persönlichkeit in Frage stellt. Die Nationalsozialisten taten das, indem sie den Begriff der normierten »Volksgesundheit« propagierten. Wer nicht in dieses rassistische Muster passte, dessen Leben wurde als ein »unwertes« diskreditiert; ihm wurde die Gesundheit kurzerhand abgesprochen. Sie ist aber ein Zustand, den jeder für sich beanspruchen darf, wie belastet er seiner Umwelt auch vorkommen mag.

Wollen wir nicht alle immer umfassender und besser behandelt werden? Und dennoch, ungeachtet solcher Erfahrungen betrachten wir alle Aufwendungen für die medizinische Vorsorge und Versorgung als eine Last, die wir eher unwillig tragen, persönlich wie in der Volkswirtschaft. Jeder Euro, den wir für die Gesundheit ausgeben sollen oder müssen, tut irgendwie weh, wird ständig hinterfragt. Dabei geht es doch um das Lebensnotwendige, nicht anders als bei der Ernährung, für die wir ganz frag- und vorbehaltlos aufkommen, mit privaten Ausgaben und mit staatlichen Subventionen für die Landwirtschaft unter anderem. Einerseits bekommen wir heute mehr denn je zu hören, die Gesundheit sei das Wichtigste. Seit dem Ausbruch der Corona-Pandemie wird der Gemeinplatz breitgetreten, als handele es sich um die neueste Erkenntnis besorgter Politiker. Andererseits wird die Gesundheit als etwas betrachtet, das uns sozusagen von Natur aus, also umsonst zustehen soll. Alles, was der Staat oder Einzelne dafür ausgeben, wird den Kosten zugeschlagen, verbucht wie das, was wir für den Konsum ausgeben, obwohl es sich doch um Investitionen handelt: um die wichtigsten überhaupt. Denn wo kämen wir hin ohne Frauen und Männer, die gesund und mithin arbeitsfähig sind? Wie sollte ohne sie der laufende Betrieb aufrechterhalten, Neues erforscht und entwickelt werden, nicht zuletzt in der Medizin? Um das zu erkennen, muss man kein studierter Volkswirt oder genial erleuchtet sein. Die Erkenntnis ist so einfach wie naheliegend, offenbar zu einfach, um beachtet zu werden. Oder weshalb sonst ersticken jegliche Überlegungen zur weiteren Entwicklung unseres Gesundheitswesens in der stets gleichen Kostendiskussion. Warum geht es immer zuerst um das Geld und nicht um den Nutzen dessen, wofür es aufzuwenden ist? Kein Mittelständler könnte überleben, würde er genauso denken. Betriebswirtschaftlich wäre er zum Scheitern verurteilt, könnte nur auf der Stelle treten und hätte schnell das Nachsehen gegenüber der Konkurrenz.

Nun stimmt es schon, dass der Vergleich insofern hinkt, als es keinen Wettbewerb gibt, in dem sich das Gesundheitswesen behaupten müsste. Ebenso unbestreitbar ist freilich, dass es sich hier um einen wesentlichen Wirtschaftsfaktor handelt, nicht um eine karitative Veranstaltung, die sparsam mit den Zuwendungen ihrer Spender umgehen muss. Das subventionierte System ist an seine Grenzen geraten. Selbst mit fortwährend steigenden Sozialabgaben dürfte es schwer werden, die bestehenden Strukturen dauerhaft zu erhalten. Was wir brauchen, ist die politische und gesellschaftliche Anerkennung einer Gesundheitswirtschaft, auf deren Erträge der Staat ohnehin schon länger setzt. Seine Großzügigkeit ist weniger selbstlos, als es dem Beitragszahler vorkommen soll. In den ökonomisch höher entwickelten Ländern fließt schon rund ein Sechstel des Sozialprodukts in den Gesundheitssektor. Weltweit belaufen sich die Ausgaben auf einen dreistelligen Billionenbetrag. Die Umsätze und die Zahl der Arbeitskräfte übersteigen die der Autoindustrie um ein Vielfaches. Längst hat sich die Gesundheitswirtschaft zu einem Wachstumsmotor mit bedeutender Schubkraft entwickelt, selbst da, wo der Begriff noch peinlich vermieden wird. Nur was ist damit gewonnen, wenn man so tut, als verhielten sich Gesundheit und Geschäft zueinander wie Feuer und Wasser, zugleich aber so auf die Sparbremse tritt, dass den Krankenhäusern Schwestern und Pfleger davonlaufen. »Scheinheilig« ist das mindeste, das mir dazu einfällt. Während wir etwa in der Lebensmittelbranche um den Erhalt von Arbeitsplätzen kämpfen, mit staatlicher Beihilfe versteht sich, werden die Leistungen der Beschäftigten des Gesundheitswesens noch nicht einmal bei der Berechnung des Bruttosozialproduktes berücksichtigt. Mit anderen Worten, was da getan wird, von Ärzten, Schwestern, Pflegern, Therapeuten, wird nicht als Wertschöpfung betrachtet, obwohl es doch um das wertvollste aller Güter, um unser Leben geht.

Nein, so werden wir der Wirklichkeit und den Anforderungen der Zukunft nicht gerecht werden können. Wer die Medizin immer weiter ausschließlich als einen Samariterdienst verstehen möchte, macht sich und anderen etwas vor. Die ethischen Maßstäbe der mittelalterlichen Klostermedizin können nicht mehr die einer Leistungsgesellschaft sein, in der mindestens 4,5 Millionen im medizinischen Sektor beschäftigt sind. Nicht eingerechnet der weitere Umkreis, etwa die für die Medizin tätige Industrie, Firmen und Forschungsinstitute zur Entwicklung und Produktion von Hochtechnologie. Und überdies nicht zu vergessen der Gesundheitstourismus, die Fitness- und Wellness-

Bewegung, medizinischer e-Commerce und Telemedizin oder Versandapotheken und anderes mehr bis hin zur einschlägigen Informationstechnologie.

Nimmt man das alles zusammen, zeigt sich schnell, welche volkswirtschaftliche Bedeutung der Gesundheitswirtschaft zukommt, angefangen von den ärztlichen und psychologischen Behandlungen über die soziale Dienstleistung, die Herstellung naturheilkundlicher Präparate oder gerontologischer Hilfsmittel bis hin zur Produktion medizinischer Geräte und Verpackungen sowie der Gebäude-, Industrie- und städtebaulichen Planung, der Energiewirtschaft und Verbrauchsgüterherstellung mit plastikfreien oder plastikarmen recycelfähigen Produkten. In diesem Netzwerk werden nicht bloß von anderen erwirtschaftete Überschüsse verbraucht, hier wird auch und vor allem Mehrwert geschaffen. Wäre es nicht besser, dies politisch und gesellschaftlich wahrzunehmen, als in der leidigen Kostendiskussion zu verharren, immerfort darüber zu klagen, dass ohnehin alles viel zu teuer und am Ende nicht bezahlbar ist, womit die Diskussion dann wieder von vorn beginnt, immerfort im Kreis herum, mit einem bürokratischen Aufwand, der uns zunehmend Zeit stiehlt für die Behandlung der Patienten? Um aus diesem Teufelskreis auszubrechen, müssen wir – Politiker, Therapeuten und Patienten – endlich sehen, dass es bei dem, was die Gesundheit nun einmal kostet, nicht um persönliche oder volkswirtschaftliche Lasten geht, sondern um Investitionen in die Entwicklung neuer Antibiotika oder Immuntherapeutika, in Antikörper-Schnelltest-Verfahren oder in die Produktion innovativer natur- und pflanzenheilkundlicher Produkte, kurzum in alles, das medizinisch nötig und zugleich wirtschaftlich höchst sinnvoll wäre.

Nur wenn wir die Gesundheitswirtschaft ganzheitlich verstehen und ihr die Möglichkeit umfassender Expansion bieten, werden wir am Ende genug erwirtschaften, um uns ein modernes Gesundheitswesen weiterhin leisten zu können. Andernfalls drohen volkswirtschaftliche Einbußen, unter denen nicht zuletzt die Gesundheitsversorgung zu leiden hätte. Einzig mit ökonomischer und ökologischer Vernunft, nicht mit der Subventionsmentalität früherer Zeiten, lässt sich eine anspruchsvollere medizinische Versorgung dauerhaft garantieren. Investitionen sind unabdingbar und allemal lohnend, weil abgesichert durch die erhaltene oder wiedergewonnene Arbeitskraft.

Diese Argumentation mag manchem kaltherzig anmuten. Sie ist es mitnichten. Ganz im Gegenteil geht es mir darum, durch die nüchterne Abwägung der wirtschaftlichen und gesellschaftlichen Gegebenheiten Wege aufzuzeigen, deren Beschreiten es erlaubt, den Menschen noch in zehn, zwanzig und mehr Jahren therapeutisch zu helfen, Leiden zu lindern und Krankheiten zu heilen. Das alles nicht hastig zwischen Tür und Angel, sondern mit allem, was die Naturheilkunde vermag und worüber die Schulmedizin verfügt. Dazu braucht es freilich auch Ärztinnen und Ärzte, Psychologen und Psychologinnen, vor allem mehr Krankenschwestern und Pfleger und Arzthelferinnen, die wieder Zeit haben, sich auf die Patienten einzulassen, ihnen zuzuhören und mit ihnen zu besprechen, welche Therapie angezeigt wäre. Die menschliche Zuwendung ist und bleibt der tragende Grundpfeiler jeder Heilkunst. Damit soll keineswegs denen das Wort geredet werden, die sich darin gefallen, den technischen Fortschritt zu verteufeln. Wer heute noch den Einsatz von Robotern im Operationssaal oder bei der Pflege in toto ablehnt, muss sich fragen lassen, ob er noch von dieser Welt ist, noch weiß, in welchem Jahrhundert er lebt. Therapeuten, die allein ihren fühlenden Händen trauen, ohne sich um die Ergebnisse technischer Diagnose zu kümmern, kurzerhand vom Tisch wischen, was nicht der eigenen Vermutung entspricht, ist nicht zu trauen. Sicher ist es an der Zeit, dass wir uns ergänzend auch wieder auf das Wissen der Naturheilkunde besinnen, nicht aber alternativ, sozusagen als Ersatz dessen, was wir schulmedizinischer Forschung verdanken. Nur haben sich die Menschen wohl schon immer damit schwergetan, zu dem einen zu stehen, ohne das andere abzulehnen, wenn nicht gar zu verdammen.

Am Begriff des Fortschritts scheiden sich die Geister bis auf den Tag. Zwar würde kaum jemand die Notwendigkeit der medizinischen Forschung noch rundweg in Zweifel ziehen wollen. Schließlich hat sie Millionen von Menschenleben gerettet, unendliches Leid gelindert. Und dennoch fragen sich heute viele – gerade und vor allem in Deutschland, dem Land der Tüftler und Erfinder –, wie viel Fortschritt wir überhaupt noch brauchen. Was bringt er uns, wenn wir ihm menschlich kaum mehr zu folgen vermögen? Ich kann diese Sorgen durchaus verstehen, zumal wenn ich daran denke, welche Fortschritte die Menschheit bei der Entwicklung von Massenvernichtungswaffen und anderem todbringendem Kriegsgerät gemacht hat und noch weiterhin machen wird. Da ist man schnell versucht, dem ganzen Treiben Einhalt zu gebieten, der Forschung und dem Fortschritt mehr zu misstrauen, als wir uns leisten können. Nur was wäre damit gewonnen? Ganz abgesehen davon, dass das ein Kampf gegen Windmühlenflügel wäre. Die Maschinenstürmer des 19. Jahrhunderts haben ihn ebenso verloren wie manche Idealisten unserer Tage.

Es liegt nun einmal im Wesen des Menschen, dass er Neues entdecken und über sich hinauswachsen will. Auch diejenigen, die sich das Glück von der Rückkehr in die scheinbar einfacher strukturierte Vergangenheit versprechen, wollen ja im Grunde nichts anderes. Die sogenannten »guten alten Zeiten« sind für sie nicht weniger Neuland als die Zukunft, von der die Genforscher in ihrem Kampf gegen den Krebs träumen. Nein, der Fortschritt an sich ist weder gut noch böse. Wir brauchen ihn auch, um das beherrschen zu können, was er uns bisher brachte. Nicht zuletzt, weil es unseren Vorfahren gelungen ist, die großen Epidemien und den Hunger in weiten Teilen der Welt zu besiegen, haben wir mittlerweile ein Bevölkerungswachstum, das die Medizin vor ganz neue Aufgaben stellt, erst recht vor dem Hintergrund fortschreitender Globalisierung. Ohne weitere Fortschritte in der medizinischen Forschung wären wir nicht in der Lage, unserer humanistischen Verantwortung genügen zu können. Denken wir nur wieder ganz aktuell an die Entwicklung von wirksamen Impfstoffen und Immuntherapeutika gegen die COVID-19-Infektion.

Als Radiologe habe ich selbst eine Entwicklung mitgemacht und forschend befördert, die es unterdessen erlaubt, mit bildgebenden Verfahren wie etwa dem CT, der Computertomographie, nicht nur in das Innere des Körpers zu schauen, als läge es offen vor uns, sondern dort vor Ort in demselben Gerät direkt die lokale Erkrankung mit Mikroinstrumenten zu behandeln und zu operieren, ohne den Körper zu öffnen. Ebenso ist die Gefahr eines Infarkts vorbeugend abwehrbar, da mit diesem Gerät ohne Katheter ambulant die Herzkranzgefäße in Sekunden darstellbar sind. Einer solchen Entwicklung mit wohlfeilem Fortschrittszweifel zu begegnen, wäre geradezu inhuman.

Und dennoch, ungeachtet meiner Überzeugung von der Notwendigkeit und dem Segen medizinischer Forschung, hege ich dann auch wieder größte Bedenken, wenn ich sehe, wozu sich manche Kollegen von ihrem wissenschaftlichen Ehrgeiz verführen lassen. Wozu, frage ich mich, brauchen wir einen »Cyborg«, die Verschmelzung von Mensch und Maschine, wie sie dem amerikanischen Wissenschaftler Raymond Kurzweil, Entwicklungschef bei Google, vorschwebt? Ginge es uns besser, wenn dem Gehirn ein Chip eingepflanzt würde, mit dessen Unterstützung wir zwar über einen Wissensfundus verfügen könnten, der alles übersteigt, was man sich selbst anzueignen vermag, der dann aber auch in der Lage wäre, die Persönlichkeit zu manipulieren und uns zu willenlosen, fremd gesteuerten Objekten machen könnte? Wer wäre dann noch Herr seiner selbst? Hätten wir noch ein moralisches Gewissen, das uns abhalten würde, im wörtlichen Sinne »unmenschlich« zu handeln? Mir machen solche heute noch utopischen, doch irgendwann realisierbaren Vorstellungen Angst.

Auf dem Weg, den Körper chirurgisch zu modellieren, wie es die Mode gerade will, sind wir ja schon. In manchen Ländern, in China, Frankreich, Iran oder in Japan, bekommen junge Mädchen um die 15 zum Geburtstag bereits einen Termin beim Schönheitschirurgen geschenk. Körperdesign ist »in«, der Leib zum Objekt ästhetischer Gestaltung mit medizinischen Mitteln geworden. Nun gibt es fraglos Situationen, in denen die kosmetische Chirurgie medizinisch indiziert ist, etwa bei einer anatomischen Fehlbildung oder nach schweren Unfällen oder körperlichen Veränderungen durch Krebs. Gerade wenn wir Körper-Geist und Seele als eine Einheit betrachten, können Eingriffe geboten sein, die es dem Patienten erlauben, im Einklang mit seinem Körper zu leben, ihn »anzunehmen«. Wie aber verhält es sich mit einer Schönheitschirurgie, die den Menschen nach wechselnden Moden formt? Wird da aus dem Arzt, der heilen sollte, nicht ein Designer mit chirurgischen Fähigkeiten? Mutiert da die Heilkunst nicht unversehens zum Kunsthandwerk? Und muss man sich nicht weiter fragen, was das noch zu tun hat mit dem »Kunstwerk Leben«, dem die Ärzte epochenübergreifend tätigen Respekt erwiesen haben?

Lassen wir uns doch nicht vormachen, dass Glück und Zufriedenheit von einem modisch gestylten Körper abhängen. Diese normierte Schönheit kann sich niemand auf Dauer erhalten. Jeder ist dem Alterungsprozess unterworfen, von Geburt an. Jeder hat aber auch das Recht, dies in Würde zu leben, weil er eben mehr ist als sein Körper. Was wirklich zählt, ist allein die Individualität. Natürlich macht es Spaß, mit der Mode zu gehen. Jeder will sich gefallen. Und sicher wünschen sich viele Frauen, so auszusehen wie Heidi Klum, und Männer ein Aussehen wie ihre Idole aus dem TV. Aber kommt es darauf tatsächlich an? Ist nicht die Bewahrung der eigenen Persönlichkeit viel entscheidender für ein rundum erfülltes Leben? Und gehört nicht auch das unterschiedliche Aussehen zu unserem Charakter, zur Individualität eines jeden? Aus ihrer Unterschiedlichkeit, nicht aus der Gleichförmigkeit ergibt sich das Interesse der Menschen aneinander. Gegensätze ziehen sich an. Würden wir uns alle chirurgisch dasselbe Design verpassen lassen, wäre es am Ende sogar um die Liebe geschehen. »Du bist Deine eigene Marke und sei stolz darauf«, habe ich bereits vor Jahrzehnten geschrieben.

Allerdings ist es nun auch nicht die Sache der Ärzte, ihren Patienten als Moralapostel den Weg zu weisen. Sie müssen selbst wissen, was sie wollen, während wir gehalten sind, im Rahmen dessen zu behandeln, was sich medizinisch verantworten lässt. Wo ethische Bedenken dagegenstehen, bleibt es uns überlassen, dies oder jenes nicht zu tun. Der Hippokratische Eid, den die Ärzte noch bis vor wenigen Jahren schwören mussten, bevor sie den Beruf ausüben durften, verpflichtet sie zur Hilfe, nicht mehr und nicht weniger. Das heißt aber auch, dass wir nichts ausschließen dürfen, was den Patienten zugutekommen könnte. Keine naturheilkundlichen Verfahren, nur weil sie der technisierten Gesellschaft überholt vorkommen, keine neuen Verfahren, nur weil sie Gewohntes in Frage stellen. Dass das den alten Hasen nicht immer ganz leichtfällt, musste ich selbst noch als Student erleben. Als einer der ersten an der Kieler Uni habe ich damals, vor bald 40 Jahren, meine Dissertation am Computer verfasst. Dieser »neumodische Kram« befremdete viele meiner Kollegen. Irgendwie schien der technische Aufwand nicht vereinbar mit dem, was herkömmlich von einem angehenden »Doktor« erwartet wurde. Für meine jüngeren Kollegen ist das inzwischen unvorstellbar. Hat doch die Digitalisierung mittlerweile in der Medizin auf breiter Front Einzug gehalten und ganz neue Möglichkeiten der Konsultation, der Diagnose und Behandlung eröffnet. Daten lassen sich leichter, schneller und präziser erfassen, speichern, abgleichen. Eines kommt zum anderen und immer Neues hinzu. Seit kurzem ist das Schlagwort von der Telemedizin im Umlauf, die Möglichkeit der ärztlichen Konsultation per PC. Therapeut und Patient sehen einander auf dem Bildschirm. Das kann zwar nie die persönliche Untersuchung ersetzen, eröffnet dafür aber die Möglichkeit, manches in Ruhe zu besprechen, nicht unter dem Zeitdruck überlaufener Praxen. Zumal bei dem fortschreitenden Mangel an Landärzten kann damit vielen geholfen werden, auch hilfsbedürftigen Menschen auf Reisen.

Die Zahl der telemedizinischen Konsultationen nimmt weltweit zu und wird zunehmend mit intelligenten digitalen Diagnose- und Analyse-Tools sowie therapeutischen Unterstützungsprogrammen vernetzt. E-Health, zu Deutsch »elektronische-Gesundheit«, ist »das« Schlagwort dazu und umfasst vieles: telemedizinische Anwendungen wie die Teleambulanz, Teleradiologie, internetgestützte Expertenkonsilien, die elektronische Terminierung und die Patientenakte, digitale Vernetzung der medizinischen Akteure untereinander sowie mit den Patienten oder Institutionen wie Krankenkassen. Es wird durch Kommunikation helfen, das Verständnis und Verstehen untereinander zu erhöhen und systemische Fragestellungen und Probleme im Gesundheitssystem, aber auch im medizinischen Alltag zu lösen. Hier werden heute schon Ärzte wie auch Patienten durch die Registrierung von Vitaldaten oder die Vermittlung von medizinischem Knowhow durch Apps unterstützt. Beispielsweise diagnostische Apps, wie MIMI zur Beurteilung der individuellen Hörqualität, oder KENKOU, mit der der individuelle Stresspegel gemessen werden kann. Ein anderes Beispiel ist ADA, eine App, mit der man aussagekräftige Gesundheitsinformationen zu Tausenden Symptomen oder Krankheiten abrufen kann. Oder Apps wie ARYA oder DAYLIO zur Selbstbeobachtung, um aus Stimmungstiefs herauszufinden, wie auch MyTHERAPY, die an den Besuch bei Ärzten und Psychotherapeuten sowie an die Medikamenteneinnahme erinnert und ein Stimmungstagebuch anbietet. Beinahe täglich werden neue Anwendungsmöglichkeiten für Apps und andere digitale Begleiter erschlossen. Die Nachfrage steigt mit dem Angebot. Derzeit nutzen bereits 34 Prozent sportlich aktiver Frauen und Männer Smartphones zur eigenen Gesundheitsüberwachung. Bei den 14- bis 29-Jährigen sind es gar 73 Prozent. Das zeugt von einem erfreulich wachsenden Gesundheitsbewusstsein, birgt allerdings auch Gefahren in sich. Wie bei allem kommt es auf das rechte Maß an. Man kann die Digitaltechnik sinnvoll anwenden, kann sich ihr aber auch bedenkenlos ausliefern, wenn etwa Gewicht, Kalorienverbrauch und Blutdruck ständig gemessen werden, wenn unter dem Bett Sensoren die Schlaf-

bewegungen aufzeichnen und man übertrieben gesagt »ständig nach-
schauen muss, ob man nun wirklich geschlafen hat«.

Effektiv lässt sich die neue Technik immer dann nutzen, wenn man
sie differenziert einsetzt. Das gilt zum Beispiel für meine Vision einer
maschinellen Überprüfung des Blutes auf bestimmte Bestandteile wie
Antikörper mit direkt auslesbaren Ergebnissen. Eine ähnliche Technik
wird bereits zur Bestimmung des Glukose-Wertes von Diabetikern mit
auf der Haut befestigten Sensoren eingesetzt. Ebenso werden Roboter in der Pflege bald eine größere Rolle spielen. Erste Entwicklungen
wurden in Japan schon vor zehn Jahren vorgestellt. Modellversuche
laufen seit einiger Zeit in Deutschland. So menschenverachtend, wie
es auf den ersten Blick scheint, müssen diese Hilfsdienste keineswegs
sein. Ich kann mir da vieles vorstellen. Denkbar wäre zum Beispiel,
dass die Roboter schwere Lasten tragen, Körperdaten messen und
aufzeichnen, Hygiene-Arbeiten ausführen, Böden und Toiletten reini-
-gen oder schmutzige Wäsche unter Sterilitätsgesichtspunkten ein-
sammeln. Das medizinische Personal würde entlastet. Ihm bliebe
wieder Zeit, der eigentlichen Aufgabe nachzugehen – sich um die
Kranken zu kümmern. Denn menschliche Zuwendung, Verständnis,
Empathie und tröstender Zuspruch sind und bleiben »Pflegeleistun-
gen«, die mehr verlangen, als der Roboter zu bieten vermag. Würden
wir dem Trugschluss erliegen, auch das irgendwann gesteuerten Maschinen überlassen zu können, wäre es um die Humanmedizin geschehen. Dazu braucht es allemal Menschen mit Herz und Verstand, mit
Empathie und medizinischer Kenntnis zugleich. Dann werden auch die
Arztpraxis und das Krankenhaus der Zukunft humaner als je zuvor.

Die Frage, die wir uns als Ärztinnen und Ärzte, Schwestern, Pfleger
und alle, die im direkten – aber auch indirekten – Patient(inn)en-Kon-
takt stehen, immer wieder stellen müssen: Verstehen wir den Patienten als einen Menschen mit Ängsten, Hoffnungen, Gefühlen oder als
eine funktionierende Maschine mit gelegentlichem Wartungs- und
Reparaturbedarf? Wir können noch so sensationelle Therapieverfah-

ren, Medikamente und technische Möglichkeiten – egal ob schul- oder naturmedizinische – entwickeln, die das Leben verlängern; wenn wir nicht wieder lernen, uns in den Patienten, in seine Gefühle und Ängste zu versetzen, die ihn gesunden oder erkranken lassen, werden wir ihm nie gerecht werden. Bestens haben das stets die »guten alten Hausärzte« verstanden. Sie wussten um die Verhältnisse ihrer Patienten, sie kannten sie aus dem Effeff. Dass dem Orthopäden oder dem HNO-Arzt die Zeit fehlt, sich dieses Wissen in jedem überwiesenen Fall selbst zu erarbeiten, liegt auf der Hand. Ebenso sollte aber auf der Hand liegen, dass sich der Spezialist mit dem Hausarzt austauscht und dessen Vertrautheit mit den Patienten zu nutzen sucht. Bislang geschieht das eher selten, zu selten. Hier besteht Nachholbedarf bei der partnerschaftlichen Zusammenarbeit der Ärzte sowie bei den Entscheidungsträgern des Systems. An ihnen wäre es, die Stellung der Hausärzte deutlich aufzuwerten. Ihre Patienten kennen sie häufig von Kindesbeinen an. Mitunter helfen sie bei ihrer Geburt, öfter stehen sie ihnen bei bis zum letzten Atemzug. Sie sind die Vorposten einer sprechenden und zuhörenden, einer wahrhaft ganzheitlichen Medizin.

»Ihrem« Arzt haben die Familien über die Jahrhunderte vertraut. Auf seinen Beistand konnten sie in den Wechselfällen des Lebens bauen, bei Krankheiten, nach Unfällen sowie in seelischer Not. Gesundheitspolitiker kommen und gehen, Hausärzte bleiben. Tagtäglich praktizieren sie eine Medizin, bei der der Mensch als körperlich fühlendes, seelisch empfindsames und denkendes Wesen behandelt wird. Keine Gesundheitsreform konnte daran etwas ändern. Noch immer sind über 40 Prozent aller in Deutschland niedergelassenen Vertragsmediziner Hausärzte. Noch besser wäre es, die Zahl der Niederlassungen würde wieder steigen, vor allem auf dem Lande und in den ebenso medizinisch vernachlässigten Quartieren der Städte. Momentan jedoch ist das Gegenteil zu befürchten. Es schließen mehr Praxen als eröffnet werden. Immer mehr, vielfach vereinsamte Kranke warten vergebens auf einen Hausbesuch. Mit den großartigen Behandlungsmöglichkeiten, die die medizinische Forschung eröffnet hat, ist der Hausarzt zunehmend an den Rand des politischen Interesses gerückt. Dabei wären die Menschen gerade heute auf die Kompetenz erfahrener Hausärzte angewiesen, um sich im rasant wachsenden Dschungel immer neuer Behandlungsmöglichkeiten orientieren zu können. Durch den Ausbau fachärztlicher Versorgung haben die Allgemeinmediziner – entgegen aller politischen Vermutungen und Vorgaben – nicht an Bedeutung verloren, vielmehr werden sie mehr und mehr gebraucht. Jetzt vor allem!!! Denn dringend notwendig wird vor allem die psychische und medizinische Betreuung während Corona und danach. Jeder Schnupfen, jedes Halskratzen könnte in Zukunft irritierend sein und im Einzelfall Panik verursachen.

Wer denn sonst könnte die Menschen fachkundig über Vorsorge und Therapie aufklären? Wer könnte sie im Bedarfsfall an den richtigen Spezialisten überweisen? Um die Chancen des ärztlichen Fortschritts und der modernen High-Tech-Medizin optimal nutzen zu können, braucht jeder Patient einen fachkundigen »Partner«, den Arzt oder die Ärztin seines Vertrauens, bei denen er sich fachlich und menschlich aufgehoben fühlt. Professionelles Patienten- und Gesundheitsmanagement ist das Gebot der Stunde, inklusive des Einsatzes moderner medizinischer Digitaltechnologien wie Apps auf Rezept und Telemedizin. Und die Politiker wären gut beraten, wenn sie sich dabei der Hausärzte versicherten, statt sie bürokratisch zu gängeln. Immerhin nennen 70 Prozent aller Patienten den Hausarzt als ersten Ansprechpartner, wenn es um ihre Gesundheit geht. Das sollte ernsthafter bedacht werden.

Allein durch das Zusammenwirken aller ärztlichen Disziplinen untereinander sowie mit der Pflanzen- und Naturheilkunde, mit Psychologen, Physiotherapeuten, Fitnesstrainern, Ernährungsspezialisten, Kureinrichtungen und neuen Disziplinen rund um Gender-Medizin, Ökologie und Weltgesundheit, der »Planetary Health«, ist das Ziel einer zunehmend präventiven, vorbeugenden Behandlung zu erreichen.

Statt dafür vorausweisende Zeichen zu setzen, wurden bisher büro-
kratische Blockaden errichtet, als hätte es gegolten, einer allmähli-
chen Rückbesinnung auf die klassischen und durchaus wirkungsvollen Heilmethoden traditioneller Verfahren einen Riegel vorzuschie-
ben. Warum das sein musste, bleibt unerfindlich. Wem wurde geholfen?
Den Patientinnen und Patienten gewiss nicht. Sie wurden nur mehr
denn je zum Verbrauch von Medikamenten veranlasst. Und die Kosten
tragen die Kassen. Das einfachste aller denkbaren Verfahren, schnell
abgewickelt. Unterm Strich ein Nullsummenspiel für die Versicherer.
Denn was sie etwa bei den Massagen einsparen, müssen sie, salopp gesagt, bei den Pillen oder sonstigen Diagnose- und Behandlungsverfahren wieder zusetzen. Und was sie nicht tragen, wird dann eben privat verschrieben und muss – wenn nicht entsprechend mitversichert –
von den Patienten oder Patientinnen selbst gezahlt werden, wie etwa
die Vorsorgeultraschalluntersuchung der Gebärmutter. Auch das Geschäft mit verschreibungspflichtigen Tranquilizern zur Behandlung
von Schlafstörungen boomt, unbemerkt von der Öffentlichkeit.

Doch schwerer noch als das kurzsichtige Wirtschaften wiegt die
langfristige Überbewertung medikamentöser Behandlung oder Operationen an sich. Es ist ja nicht bloß so, dass den traditionellen und naturmedizinischen Verfahren nach wie vor zu wenig Bedeutung bei-
gemessen wird. Auch neuere und neueste Behandlungsmethoden
werden oft zu zögerlich aufgegriffen, nicht selten boykottiert, sei es
aus fachlichem Konkurrenzdenken oder aus amtlichem Starrsinn. So
könnten wir in großen Bereichen der Schmerzbehandlung, beispielsweise bei den Rückenleiden, heute schon mit sehr viel geringeren
Schmerzmittel-Dosierungen sehr viel mehr erreichen, wenn die Möglichkeiten körperorientierter Behandlungsmethoden und der miniatu-
risierten Therapiemethoden mehr genutzt würden: Schmerzstillende oder -lindernde Medikamentc werden mit Hilfe winziger Sonden
genau dort platziert, wo sie wirken sollen, etwa an den Nerven oder
den Bandscheiben. Das reduziert die Dosierung der Medikamente wie

auch das Volumen von Gewebeentnahmen bei Operationen, schont umliegende Bereiche und erhöht zugleich die Wirkung – zunehmend ambulant und ohne Vollnarkose durchführbar. Vieles würde überflüssig, an dem unser Gesundheitswesen festhält, als müsse das Verschreibungskarussell ständig in Schwung gehalten werden, ungeachtet der Gefahr eines potenzierten Medikamentenkonsums.

Körperliche Erkrankungen, Schmerzen und psychische Leiden mit möglichst wenigen Medikamenten oder Operationen zu bekämpfen, verlangt nicht die medizinische Quadratur des Kreises, nur ein abgestimmtes Zusammenwirken, die Bereitschaft zu einer Individualtherapie, die auf alle Bereiche der Heilkunst zugreift: auf die Schulmedizin sowie auf die Naturheilkunde, auch auf die Traditionelle Chinesische Medizin, auf das Pflanzen- und Ernährungswissen der Ayurveden oder Tibeter, auf das ganze Arsenal der Weltmedizin, selbst wenn wir uns da vieles noch nicht zu erklären vermögen, zum Beispiel warum es einem Medizinmann in der Südsee gelingt, mit dem Auflegen seiner Hand von Schmerzen zu erlösen. Ich habe es erlebt und persönlich erfahren, dass die Weltmedizin von den Eskimos bis zu den Aborigines, von den Schamanen bis zu den Indianern Nordamerikas mehr Heilmethoden kennt, als sich unsere akademische gelehrte Medizin träumen lässt. Um davon zu profitieren, müssen wir nur bereit sein, über die Schatten der eigenen Profession zu springen – die Ärzte, indem sie vielschichtiger behandeln, die Politiker, indem sie die Freiheit dazu bieten, und die Patienten, indem sie sich mehr Zeit für ihre Gesundheit nehmen. Denn das Recht auf eine individuelle Behandlung muss eben auch individuell wahrgenommen werden. Die Eigenverantwortung, der es dazu bedarf, kann kein Arzt verschreiben und kein Apotheker verkaufen.

Das Kunstwerk Leben, das wir der Schöpfung verdanken, verlangt den Einsatz aller, um die Zeiten weiterhin unbeschadet zu überdauern. Es verlangt nach Wissen und Liebe zum Leben und der Bereitschaft, füreinander da zu sein, nicht erst in der Not, sondern schon fürsorglich vorausschauend, wenn sich vieles, das uns drohen könnte, noch vorsorglich abwenden lässt. Dieses Buch gilt dem Versuch, erklärend zusammenzuführen, was zusammengehört: Erfahrung und Fortschritt, Schulmedizin und Naturheilkunde für die Weltgesundheit.

Körper-Geist-
und manuelle Verfahren*

Akupunktur und Akupressur

Mehrere Verfahren mit Stimulation bestimmter anatomischer Punkte;
Bestandteil der großen traditionellen asiatischen Medizin. Diese Techniken beinhalten die Insertion und Manipulation von dünnen Metallnadeln

Alexander-Technik

Bewegungstherapie unter Anleitung zur Verbesserung von Körperhaltung und Bewegungsabläufen sowie zum effizienteren Einsatz des
Muskelapparates zur Verbesserung aller Körperfunktionen

Geleitete Vorstellung

Einsatz von Entspannungsverfahren unter Imaginierung von gewöhnlich ruhigen und friedvollen Bildern, um damit die neurologische
Funktion oder den physiologischen Zustand positiv zu beeinflussen

Hypnose

Herbeiführung eines veränderten Geisteszustandes, bei dem eine
Person für gewisse spezifische Suggestionen empfänglich wird

---

* Aus: Harrisons Innere Medizin. Deutsche Ausgabe: Suttorp N, Möckel M et al.
(Hrsg). Berlin 2020. Briggs J, Grönemeyer D, Welt T: Komplementäre und alternative
Heilverfahren

Massage

Manualtherapie mit Manipulation von Muskeln und des Bindegewebes zur Förderung der Muskelentspannung, der Heilung und
des Wohlbefindens

Meditation

Verfahren überwiegend östlicher Tradition zur Konzentration oder
Kontrolle und Erlangung von Geistesgegenwart und Achtsamkeit

Reflexologie / Reflexzonentherapie

Manuelle Stimulation von Punkten an Händen oder Füßen, die bestimmte Organfunktionen beeinflussen soll

Rolfing / Strukturelle Integration

Manuelle Therapie, die versucht, den Körper mit festem Druck auf
das Gewebe und Manipulationen im Bereich der Faszien neu auszurichten

Spinale Manipulation

Manuelle Verfahren, die von Chiropraktikern und Osteopathen
angewandt werden, um die Wirbelsäule auszurichten und damit die
neuromuskuläre Funktion und andere gesundheitliche Aspekte zu
verbessern

Tai Chi

Chinesische tanzähnliche Übungen, die als »Bewegungsmeditation«
bezeichnet werden

Therapeutische Berührung

Profane Version des Handauflegens, auch als »heilende Meditation«
bezeichnet

Yoga

Eine ursprünglich ostindische Praktik mit einer Kombination aus Körperhaltungen, Atemübungen und Meditation

Traditionelle medizinische Behandlungen

Ayurvedische Medizin

Hauptrichtung traditioneller ostindischer Medizin; die Therapie beinhaltet Meditation, Ernährungs- und Bewegungstherapie, Pflanzentherapeutika und ausleitende Verfahren (mit der Anwendung von Brech- und Abführmitteln)

Curanderismo

Spirituelle Heiltradition, die bei amerikanischen Mexikanern üblich ist; es werden Reinigungsrituale, Pflanzen und Beschwörungen angewendet

Medizin der amerikanischen Ureinwohner

Vielfältiges System aus Gebet, Gesang, Musik, Heilungszeremonien, Beratungen, Pflanzen, Handauflegen, Besudelungen (ein Reinigungsritual mit Rauch von heiligen Pflanzen)

Siddha-Medizin

Ostindisches medizinisches System (vornehmlich unter tamilsprachigen Menschen verbreitet)

Tibetische Medizin

Medizinisches System, das zur Diagnosestellung Puls und Urin untersucht; die Therapien beinhalten Pflanzen, Ernährungstherapie und Massagen

Traditionelle Chinesische Medizin

Medizinisches System, das Akupunktur, Pflanzenmischungen, Massage, Bewegungstherapie und Ernährung nutzt

Unani-Medizin

Ostindisches medizinisches System, das aus der persischen Medizin entstammt und vornehmlich in muslimischen Gemeinden praktiziert wird

»Moderne« Therapieverfahren der Neuzeit

Anthroposophische Medizin

Geistig-philosophisch orientierte Medizin, die Pflanzentherapie, homöopathische Konzepte, Ernährung und Eurythmie, eine Bewegungstherapie, beinhaltet

Chiropraktik

Ausrichtung von Wirbelkörpern zur Beeinflussung von neuromuskulären Funktionen; ursprünglich genutzt zur Behandlung von WS-Beschwerden, anderen Erkrankungen des Bewegungsapparates und von Kopfschmerzen

Homöopathie

Medizinisches System des deutschen Sprachraums, nach dem deutschen Arzt Samuel Hahnemann, mit dem Grundgedanken »Gleiches heilt Gleiches«, wonach Substanzen, die bestimmte Syndrome hervorrufen, diese in sehr großer Verdünnung heilen sollen

Naturheilkunde

Mischung von verschiedenen Therapiemodalitäten: Phytotherapie, Akupunktur, Hydrotherapie, Ernährung und Bewegungstherapie. Anerkannte Zusatzausbildungen für Ärzte existieren

Osteopathie

Medizinische Richtung, die manipulative Techniken zur Korrektur von Anomalitäten des Bewegungsapparates beinhaltet, um die Körperfunktionen zu verbessern und den allgemeinen Gesundheitszustand zu fördern

Dankeschön

… Euch und Ihnen allen, die mir bisher in meinem Bemühen und gerade auch jetzt in schweren Zeiten trotz alledem fröhlich und unermüdlich zur Seite stehen. Auch bei der Erarbeitung dieses Buches. Ganz lieben Dank meinen Kindern und Euren Familien und besonders Dir, liebe Anja, für die Geduld mit mir und die Kraft, die Ihr mir gebt und gegeben habt. Ein großes Dankeschön gilt insbesondere meiner persönlichen Referentin Frau Gisela Heßler-Edelstein für die so wichtigen gemeinsamen Reflektionen und das intensive Inhouse-Lektorat. Danke auch meinem wissenschaftlichen Assistenten Herrn Thomas Welt für die umfangreichen medizinischen Recherchen sowie meiner persönlichen Assistentin Frau Silke van Schayck für die gute Organisation. Den zahlreichen Unterstützern im Verlag, aber vor allem meinem Lektor, Herrn Rüdiger Dammann, danke ich sehr für die unermüdliche und inhaltliche Begleitung des Buches. Und last, but not least gilt mein herzlicher Dank der Verlegerin, Frau Siv Bublitz, und ihrem Team, Herrn Alexander Roesler und Frau Jasmin Rackl, sowie allen, die ich namentlich hier zu erwähnen vergessen haben sollte. Danke, danke von ganzem Herzen Euch und Ihnen allen, die unerschrocken und motivierend an meiner Seite stehen und mich in intensiven Gesprächen ermutigt haben, das Thema *Zukunft der Medizin* immer weiter zu vertiefen … es geht um nichts Geringeres als das wohlbefindliche Leben auf diesem Planeten und die Weltgesundheit.

Literatur

Barnes, PM et al.: Complementary and alternative medicine use among adults and children: United States, 2007. Natl Health Stat Rep 12:1, 2008

Briggs J, Grönemeyer D, Welt TH: Komplementäre und alternative Heilverfahren. In: Suttorp N, Möckel M et al. Harrisons Innere Medizin, Berlin 2020

Burisch, M. Burn-out. In: Wirtz MA (Hrsg.), Dorsch – Lexikon der Psychologie, Bern 2014

Burisch, M. Burn-out. In: Wirtz MA (Hrsg.), Dorsch – Lexikon der Psychologie, 2020 26.06.2020: https://portal.hogrefe.com/dorsch/burn-out-1/

Bühring U. Alles über Heilpflanzen, Stuttgart 2011

Bühring U. Praxis-Lehrbuch Heilpflanzenkunde. Grundlagen – Anwendung – Therapie, Stuttgart 2014

Dar NJ, Hamid a, Ahmad M: Pharmacologic overview of Withania somnifera, the Indian Ginseng. Cell Mol Life Sci 72(23): 4445–60, 2015

Bundesärztekammer (BÄK), Kassenärztliche Vereinigung (KBV), Arbeitsgemeinschaft der wissenschaftlichen Medizinischen Fachgesellschaften (AWMF): Nationale VersorgungsLeitlinie. Nicht-spezifischer Kreuzschmerz – Langfassung, 2. Auflage. Version 1. 2017. DOI: 10.6101/AZQ/000353. www.kreuzschmerz.versorgungsleitlinien.de, 2017

Eisenberg DM et al.: Trends in alternative medicine use in the United States, 1990–1997: Results of a follow-up national survey. JAMA 280:1569, 1998

ESCOP Monographs. The Scientific Foundation for Herbal Medicinal Products, second edition, completely revised and expanded, Exeter, Stuttgart, New York 2003

ESCOP Monographs. The Scientific Foundation for Herbal Medicinal Products, second edition, supplement 2009, Exeter, Stuttgart, New York 2009

European Pharmacopeia 9.0, Revision 9.6 (online), Strasbourg 2016, 2018

Grahek N. Schmerz. In: Historisches Wörterbuch der Philosophie, Bd. 8, Basel, Darmstadt 1992

Grönemeyer D, Grönemeyer F. Selbst heilen mit Kräutern. Hilden 2019

Grönemeyer D, Zhang L, Schirp S, Baier J: Localization of acupuncture points BL 25 and BL 26 using computed tomography. Journal of alternative and complementary medicine 15(12):1285–91, 2009

Fintelmann V, Kuchta K. Lehrbuch Phytotherapie, Stuttgart 2017

Haake M et al.: German Acupuncture Trials (GERAC) for chronic low back pain: randomized, multicenter, blinded, parallel-group trial with 3 groups. Arch Intern Med 167(17):1892–8, 2007

Habtemarian S. Could we really use Aloe vera food supplements to treat diabetes quality control issues. Evidence-Based Complementary and Alternative Medicine Vol. 2017, Article ID 4856412, https://doi.org/10.1155/2017/4856412

Harrisons Innere Medizin. Dtsch Ausgabe: Suttorp N, Möckel M et al. (Hrsg.). Berlin 2020

Harrison's Principles of Internal Medicine (Vol. 1 & Vol. 2). J. Larry Jameson. New York 2018

HMPC Community herbal monograph London 2017, European Medicines Agency; https://www.ema.europa.eu/en/human-regulatory/herbal-products/european-union-monographs-list-entries

HMPC: Pharmazeutische Zeitung: https://www.pharmazeutische-zeitung.de/evidenz-oder-tradition/

Howes M, Perry N, Vásquez-Londoño, p E. Role of phytochemicals as nutraceuticals for cognitive functions affected in ageing, Br J Pharmacol. 2020 Mar; 177(6): 1294–1315. doi: 10.1111/bph.14898.Epub 2020 Feb 3.

Klose P, Kraft K et al.: Phytotherapie in den medizinischen S3-Leitlinien der Arbeitsgemeinschaft der Wissenschaftlichen Medizinischen Fachgesellschaften – eine systematische Übersichtsarbeit. Forsch Komplementmed 21:388-400, 2014

Kurth BM. Erste Ergebnisse aus der »Studie zur Gesundheit Erwachsener in Deutschland« (DEGS). In: Bundesgesundheitsbl. 2012, 55, 980–990. doi:10.1007/s000103-1504-5

Madaus G. Lehrbuch der biologischen Heilmittel, 3. Nachdruck der Ausgabe Leipzig 1938, Hildesheim, Zürich, New York 2016 https://buecher.heilpflanzen-welt.de/Madaus-Lehrbuch/

MacPherson H et al.: Closing the evidence gap in integrative medicine. BMJ 339:b3335, 2009

Manuk NJ et al.: What rheumatologists in the United States think of complementary and alternative medicine: Results of a national survey. BMC Complement Altern Med 10:5, 2010

Nahin RL et al.: Evidence-based evaluation of complementary health approaches for pain management in the United States. Mayo Clin Proc 91:1292, 2016

Nahin RL et al.: Expenditures on complementary health approaches: United States, 2012. Natl Health Stat Rep 95:1, 2016

National Health and Medical Research Council (Ed.): NHMRC Information Paper: Evidence on the effectiveness of homeopathy for treating health conditions. Canberra 2015

Nematolahi P, Mehrabani M, Karami-Mohajeri S, Dabaghzadeh F. Effects of Rosmarinus officinalis L. on memory performance, anxiety, depression, and

sleep quality in university students: A randomized clinical trial. Ther Clin
Pract. 2018 Feb; 30:24–28. doi: 10.1016/j.ctcp.2017.11.004. Epub 2017 Nov 13
Orhan, I., Aslan, S., Kartal, M., Sener, B. and Baser, K.H.C. (2008) Inhibitory effect
of Turkish Rosmarinus officinalis L. on acetylcholinesterase and butyrylcholin-
esterase enzymes. *Food Chem* 108: 663–668
Paulys Realenzyklopädie der classischen Altertumswissenschaft, Bd. I,
Stuttgart 1894
Paige NM et. al.: Association of spinal manipulative therapy with clinical benefit
and harm for acute low back pain: Systematic review and meta-analysis. J
AMA 317:1451, 2017
Pschyrembel. Klinisches Wörterbuch, Berlin, New York 2020
Puls M, Matusiewicz, Digitale Geschäftsmodelle im Gesundheitswesen.
Darmstadt 2020
Qaseem A et al.: Noninvasive treatments for acute, subacute, and chronic low
back pain: A clinical practice guideline from the American College of Phy-
sicians. Ann Intern Med 166:514, 2017
Sanchez-Machado DI et al. Aloe vera. Ancient knowledge with new frontiers.
Trends in Food Science & Technology 61 (2017) 94–102
Schönfelder, I.und P. Kosmos Heilpflanzenführer, Stuttgart 2015
Schulz V, Hänsel R. Rationale Phytotherapie, Heidelberg 2004
Siefert H. Hysterie. In: Gerabek WE et al. (Edd.) Enzyklopädie der Medizin-
geschichte, Berlin, New York 2007
Spielberg P: Miteinander statt nebeneinander. Schul- und Komplementärmedizin.
Deutsches Ärzteblatt 104(46): A3148, 2007
Surjushe A, Vasani R, Saple DG. Aloe vera. A short review. Indian J Dermatol.
2008; 53(4): 163–166, doi: 10.4103/0019-5154.44785
Wenigmann, Phytotherapie. Arzneidrogen – Phytopharmaka – Anwendung,
München 2017
Werner JA, Forsting M, Kaatze T, Schmidt-Rumposch A (Hrsg.). Smart Hospital.
Berlin 2020
Wiesenauer M, Kerckhoff A. PhytoPraxis, Heidelberg 2018
WHO monographs on selected medicinal plants vol 1–5 pdfhttps://apps.who.int/
iris/bitstream/handle/10665/42052/9241545372.pdf;jsessionid=3781DA48D745
004BA3E9F72F4CF72AEE?sequence=1
WHO: Who.apps.int
WHO Traditional Medicine Strategy 2014–2023, World Health Organization 2013
Zhang D, Lee B, Nutter A et al., "Protection from cyanide- induced brain injury by
the Nrf2 transcriptional activator carnosic acid," Journal of Neurochemistry,
vol. 133, no. 6, pp. 898–908, 2015

Register